AF342825

BÉGAIEMENT

ET AUTRES

MALADIES FONCTIONNELLES DE LA PAROLE

PAR

Le Docteur CHERVIN

DIRECTEUR DE L'INSTITUT DES BÈGUES DE PARIS
PRÉSIDENT DE LA SOCIÉTÉ D'ANTHROPOLOGIE
MEMBRE DU CONSEIL SUPÉRIEUR DE STATISTIQUE, ETC.

Troisième Edition

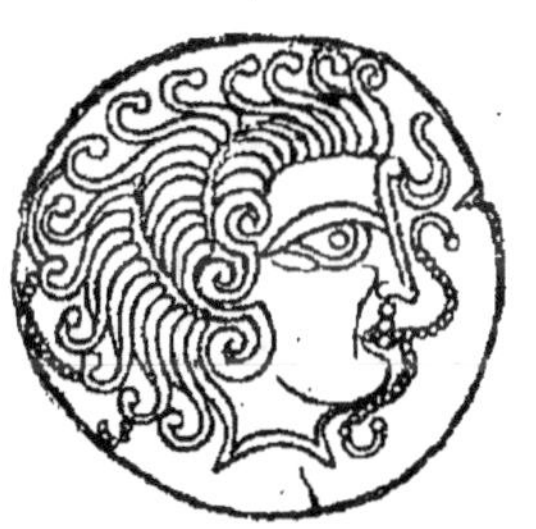

PARIS

SOCIÉTÉ D'ÉDITIONS SCIENTIFIQUES

Place de l'École-de-Médecine
4, RUE ANTOINE-DUBOIS, 4

Tous droits réservés

BÉGAIEMENT

ET AUTRES

MALADIES FONCTIONNELLES DE LA PAROLE

BÉGAIEMENT

ET AUTRES

MALADIES FONCTIONNELLES DE LA PAROLE

PAR

Le Docteur CHERVIN

DIRECTEUR DE L'INSTITUT DES BÈGUES DE PARIS
PRÉSIDENT DE LA SOCIÉTÉ D'ANTHROPOLOGIE
MEMBRE DU CONSEIL SUPÉRIEUR DE STATISTIQUE, ETC.

Troisième Edition

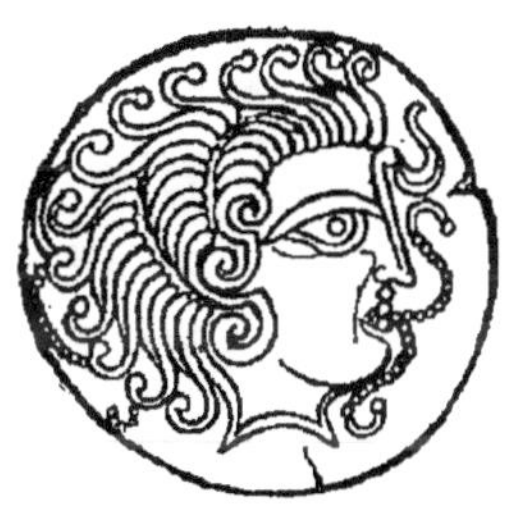

PARIS

SOCIÉTÉ D'ÉDITIONS SCIENTIFIQUES

Place de l'École-de-Médecine

4, RUE ANTOINE - DUBOIS, 4

Tous droits réservés

PRÉFACE DE LA TROISIÈME ÉDITION

M. le docteur Chervin a bien voulu, à notre demande, faire un résumé des notions cliniques fondamentales et élémentaires sur quelques troubles fonctionnels de la parole et notamment sur le bégaiement.

L'expérience acquise par plus d'un demi-siècle de pratique de la *Méthode-Chervin* donne une valeur particulière à ce travail.

La faveur avec laquelle ont été accueillies les deux premières éditions, les hautes récompenses dont elles ont été honorées par l'Institut de France et par l'Académie de médecine montrent assez que ce livre a été consulté, avec fruit, par tous ceux qui s'intéressent à la question, soit comme médecins, soit comme malades.

Tout en conservant à la troisième édition le caractère élémentaire et abrégé qui a permis d'apporter une très grande clarté sur cette question si complexe, M. Chervin l'a augmentée cependant de nouvelles considérations pleines d'intérêt.

L'Éditeur.

1901

ACADÉMIE DES SCIENCES

Concours de l'année 1895

EXTRAIT DU PROCÈS-VERBAL

de la Séance publique annuelle du 23 décembre 1895.

PRIX LALLEMAND.

Le prix Lallemand est destiné, suivant les intentions de son fondateur, à récompenser ou encourager les travaux relatifs au système nerveux dans la plus large acception des mots.

La Commission chargée d'examiner les travaux envoyés pour le concours du Prix Lallemand en 1895, est composée de MM. Bouchard, Marey, Milne-Edwards et Potain.

Sur le rapport de M. Bouchard, l'Académie des Sciences accorde une mention honorable à M. le Dr Chervin pour son volume intitulé : *Bégaiement et autres maladies fonctionnelles de la parole.*

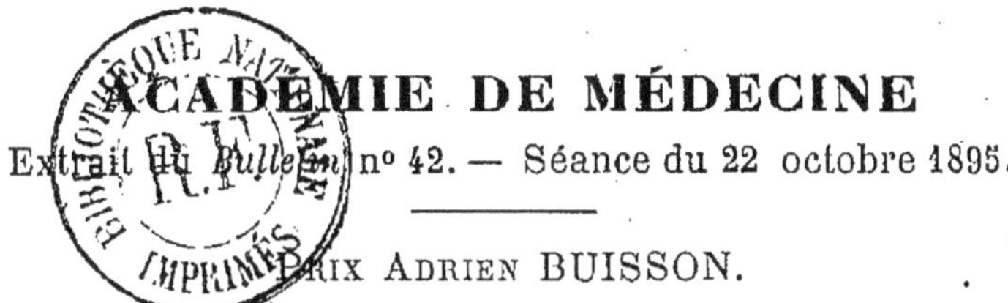

ACADÉMIE DE MÉDECINE

Extrait du Bulletin n° 42. — Séance du 22 octobre 1895.

PRIX ADRIEN BUISSON.

Rapport sur le concours pour le PRIX ADRIEN BUISSON, au nom d'une Commission composée de MM. Trasbot, Magitot et Laveran, rapporteur.

Le Prix Adrien Buisson doit être décerné, tous les trois ans, « à l'auteur des meilleures découvertes ayant pour résultat de guérir des maladies reconnues jusque-là incurables ».

Les travaux qui ont été adressés à l'Académie pour le prix Buisson sont au nombre de six :

M. le Dr Chervin a envoyé un volume : *Bégaiement et autres maladies fonctionnelles de la parole.*

Après un chapitre de généralités sur les troubles de la parole et sur leur classification, M. le Dr Chervin résume l'histoire du bégaiement, il étudie ses causes, les différents traitements qui ont été préconisés, et enfin il expose la méthode qui porte son nom. Cette méthode, imaginée par M. Chervin père et perfectionnée par l'auteur, est remarquable par sa simplicité ; sans intervention chirurgicale, ni médicamenteuse, sans appareils ni instruments, à l'aide seulement d'exercices bien réglés, M. Chervin affirme qu'il réussit souvent à guérir cette infirmité si désolante : le bégaiement. De nombreux témoignages confirment les beaux succès obtenus par la *Méthode Chervin*. Dès 1874, une Commission de l'Académie de médecine, composée de MM. Baillarger, Bouvier, Hervez de Chégoin et Moutard-Martin, constatait les résultats remarquables obtenus par M. Chervin dans le traitement des bègues, et depuis lors l'excellence de la méthode n'a pas cessé de s'affirmer.

L'Académie accorde une Mention Honorable et une récompense de 2,000 francs à M. le Docteur Chervin pour son travail et sa Méthode.

BÉGAIEMENT

ET AUTRES

MALADIES FONCTIONNELLES DE LA PAROLE

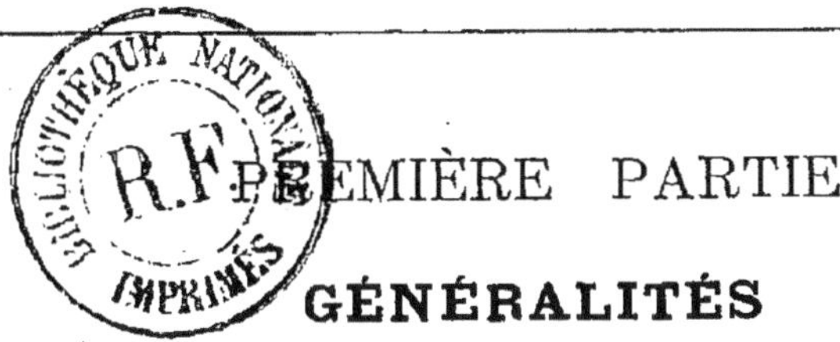

PREMIÈRE PARTIE

GÉNÉRALITÉS

CHAPITRE Ier

Du Rôle de la Parole dans la Société

Tous les peuples de l'antiquité, les Égyptiens,

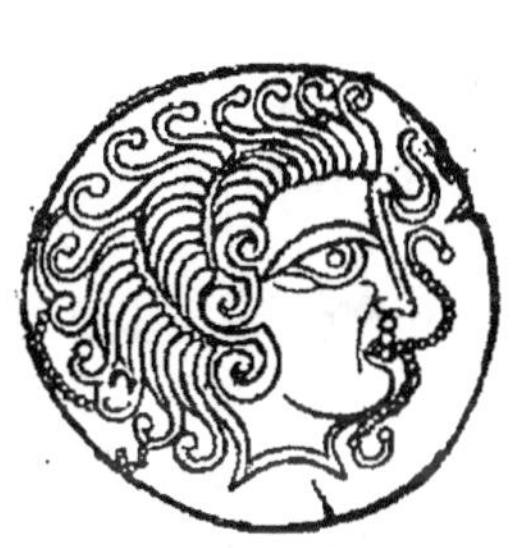

les Grecs, les Gaulois, les Romains, avaient divinisé la parole. Ils en avaient fait une émanation visible de Dieu et l'avaient incarnée dans la substance même du soleil.

Mon ami M. Emile Soldi, le savant archéologue qui, par ses laborieuses et suggestives recherches, a ressuscité *la langue sacrée*, nous donne l'explication de la représentation matérielle de ce verbe divin. Il nous le montre (1)

(1) EMILE SOLDI. La Langue Sacrée, t. I. *Le mystère de la création*, p. 586 (Paris, 1897, in-8, 678 pag. et 900 des.).

sur des pièces gauloises sous la forme d'une série de petites boules de feu qui sortent de la bouche du dieu. Nous le retrouvons gravé sur un objet d'Hallstatt et représentant un sphinx avec des cornes créatrices sortant de la bouche et lançant ces étincelles ou boules de feu.

Il y aurait là matière à une très intéressante étude iconographique que nous entreprendrons peut-être un jour.

Dans un temps ou l'on estime, avec juste raison, les hommes suivant leur valeur personnelle et les services qu'ils peuvent rendre, il n'est pas inutile d'appeler l'attention sur la parole.

N'est-ce pas, en effet, l'une des fonctions biologiques les plus importantes, au point de vue social? Quel rôle plus important que celui de la parole dans les relations des hommes?

« La parole humaine vient de l'âme et va à l'âme. Elle est la messagère de l'idéal.

« N'avez-vous jamais réfléchi à cette force irréductible et changeante ; à cette puissance invisible et manifeste ?

« La parole (1) hors de nous s'élance et répand l'amour, la haine, le soupçon, l'enthousiasme, l'espérance. Levé avant l'aube des jours, le Verbe, semeur divin, sème la passion et la vie. Il imprime aux

(1) F.-D. BANCEL. *Les révolutions de la parole.* Paris, 1869.

sentiments et aux pensées une sorte de frémissement
continu semblable aux vibrations de la lumière ; il
agite et répercute incessamment les ondes sonores
de l'esprit. Parfois, comme une révélation soudaine,
il illumine l'âme d'un homme, il éclaire et secoue
l'âme d'un peuple. Il a la splendeur de l'aurore et
la rapidité du rayon.

« Avez-vous vu, sous le souffle du vent, les épis se
courbant et se relevant tour à tour ? C'est l'image de
l'humanité agitée par la parole.

« L'opinion, disait Pascal, est la Reine du monde.

« La Parole est la mère de cette Reine auguste et
misérable. Les révolutions, qui ne sont autre chose
que les changements climatériques de l'opinion et
qui, sortie des entrailles du Droit, s'incarnent dans
le fait, ont été accomplies par la Parole. Elle fait le
jour. Elle est la lumière. Le progrès étant un accrois-
sement de lumière dans les âmes et dans la Loi, la
Parole est son compagnon de route dans la marche
ascendante du genre humain.

« A toutes les époques critiques de l'histoire, aux
heures solennelles qui changent l'axe moral du
monde, elle sonne la diane, elle bat la charge, elle
prophétise. De son sein tumultueux l'événement sur-
git. Elle engendre, elle répand, elle vulgarise,
s'épanche, ruisselle, éclate, vivifie, et sur les sillons
humains fait germer, lever et mûrir les idées, ce
froment des peuples. »

Si la parole peut s'élever si haut et peser d'un
tel poids sur les destinées humaines, quelle
déchéance qu'une maladie de la parole !

Après la décrépitude mentale, ce sont assurément les troubles de la parole qui privent

l'homme de ses attributions les plus nobles, les plus généreuses, les plus utiles.

La vie sans la parole libre, maîtresse d'elle-même, n'est-ce pas une sorte d'antithèse ?

La parole hésitante, troublée, c'est la nuit !

La parole libre, c'est la vie agissante, intervenant, à toute heure, dans les relations humaines.

Presque tous les troubles de la parole laissent intactes les facultés de l'intelligence. Dès lors, quelle condition plus lamentable que celle de l'homme ayant des idées qu'il veut, qu'il a besoin de communiquer à ses semblables, et qui ne peut y parvenir ?

Il vit au milieu de la société comme un nouveau Tantale. Il contemple les sources vivifiantes des relations sociales, il est obligé de s'en tenir éloigné, il ne peut y tremper ses lèvres, y rafraîchir son cœur.

Qu'on s'étonne après cela que le découragement, le désespoir même, s'emparent de quelques-uns !

L'homme privé du libre usage d'une parole claire et facile subit donc, de ce fait, une diminution dans sa vitalité, dans sa valeur sociale et presque dans son estimation de soi-même.

Dès lors, les maladies de la parole doivent être au premier rang des préoccupations des médecins et des philanthropes.

Chapitre II

Classification des Troubles de la Parole

Nulle fonction n'est plus délicate et plus complexe que celle de la parole. Il ne faut donc pas s'étonner que les troubles dont elle peut être l'objet soient aussi nombreux et aussi variés.

Pour nous reconnaître à travers ce dédale pathologique, nous allons essayer de faire une classification.

Dans l'état actuel de nos connaissances, il ne me paraît pas possible d'établir sur des bases anatomiques une classification des troubles de la parole. La psychologie et la physiologie nous fournissent seules des notions suffisamment précises pour appuyer un classement méthodique.

C'est du reste le parti auquel se sont arrêtés les quelques auteurs qui ont envisagé la question à ce point de vue général et synthétique.

Donc, si j'analyse les actes de la parole, je vois qu'ils se ramènent à trois groupes :

1° Élaboration des idées et des mots ;

2° Transmission de ces idées aux organes

chargés de les matérialiser et coordination des mouvements propres au langage articulé;

3° Fonctionnement des organes phonato-articulateurs : articulation des mots.

Une comparaison fera mieux comprendre le mécanisme de ce fonctionnement, et je vais montrer qu'il en est, un peu, des actes de la parole comme des dépêches télégraphiques.

Pour envoyer un télégramme, il faut tout d'abord que le texte soit rédigé. Lorsque le libellé de la dépêche est parfaitement arrêté, ce qui correspond au travail d'*élaboration des idées*, il faut transmettre le télégramme.

Or, pour que cette transmission s'effectue dans de bonnes conditions, il faut non seulement que les différents appareils qui transmettent la dépêche soient individuellement en bon état, mais encore qu'ils soient en parfaite relation entre eux. C'est ce que l'on désigne dans les actes de la parole par la phrase : *transmission des idées aux organes* et *coordination des mouvements propres au langage articulé.*

Il faut enfin que les récepteurs télégraphiques soient sensibles aux indications transmises ; ce qui correspond au *fonctionnement des organes de la parole.*

Il va sans dire que, dès qu'une perturbation quelconque vient à se produire dans l'accomplissement de l'un ou l'autre de ces actes, la parole s'en ressent, et déjà on peut prévoir qu'il y a trois groupes de troubles correspondant aux trois actes principaux de la parole.

Je vais montrer, en rappelant le mécanisme du fonctionnement de chacun de ces actes, à quels accidents peuvent donner naissance les irrégularités commises dans la pratique de cette très délicate fonction qu'on appelle le langage articulé.

I

Elaboration des idées et des mots.

Pour parler, il faut naturellement avoir quelque chose à dire, et ce quelque chose ce sont les idées, les pensées, dont l'élaboration est le produit de ce qu'on appelle l'intelligence.

« L'homme pense sa parole avant de parler sa pensée », a dit de Bonald.

Donc, tous les êtres doués d'intelligence peuvent parler, et, dans une certaine mesure, la caractéristique de l'intelligence d'un individu réside dans ses aptitudes plus ou moins grandes d'avoir des idées.

Le siège de l'intelligence, et par suite le laboratoire d'élaboration des idées, est localisé dans les hémisphères cérébraux. Et l'observation clinique a permis à Broca et à ses successeurs de localiser dans certains points précis du cerveau, et dans des conditions de certitude absolue, diverses manifestations du langage.

Mais, jusqu'ici, l'anatomie pathologique, pas plus du reste que l'anatomie comparée ou la méthode expérimentale, ne permet encore de se rendre compte de toutes les manifestations de l'intelligence.

Sur beaucoup de points nous en sommes encore réduits aux hypothèses.

Pour parler, ai-je dit, il faut avoir des idées ; j'ajouterai que pour avoir des idées il faut avoir des sensations.

La sensation est donc le fait psychologique initial et fondamental du langage. Mais il va sans dire que les sensations isolées, quelles qu'elles fussent, ne seraient pour ainsi dire d'aucune utilité pour l'intelligence sans la faculté que celle-ci possède d'associer les sensations et par conséquent les idées.

Cette association des sensations pour former des idées, et des idées pour former des mots, permet de se rendre compte du mécanisme par lequel se fait l'apprentissage et le développement de la parole, et je dirai tout de suite que c'est par la mémoire qu'on arrive à ce but.

Il va sans dire que, lorsque le travail si délicat d'élaboration des idées est l'objet de pertur-bations quelconques, la transformation des

idées en mots en subira le contre-coup et avec
une intensité correspondant au trouble des
idées.

II.

Transmission aux organes et coordination de leur fonctionnement.

Lorsque l'idée est conçue et que la parole
intérieure a fixé dans la mémoire le choix des
mots à employer, la volonté intervient pour
transmettre la pensée de la substance corti-
cale des circonvolutions antérieures aux cel-
lules bulbaires.

Si, pour une raison quelconque, la transmission des ordres donnés par la volonté arrive d'une
façon irrégulière à destination, il en résulte
naturellement des troubles de l'articulation.

Le courant nerveux, tout comme le courant
électrique, doit pouvoir circuler librement sur
les fibres de transmission.

Il faut non seulement que les organes reçoivent l'ordre de fonctionner, mais encore que
leur fonctionnement s'exécute avec précision
et concordance, et que, par des mouvements
régulièrement coordonnés, les appareils respiratoire, phonateur et articulateur, concourent
ensemble à la production de la parole.

Le pouvoir coordinateur du cerveau est de la

plus haute importance, et on peut dire qu'il grandit avec la netteté des sensations. Plus les sensations ont été nettement perçues, plus le pouvoir coordinateur du cerveau est grand, tandis que lorsque les sensations s'affaiblissent, la coordination diminue.

Cette coordination des mouvements s'effectue grâce à des dispositions anatomiques qui permettent la mise en pratique des lois de conductibilité.

Le pouvoir coordinateur est congénital pour beaucoup de mouvements automatiques, comme les mouvements rythmiques de la respiration et de la circulation du sang. Mais l'exercice et par conséquent l'expérience augmentent notre pouvoir coordinateur sur une foule d'actes soumis à notre volonté, et notamment sur les mouvements d'articulation des sons.

Kussmaul fait remarquer, avec juste raison, que certaines dispositions anatomiques, jointes à des faits cliniques très probants, mettent hors de doute l'importance de la moelle allongée dans la coordination des mouvements pour produire les sons.

Quant à la parole articulée, on sait depuis Broca que le centre de coordination en est situé dans la moitié postérieure de la 3ᵉ circonvolution frontale gauche. Mais différentes observations récentes font prévoir que si la 3ᵉ frontale gauche joue en pareille matière un rôle prépondérant, elle n'est pas seule à agir.

III.

Fonctionnement des organes phonato-articulateurs

Il ne suffit pas qu'une idée soit conçue, qu'elle soit communiquée aux organes, il faut encore et surtout que ces organes fonctionnent, obéissent et exécutent les mouvements nécessaires pour changer l'idée en langage articulé.

Les troubles dans l'exécution matérielle sont nombreux, comme nous le verrons tout à l'heure.

Il peut se faire, en effet, que les ordres transmis régulièrement rencontrent des organes mal conformés, mal disposés ou impropres à l'exécution. D'un autre côté, des organes parfaitement bien conformés peuvent avoir un fonctionnement défectueux tenant à une fausse manœuvre. Des troubles de la parole peuvent donc être provoqués par le fonctionnement imparfait de l'un des organes phonateurs et articulateurs.

Je viens d'exposer sommairement en quoi consistent les trois actes de la parole et quel est le mécanisme de leur production. Je vais montrer maintenant quelle est la nature des troubles qui peuvent se produire par suite des per-

turbations organiques ou fonctionnelles dont
ces actes peuvent être l'objet.

I.

Troubles de la parole causés par des troubles de la pensée.

Tous les troubles de la pensée ont un retentissement plus ou moins marqué sur la phonation et en désorganisent par conséquent le
jeu normal.

C'est dire que les troubles de la parole, d'origine intellectuelle, sont multiples.

Pour nous retrouver dans ce chaos, je partage les troubles de la parole causés par des
troubles de la pensée en deux catégories : troubles permanents, troubles passagers.

Dans la catégorie des troubles permanents, je
place toutes les maladies mentales : folie, démence, idiotie, aberrations intellectuelles quelconques.

Quant aux troubles passagers, ils sont provoqués par la surprise, la frayeur, la timidité, la
colère et toutes les émotions violentes. Ils ont
en général peu de gravité et ne se manifestent
que par une sorte d'hésitation de la parole qui
rappelle le bégaiement, mais qui en diffère cependant en ce qu'il disparaît généralement avec
la cause qui l'a fait naître.

II.

*Troubles de la parole causés par des troubles
dans la transmission des pensées aux organes
et coordination de leurs mouvements.*

J'ai montré tout à l'heure que lorsqu'une idée
est conçue, il faut la transformer en sons articulés
et que ce travail de transmission et de coordination est souvent troublé par des causes diverses.

Ces désordres de transmission et de coordination sont de deux sortes. Les uns ont pour
origine des troubles anatomiques. C'est l'aphasie,
qui se décompose en autant de formes principales qu'il y a de fonctions du langage :
fonction centripète ou de réception dont les troubles se nomment surdité et cécité verbales ;
fonction centrifuge ou de transmission dont les
troubles se nomment aphémie et agraphie.

Les autres sont des troubles de coordination
proprement dits, dans lesquels aucune lésion
anatomique quelconque n'a, jusqu'ici, été signalée : c'est le bégaiement et ses variétés.

III.

Troubles dans l'articulation des mots.

Pour que le fonctionnement des organes phonato-articulateurs et par conséquent l'articulation des mots soit irréprochable, il faut tout
d'abord que les organes soient en bon état. Si

quelque paralysie d'origine centrale ou périphérique vient à entraver l'innervation et à troubler l'un des rouages musculaires, il va sans dire que la parole s'en ressentira. C'est ce qu'on rencontre dans les paralysies labio-laryngées, dans les paralysies du voile du palais, etc., etc.

Si l'appareil vocal est atteint dans une de ses parties d'une malformation quelconque, c'est là une cause de troubles graves dans la phonation. C'est ce qui se produit, par exemple, dans les divisions palatines congénitales ou acquises, dans les becs-de-lièvre et dans les cas très rares d'absence de langue.

J'ajouterai encore les prononciations vicieuses, qui sont simplement le résultat d'un fonctionnement défectueux de la langue ou des lèvres. Elles constituent cette foule de défauts de prononciation que je désigne sous le nom générique de blésité, dont le zézaiement et le clichement sont les plus fréquents.

Je n'ai pas l'intention de décrire, dans ce petit volume, toutes les maladies de la parole. Je me contenterai d'aborder seulement — et le plus succinctement possible — un petit coin de la pathologie verbale. Je ne parlerai que des troubles susceptibles de guérison et particulièrement du bégaiement, de la blésité, et de quelques autres.

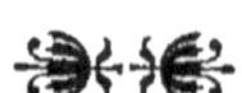

DEUXIÈME PARTIE

BÉGAIEMENT

CHAPITRE III

Historique

Le bégaiement n'est pas une de ces maladies nouvelles que les progrès de la science contemporaine ont fait récemment découvrir.

Il est vraisemblablement apparu en même temps que le langage articulé ; car aussitôt la fonction créée, la maladie, le trouble n'ont pas dû tarder à se montrer.

En effet, aussi loin qu'il nous est possible de remonter dans l'histoire du monde, nous en trouvons la trace.

L'écriture hiéroglyphique des anciens égyptiens nous en fournit un des premiers exemples.

Voici en effet, d'après le Dictionnaire de

Brugsch, quelques idéogrammes qui représentent l'*homme qui bégaye* :

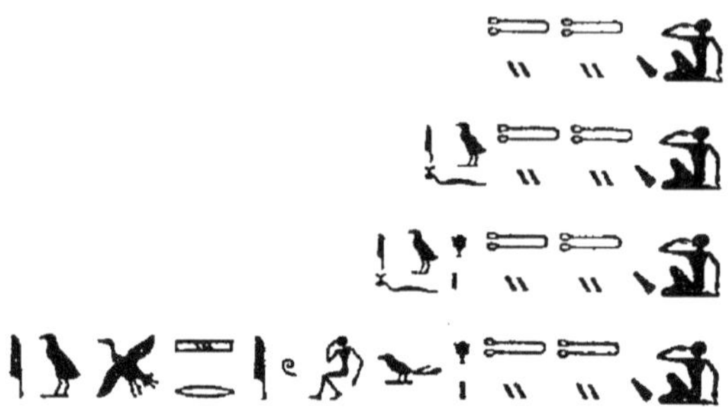

Ces idéogrammes se traduisent :

1re ligne : *Titi*, bégayer.

2e ligne : *Au-f-titi*, il est bègue ou il bégaye.

3e ligne : *Au-f-hir-titi*, il bégaye.

4e ligne : *Au-pa-sherau-hir-titi*, l'enfant se mit
à bégayer.

Je reviendrai tout à l'heure sur ce mot *titi*, qui est évidemment une onomatopée, lorsque j'examinerai dans différentes langues la manière de traduire l'action de bégayer.

Quoi qu'il en soit, voilà la connaissance du bégaiement parfaitement confirmée, dès la plus haute antiquité.

Nous trouvons encore une trace certaine du bégaiement dans la Bible, au sujet de Moïse.

On sait, en effet, que Moïse était bègue. Il y a même, à ce propos, dans la Bible, un passage très intéressant, non seulement à cause de l'importance du personnage qui en est l'objet, mais surtout à cause de la précision, avec laquelle le bégaiement est relaté à cette époque lointaine.

Voici, en effet, ce qu'on lit dans la Bible (traduction de M. de Saci).

Exode. — Chapitre IV.

Verset 10 — « Moïse dit alors : Seigneur, je vous prie de considérer que je n'ai jamais eu la facilité de parler et même depuis que vous avez commencé à parler à votre serviteur, j'ai la langue encore moins libre et plus empêchée.

V. 11. — « Le Seigneur lui répondit : Qui a fait la bouche de l'homme ; qui a formé le muet et le sourd ; celui qui voit et celui qui est aveugle ? N'est-ce pas moi ?

V. 12. — « Allez donc, je serai dans votre bouche et je vous apprendrai ce que vous aurez à dire.

V. 13. — « Je vous prie, Seigneur, repartit Moïse, envoyez celui que vous devez envoyer.

V. 14. — « Le Seigneur se fâcha contre Moïse et il lui dit : Je sais qu'Aaron votre frère, de la race de Levi, s'exprime aisément ; il va venir au devant de vous, et quand il sera venu son cœur sera plein de joie.

1**

V. 15. — « Parlez-lui, et mettez mes paroles dans sa bouche. Je serai dans votre bouche et dans la sienne, et je vous montrerai ce que vous aurez à faire.

V. 16. — « Il parlera pour vous au peuple, et il sera votre bouche et vous le conduirez dans tout ce qui regarde Dieu. »

Chapitre VI

V. 10. — « Dieu parla ensuite à Moïse et il lui dit :

V. 11. — « Allez trouver Pharaon, roi d'Egypte, et parlez-lui afin qu'il permette aux enfants d'Israël de sortir de son pays.

V. 12. — « Moïse répondit au Seigneur : Vous voyez que les enfants d'Israël ne m'écoutent point ; comment donc Pharaon m'écouterait-il, principalement étant comme je suis, *incirconcis des lèvres ?* »

Dieu le réconforte, le rassure en lui répétant qu'Aaron sera son porte-parole. Et, comme toutes ses objurgations paraissent inutiles, il finit par le gourmander d'importance.

Mais rien n'y fait ; le Prophète, pénétré de son infériorité, répète sans cesse comme un refrain qui l'obsède : « *Je suis incirconcis des lèvres !* » (Exod. VI. 30.)

Le bégaiement assimilé à une incirconcision

des lèvres est bien une image biblique qui valait la peine d'être recueillie.

Il faut dire cependant que cette expression est employée dans beaucoup d'acceptions différente : Incirconcis du cœur ; incirconcis des oreilles, etc.

La persistance avec laquelle l'expression d'incirconcis des lèvres est employée est particulièrement significative. En effet, lorsqu'il ne s'agit que d'un trouble de la parole causé par l'émotion, par la timidité ou le manque de hardiesse, la périphrase varie du tout au tout. C'est d'un trouble de ce genre que s'accuse Jérémie (*Lamentations I. 7-9*) :

« Seigneur, dit-il, je ne sais point parler, je suis un enfant. »

Dieu lui touche la bouche de ses mains et lui dit : « Va ! j'ai mis des paroles sur tes lèvres ».

Et, à partir de ce moment, le prophète est guéri. Il peut désormais haranguer la foule sans crainte, il a retrouvé la hardiesse nécessaire.

Il faut également noter ce qu'on nous raconte au sujet de la cause du bégaiement de Moïse.

Le Talmud donne la légende suivante :

« A l'âge de cinq ans, Moïse, étant tenu sur les genoux du roi, étendit la main vers la brillante couronne d'or que le roi portait sur la tête. Comme cet enfant adoptif, chéri par la fille du roi, avait des ennemis à la cour, les magiciens,

les interprètes et les hiéroglyphistes du roi -
lui firent accroire que ce mouvement était pro-
phétique et qu'il indiquait que ce fils attaquerait
la couronne du roi et le découronnerait. Ils
lui conseillèrent donc de se défaire de lui et de
le tuer. Le roi allait faire exécuter cet ordre,
quand la princesse, intervenant et intercédant,
lui fit observer que tout enfant désirait prendre
de sa main un joujou brillant, quand il peut
l'atteindre. « C'est ce que nous allons voir », répondit le roi. Il ordonne donc de mettre sa
couronne sur un plateau d'une balance et sur
l'autre des charbons ardents et brillants comme
l'or et, prenant l'enfant sur ses genoux, Moïse
allait saisir la couronne, quand un ange, détour-
nant sa main lui fit prendre le charbon qu'il
secoua vivement et qui lui tomba sur la
lèvre.

« L'enfant fut sauvé, mais ses lèvres furent
brûlées. De là son défaut d'éloquence (1). »

Sans attacher à toutes ces légendes plus d'importance scientifique qu'elles n'en ont, je ferai
seulement remarquer que la cause du trouble
de la parole s'est produit à l'âge de cinq ans, et
que c'est précisément à cet âge que le bégaiement apparaît, le plus souvent, ainsi que je le
dirai plus loin.

(1) *Vie, doctrine et gouvernement authentiques de Moïse*,
par Alex. Weil, p. 228.

La Bible, le Talmud et les commentateurs reconnaissent donc d'une manière précise que Moïse était bègue.

Si nous examinons un peu le côté hérédité, nous voyons que Moïse était né d'un mariage consanguin. Et il semble tellement convaincu que c'est là, probablement, l'origine de sa difficulté de parler, qu'il ne craint pas d'interdire les mariages consanguins dans ses lois.

Le Talmud nous dit que la mère de Moïse était extrêmement intelligente. Quant à Aaron, nous savons qu'il avait la réputation d'un homme habile à manier la parole. Il fut l'interprète, *la bouche* de son frère cadet Moïse, et nous le trouvons toujours à ses côtés, fidèle interprète de ses pensées. Miriam, leur sœur aînée, était elle aussi une femme remarquable. Elle était nabiah, c'est-à-dire prophétesse, poétesse comme Moïse. C'était, somme toute, une famille bien douée.

Aussi voyons-nous qu'Aaron et Miriam avaient l'ambition de tirer partie des hautes relations qu'avait fait naître pour eux l'éducation de Moïse au palais des Pharaons. Il ne faut donc pas beaucoup s'étonner de leur voir chercher querelle à leur frère parce qu'il a épousé une femme kouchite : Zipora, fille de Jetra.

Mais Moïse ne recherche pas les situations élevées, parce qu'il se sent diminué, gêné par sa difficulté de parole. On a vu toutes les objections qu'il fait lorsque le Seigneur veut le charger de la conduite de son peuple. Ce n'est vraiment qu'à son corps défendant qu'il accepte.

C'est là un côté psychique qui témoigne de cet état de défiance vis-à-vis de soi-même, que nous rencontrons si souvent chez les bègues et sur lequel nous aurons plus d'une fois l'occasion d'insister.

Voilà donc l'existence du bégaiement prouvée dans l'antiquité égyptienne.

Si je recherchais dans le monde gréco-romain, je pourrais citer les noms de quelques hommes célèbres qu'on dit avoir été bègues, sans beaucoup de preuves à l'appui : Aristote, Esope, Virgile, l'empereur Claude, etc.

Je ne parlerai pas de Démosthènes (1); car j'ai démontré, par un examen attentif et raisonné des textes de Plutarque et de Cicéron, que si Démosthènes grasseyait ou ne pouvait pas prononcer l'R, il ne bégayait pas.

La légende du bégaiement d'Esope a été donnée par Planude, qui vivait dix-huit cents ans après le fabuliste grec.

« Je n'ajoute pas beaucoup de foi, dit

(1) Voir, pour plus de détail, aux Annexes : *Demosthènes était-il bègue ?*

P. Millot (1), à ce que Planude raconte qu'Esope avait la langue si empêchée qu'à peine pouvait-il parler, ni former une voix articulée (1), car il semble qu'il ne lui attribue cette imperfection que pour donner lieu au conte fabuleux qu'il fait après de la fortune qui lui apparut en songe et lui donna l'usage libre de la parole. »

Parmi les têtes couronnées, on cite également :

Michel II, dit le bègue, empereur de Constantinople, mort en 829.

Guillaume le Roux, fils de Guillaume le Conquérant.

Mehemed el Nasser, roi d'Espagne sous la domination arabe.

Eric XI, roi de Suède, dit le bègue, qui monta sur le trône en 1222.

On peut ajouter encore à la liste des bègues célèbres les noms suivants :

Jean le Bègue, qui publia en 1454 la traduction de la première guerre punique de Léonard d'Arezzo.

Saint Charles Borromée (1538-1584) (2).

Valère, évêque de Saragosse, etc., etc.

(1) *La Vie d'Esope*, tirée des anciens auteurs, par M. de Méziriac, à la suite des *Fables d'Esope*, traduites fidèlement du grec par Pierre Millot (Bourg-en-Bresse, 1646, In-16).

(2) *Vie de Saint Charles Borromée*, par l'abbé Sylvain, t. 1er, p. 85.

L'amiral d'Aunebant, Boissy d'Anglas, surnommé l'orateur *ba bé bi bo bu*, le peintre David,
le critique Hoffmann, Camille Desmoulins, etc.

En France, on cite deux rois : Louis II et
Louis XIII.

Le surnom de bègue (balbus), donné à
Louis II, fils de Charles le Chauve, se rencontre pour la première fois en France, à ma connaissance, au livre III, chapitre 20, de la Chronique d'Adhémar de Chabannes (1) ; mais il se
borne à rappeler le surnom sans nous donner
aucun détail. Adhémar rédigea sa chronique à
Angoulême en 1028. Il était donc fort éloigné
de l'époque à laquelle vécut Louis II (mort à
Compiègne le 10 avril 879). Il n'a puisé ce
surnom dans aucun ouvrage français antérieur.
Je suis persuadé cependant que le surnom a
été donné au roi Louis II de son vivant ou peu
après sa mort.

Je trouve en effet les lignes suivantes dans la
Chronique de Réginon :

« Paucis interjectis diebus, Ludovicus rexs,
filius Caroli, qui *Balbus appelabatur eo quod im-
pedilioris et tardioris esset eloquii* ab hac luce
subtractus est. Fuit vero iste princeps vir simplex
ac mitis, pacis justiciæ et religionis amalor (2). »

____

(1) Edition J. Chavanon, p. 138. Paris, Alph. Picard,
1897, in-8.
(2) Edition Frédéric Kurze. Hanovre, 1890, in-8, p. 114.

Réginon, né à Altrip-sur-le-Rhin, près de Spire, vécut comme moine à Prüm, puis à Trèves, localités faisant partie du royaume de Lotharingie (Lorraine). Il recueillit une masse de renseignements concernant non seulement la Germanie et la Lotharingie, mais encore le royaume des Francs occidentaux (la France actuelle, en partie). Il mourut en 915. Sa Chronique était achevée en 908, époque à laquelle il la présenta à Adalbéron, évêque d'Augsbourg. Réginon est donc un contemporain ou à peu près de Louis II, et il n'est pas impossible qu'il ait connu des gens ayant fréquenté ce roi. Son témoignage est donc digne de foi.

Tallemant des Réaux a conté, quelque part, dans ses *Historiettes*, à propos de Louis XIII et de son infirmité, une anecdote qui s'est reproduite bien des fois.

M. d'Alamont, seigneur de Molandry, parlait comme le roi ; celui-ci, la première fois qu'il voit le gentilhomme à la cour, lui parle en bégayant. D'Alamont lui réplique de même.

Le roi, piqué de ce qu'il considérait comme une grave injure, allait donner l'ordre d'arrêter le mauvais plaisant, si on ne l'eût convaincu à temps de la bonne foi du chevalier d'Alamont.

Rappelons enfin les deux poètes Malherbe et

Racan, qui sont les héros de deux récits amusants :

« Comme Malherbe récitait (1) à Racan des vers qu'il avait nouvellement faits, il lui en demanda son avis. Racan s'en excusa, disant qu'il ne les avait pas bien entendus et qu'il en avait mangé la moitié. Malherbe, qui ne pouvait souffrir qu'on lui reprochât le défaut qu'il avait de bégayer, se sentant piqué des paroles de Racan, lui dit en colère : Morbleu ! si vous me fâchez, je les mangerai tous. Ils sont à moi, puisque je les ai faits ; j'en puis faire ce que je voudrai. »

Mlle de Gournay, que ses contemporains appelaient Dame Sapience et que Montaigne choisit pour sa fille spirituelle, habitait rue de l'Arbre-Sec en un logis précaire, rendez-vous des beaux esprits du temps.

Mais Dame Sapience n'était pas toujours Dame Patience. L'aimable Racan en sut quelque chose.

L'auteur des *Bergeries* bégayait abominablement ; il ne pouvait prononcer ni les *r* ni les *c* ; son nom était donc un cruel embarras. Mlle de Gournay, qui ne le connaissait que de réputa-

(1) *Vie de Malherbe*, par Racan, p. 8. Edition Firmin-Didot frères, 1840. *In* œuvres complètes de Boileau Despréaux précédées des œuvres de Malherbe, suivies des œuvres poétiques de J.-B. Rousseau.

tion, était fort éprise de son talent et lui avait envoyé un exemplaire de son ouvrage : l'*Ombre*.

Un matin, un homme se présente chez elle.

— Je suis, dit-il, l'auteur des *Bergeries*, M. de Racan.

Ravissement de Mlle de Gournay, qui le complimenta ; ce fut, durant une heure, un feu roulant de mutuels éloges.

A peine quittait-il le logis de la dame qu'un coup de sonnette amène un second visiteur.

— Je suis Racan, Mademoiselle, fit celui-ci saluant, et je viens vous féliciter de votre beau livre.

— Racan ! mais il sort d'ici.

— Cela ne peut être.

— Je vous l'affirme.

— C'est un intrigant ; il vous a trompée.

— Oh ! mon Dieu ! mais le mal est réparable. Vite, un siège pour M de Racan. Le beau cavalier ! pensait-elle. Il n'est pas surprenant qu'il soit homme d'esprit.

Il sort.

Presque aussitôt, un homme rouge, essoufflé, bégayant affreusement, paraît devant Mlle de Gournay, et balbutie :

—Je suis... Ra ..Ra... Ra...Can...Can...Can...

— Encore un, cria-t-elle. Imposteur ! vous êtes trop laid ; Racan est un homme superbe. Hors d'ici !

— Mais...

— Hors d'ici, vous dis-je. Voilà, sur ma foi, un plaisant oiseau. Au moins le premier qui me trompa avait bonne façon...

Exaspérée, l'irascible vieille s'arme de sa pantoufle et court sur le poète stupéfait. Racan, le vrai celui-là, ouvre la porte, saisit la corde servant de rampe et dégringole l'escalier, rassuré seulement lorsqu'il est de l'autre côté de la rue.

Toute la Cour et la ville rirent de l'aventure ; on en fit une comédie plaisante sous ce titre : *les trois Racans.*

Quelques citations encore pour finir :

On lit dans le journal de Cuvillier-Fleury (1) :

« M. de Montmorency, vieux, sourd, *bègue*, vient d'être choisi pour défendre les intérêts de la France et pour rendre compte, à la tribune, de nos Affaires à l'étranger : le roi veut la mort de nos affaires, le ministère veut la sienne. »

De Courchamp raconte dans ses *Souvenirs de la Marquise de Créquy* :

« Les de Villiers étaient la famille du monde la plus mal organisée pour l'élocution, et c'était

____

(1) *La Cour de Charles X*, de 1828-1830 (1er volume).

une famille où tout le monde parlait toujours :
la maman grasseyait en nasillant ; le papa susseyait et bégayait ; le fils aîné bredouillait, et
sa sœur bégayait et susseyait en zézéyant pour
faire la jolie mignonne (1). »

ESPRIT, premier médecin de la reine-mère,
bégayait en parlant (2).

Molière le représente dans ses comédies sous
le nom de Bahis (japant, aboyant).

Macroton était le pseudonyme de Guénaut,
premier médecin de la reine, qui, au contraire,
parlait avec une extrême lenteur.

Que faut-il retenir de cette longue énumération et de cet historique, qui relèvent plus de
l'anecdote que de la science ?

C'est que le bégaiement n'atteint pas l'intelligence et que les bègues sont tout aussi intelligents que les autres.

Les exemples de bègues célèbres que je viens
de citer en sont un témoignage.

(1) *Souv. de la marquise de Créquy*, t. VI, ch. 13.
(2) Voir, pour plus de détails, *Les médecins au temps
de Molière*, par Maurice Raynaud, ch. III, p. 126. —
Didier, éditeur, Paris, 1863.

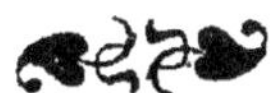

CHAPITRE IV

Etymologie et linguistique comparée

La langue latine, si riche en périphrases, se servait des locutions suivantes lorsqu'il s'agissait de désigner quelque embarras de la parole :

Verba hæsitantia	Cicéron
Hæsitatio linguæ	Cicéron
Hæsitantia linguæ	Cicéron
Debilitas linguæ	Cicéron
Lingua debilis	Martial
Linguæ ou oris titubantia	Suetone
Turbide loqui	Aulu-Gelle
Titubatio linguæ	Macrobe

D'autres fois, il semble qu'il y ait plus de précision dans l'indication du trouble de la parole, et nous voyons les meilleurs auteurs, Horace et Cicéron, employer les mots *verba balba* pour signifier le bégayement et *balbus* pour désigner le bègue.

Mais d'où vient *balbus* ? Je l'ignore.

On trouve bien dans les dictionnaires grecs le mot *balbos* (ὁ βαλϐός, ου), mais c'est évidemment la transcription du mot latin. J'ajoute qu'il ne s'applique qu'à un nom d'homme (1), et nous savons, d'autre part, que jamais un auteur grec ne s'est servi de ce mot pour désigner un bègue ou le bégaiement. (V. aux Annexes : *Demosthène était-il bègue ?*) On a dit qu'il pourrait venir : de *balbis*, barrière (ἡ βαλϐις, ῖδος) ; de *badzeïn* (βάζειν), parler, dire, dont le radical est *bag* (βάγ), parler, d'où *bagma*, (βάγμα) parole ; des verbes grecs *battaridzo*, *battologueo* (βατταρίζω, βαττολογέω), qui veulent dire l'un et l'autre *bredouiller*, *répéter la même chose*, d'où, répétition de la même parole, *bégayer*.

Isidore (*Originum liber*, § 29) tire *balbus* de *balo*, *balare*, qu'on trouve avec le sens de béler, parler longuement, dire des absurdités ; mais le suffixe ne s'explique pas.

Enfin, on a rappelé qu'en hébreu nous retrouvons une forme analogue, *batah*, qui veut dire parler.

Il y a là des radicaux, *bal*, *bad*, *bog*, qui ont servi à fournir des mots signifiant la parole ou la difficulté de parler, mais sur l'importance desquelles nous sommes bien mal fixés.

Mais tous ces essais d'explication ne peuvent

____

(1) Cornélius Balbus, l'un des courtisans de César.

tenir contre le fait patent que le grec βάλβος _
n'est que la transcription du latin *Balbus*, nom
propre.

Je ferai remarquer, en terminant, que ce mot
balbus pourrait bien être tout simplement une
onomatopée, à cause de la répétition de la
consonne B : B a l B u s.

On verra en effet, dans les tableaux ci-après,
que, pour désigner le défaut de prononciation
caractérisé par l'articulation plusieurs fois répétée d'une même syllabe, il n'est pas rare de
trouver, dans différentes langues, des mots
contenant la répétition d'une même consonne
ou d'une même syllabe.

Quoi qu'il en soit, *Balbus* n'a pas survécu dans
le gallo-roman du nord, comme mot populaire,
jusqu'à l'époque où apparaissent les plus anciens
textes français.

M. Amédée Salmon, le savant continuateur
du *Dictionnaire de l'ancienne langue française* de
Fr. Godefroy, pense qu'il était représenté par
balp, dont on retrouve en ancien français plusieurs dérivés. On verra en effet plus loin que
balbe, *baube*, n'ont jamais été employés que
comme surnoms.

Dans le gallo-roman du midi, *balbus* a au
contraire survécu sous la forme régulière *balp*,
écrit quelquefois *balb*, et qui, aujourd'hui encore,
est employé comme nom propre. Raynouard

(*Lexique roman*) rapporte quelques exemples
de *balp* :

> L'aur'amara...
> E. ls'lux
>   Becx
> Dels Auzels ramenex
> Té *balbtz* et mutz (1).
>
> (xiii° siècle, DANIEL, *L'Aur'amara.*)

Balp disparut devant le mot *bègue*, que nous
étudierons en détail un peu plus loin ; mais il
avait cependant vécu assez longtemps pour
donner naissance à des dérivés immédiats ou
indirects, qui lui ont survécu et qu'on retrouve
dans les mots suivants (2) :

BALBEIER — BAUBOIER — BAUBÏER.

> Il li a dist en *balbeiant :*
>
> (GAUTIER DE COINCY, *Miracles de Notre-Dame.*
> Bibl. Nat. 818, f° 38ᵇ.)

> Mes un seul petit *balbeiot.*
>
> (BENOIT, *Roman de Troie*, vers 5310
> Edition Joly.)

---

(1) Le vent âpre..... et rend bègues et muets les becs
friands des oiseaux branchiers.

(2) Voir pour les exemples : *Dict. historique de l'ancien langage français*, par Lacurne de Sainte-Palaye.
Paris, 1876.

*Dict. de l'ancienne langue française et de tous ses dia-
lectes du IX° au XV° siècle,* par Frédéric Godefroy. Paris,
1881-1902.

Nel puet nomer, et neporquant
Balbié l'*a* en souglotant :
« Parto..., Parto... » a dit sovent,
Puis dist : « nopeu », moult feblement.

> (*Partenopeus*, 7245,
> Edition Crapelet.)

La haste de parler luy entrerompoit sa voix et faisoit sa langue *bauboyer*.

> (ALAIN CHARTIER, *De l'espérance*, p. 266.
> Edition 1617.)

Adoncques fut-elle muée en forme de jumens, si lui print sa langue à *baubayer* et hannir.

> (*Met. d'Ovide*,
> Vatican, fonds de la Reine Christine,
> 1686, fo 47 vo.)

Nous veons les uns parler disertement et les autres *baubayer*.

> (*Traduction anonyme du* Gouvernement des Princes
> *de Gilles Colonne.*
> Arsenal, Ms. 5062, fo 102 vo.)

Et sachiez bien la Dieu amie
En *bauboiant* nel disoit mie,
Aussi com font de tieus y a
Qui dient Ave, Maria.

> (GAUTIER DE COINCY, *Miracles de N.-D.*
> Ms. Soissons, fo 210 d.)

Et sovent s'est puis *bauboiez*
Li rois del conte a ses privez
De l'espee qu'il degetta
Et en quieu bien li aturna.

> (GEFFREI GAIMAR, dans Francisque Michel. —
> *Chronique anglo-normande*, I, 42.)

Amenèrent ce moine au moustier tout tremblant
et tout *baubïant.*

> (JESS. DE VIGNAY, *Légende dorée.*
> Mazarine, Ms. 1333, f° 82 ᵈ.)

Sa langue se commence à *baboyer*, je pence qu'il
a ung peu trop beu.

> (PALSGRAVE, *Esclaircissement* de la langue
> française, p. 545. Édition Génin.)

Et pour ce je n'en savroie fors *baboyer.*

> (LAURENT, *Somme des vices et vertus.*
> Ms. Troyes, f° 85 r°.)

Je n'en saroie fors *baubïer* ne dire chose soufisant.

> (LAURENT, *Somme des vices et vertus.*
> Ms. Alençon 27, f° 72 ᵈ.)

Il *baubeoit* aucun pou.

> (*Traduction de Guillaume de Tyr*, 19, 2.
> Hist. des Croisades.)

Qu'il euist empeeschement en le langhe de *bauber.*

> (ROISIN. Ms. Lille 266, p. 26.)

Littré dit (v. le mot balbutier dans son dictionnaire) que *bauboïer* vient d'un verbe bas
latin *balbicare*, de *balbus*, bègue, dérivé de *balp.*
Littré se trompe et ne pouvait pas ne pas se
tromper à son époque.

Balbeïer, bauboier, sont dérivés de *balbus*, au
moyen du suffixe verbal *izare* (du grec ἴξειν),
qui a donné en français tous les verbes en
oyer : *balbus* + *izare* > *balbizare* > *balbeïer.*

BAUBEIEUR — BAUBEIEUR

Baubiour, adj. bègue.

> (V. Gloss. de Conches
> et Bibliot. Nat. I. 7692. Cf. baubeteor.)

BAUBETER — BAUBOTER

Quant l'enfant fu nez, il *baubetoit* pour avoir le confort des mamelles de sa mère et donnoit ploreuses vois. (*Légende dorée.*

Mazarine 1333, f⁰ 161 ᵃ.)

On luy apporta du feu en ung vaisseau : et il mist incontinent un carbon ardant en sa bouce sur sa langue, laquęle il ardi telement qu'il *babota* toute sa vie. (FOSSETIER, *Chron. Margaritique.*

Ms. Bruxelles, 10509, f⁰ 110 v⁰.)

BAUBETEOR — BAUBETEUR

Demosthenes, jeune, estoit tant *baboteur* que mis es escoles ne povoit proferer la première lettre.

> (FOSSETIER, *Chron. Margaritique.*
> Ms. Bruxelles 10512, IX, I, 10.)

D'une feme, ki fu gentius
Avoit uns fils ki fu soutius :
Loeys li *Baubes* ot non
Et saciés k'il ot cest surnon
Pour çou k'il estoit baubeterre :
Mais il n'iert fol ni abeterre.

> (PHILIPPE MOUSKET, *Chronique*, 12745.
> Edition Reiffenberg, p. 328.)

Enfin *balp*, *baup* ont fait *ébaubi*, surpris, étonné au point d'en perdre la parole ou de devenir bègue.

Sur *balbus*, les clercs de l'époque mérovingienne ont formé un verbe latin barbare, *balbutiare*, qui a été l'origine de *balbutier* et ses dérivés.

Balbusier est quand aucun ne peut pas bien fourmé aucune lettre ne maistrier sa langue.

> (Evrard de Conty, *Problèmes d'Aristote*.
> Bibl. Nat. 210, f° 178 ᵈ.)

Il luy demeura une *balbucie* c'est-à-dire fut bègue ne sachant expliquer ce qu'il désirait dire.

> (Ambroise Paré ; VIII. — 23.)

Remarquons cette expression :

Droit parlant et baube, qui signifie ceux qui parlent bien et ceux qui bégayent, c'est-à-dire tout le monde :

> Cil d'armes *droit parlant et baube*,
> Lendemain bien matin à l'aube,
> Partent les veluz et les cheus.

> (G. Guiart, *Royaux lingnages*.
> Bibliot. Nat. 5698, p. 294.)

Le gallo-roman du midi ne paraît pas avoir connu ces dérivés. On n'y trouve seulement en effet que *balbis* et *balbet*, *baubet*, aujourd'hui noms de famille.

2*

En ancien français on trouve encore *baube*, dérivé savant de balbus, uniquement employé comme surnom.

Nombre de personnages portent en effet le surnom de *baube*.

D'abord le fils de Charles le Chauve, Louis II dit le *Bègue*. Loeys li *Baubes*.

Robertus le *Baube* (1256, *Chart. eccl. Cenoman.*, 284. Archiv. munic. du Mans).

Guillaume li *Baubez* (Ch. de 1314. Archiv. de Seine-et-Marne, G. 113).

Isabella la *Baube* (1331, Cens. du chap. de Nevers, p. 135. Archives municipales de Nevers).

Nous avons déjà vu qu'un autre *baube* (altération de balp, baup) et *bauboyer* ont survécu dans certains patois. Ce mot *baube* n'a pas vécu par la conservation du *b* et l'adjonction de l'*e* muet, il se présente à nous avec tous les caractères de mot d'emprunt, c'est-à-dire de mot n'appartenant pas au fond populaire, mais réintroduit dans la langue par les clercs. Il existe encore en provençal comme nom propre.

Le mot employé en français est *bègue* ; son origine est totalement inconnue. Elle pourrait être germanique ; mais on ne connaît pas en germanique de terme qui ait pu lui donner naissance. En tous cas, il ne vient pas de *balbus*, comme on l'a prétendu trop souvent.

Littré dit : « qu'on ne peut remonter au delà d'un radical *beg*, qui exprime quelque infirmité de l'esprit et du corps et qu'on ne reconnaît point dans les langues collatérales ».

Le bas latin *begare*, ancien espagnol *veguar*, est dérivé de *bègue*.

En somme, l'étymologie de *bègue* est tout à fait inconnue des Romanistes, même les plus compétents. Et je recevrai à cet égard, comme sur tous les points douteux ou incomplets de ce chapitre linguistique et étymologique, tous les éclaircissements que les érudits voudront bien me faire l'honneur de me communiquer.

Quoi qu'il en soit, *bègue* a donné dans le vieux français :

BEGUER, BESGUER, BEGHER, BEGGUER.
BEGUETER, BECGUETER.

Enfin BEGAYER, qui dérive directement de *bègue* et non pas, comme le dit Littré, par un substantif inusité : *begai* du primitif *béguer*.

Le verbe *bégayer* a subsisté ; mais il va sans dire que l'orthographe a bien souvent changé dans l'ancienne langue française.

Nous trouvons les variantes suivantes :

BEGAYER.   *Lettre de Pasquier*, t. Ier, p. 148.
BESGAYER.   Pasquier, *Roch.*, p. 671.
BEGEHER.   Froissart, *Poés. Mss.*, p 296, col. 2.

Voici quelques exemples de l'emploi de ces différentes expressions :

> En celle avoit gente bi eghiere.
> Mais elle *beghoit* au parler.
> Et clocoit un peu al aler.
>
> (FROISSART, Poés.
> Bibl. Nat, 830, f⁰ 296 v⁰.)

Sa langue luy fourche et luy *bègue* comme s'il avait le fillet.

> (*Sermons joy. de la patience des femmes.*
> Poés. f. des xvᵉ et xvɪᵉ siècles, t. III. Biblioth. Elzev.)

C'est ung passe temps que de l'ouïr *besguer* quant il est courroucé.

> (PALSGRAVE, *Esclairc.*, p. 732. Edition Génin.)

Le premier membre ou appert le signe d'ivrongnie c'est en la langue pour la grant multitude des nerfz qui y sont ; et commence à *beguer*.

> (*Traduction de la Pratique de Bernard de Gordon.*
> II, 20.)

Je ne suis point éloquent, et j'ay la langue empeschée, grasse et *begehente*.

> (*Histoire de la Toison d'or*, vol. II, p. 82.)

Beguer, parler confusément (*Trium linguarum Dict.*, 1604).

> Tel fame ne di riens
> De langue qui s'atourt aus biens,
> Mais tous jours *beguete* et jargonne,
> L'un lendenge, l'autre rampronne.
>
> (*Métamorphoses d'Ovide*,
> Ms. Arsenal 5.069, f⁰ 82ᵗ.)

Et luy dist *becguetant* et soy grattant l'oreille.
(RABELAIS, III, 26.)

L'adjectif est *besgue* ou *besgu*.

Je n'aime pas deviser à luy car il besgue ou il est besgu. (PALSGRAVE, p. 742.)

On trouve encore le mot *beguois*, plaisamment imaginé par des Periers pour signifier le langage des bègues :

Il luy respondoit tantost en langage jurois, tantost en *beguois*.
(B. DES PERIERS,
Joy. Dev. 45, 180.)

On dit encore, à l'heure actuelle, *béguer* en divers patois, ainsi qu'on le verra plus loin.

HISTORIQUE DE LA PRONONCIATION
DU MOT *BÈGUE*

Je ne veux pas terminer ce sujet, sans dire deux mots sur l'historique de la prononciation du mot *bègue* (1).

Deux grammairiens du XVIIe siècle, Andry (2), et l'abbé de Saint-Réal (3), ont été amenés à

(1) V. THUROT, *De la prononciation française*, t. I. pp. 65, 66 et 67.

(2) ANDRY, *Réflexions* sur l'usage présent de la langue française, ou remarques nouvelles et critiques touchant la politesse du langage, 1689, in-12.

Suite des réflexions critiques sur l'usage présent de la langue française, 1694, in-12.

NICOLAS ANDRY, surnommé *Bois-Regard*, né à Lyon en 1658, vint à Paris étudier en philosophie au Collège des Grassins, où il devint professeur. Il se fit recevoir docteur en médecine à la faculté de Paris en 1697, et mourut en 1742.

(3) L'ABBÉ DE SAINT- RÉAL, *De la critique*. Lyon, 1691, in-12.

La critique des préceptes de prononciation donnés par Andry forme le chapitre XII (394-402). Andry répond à cette critique dans sa *Suite des réflexions,* etc.

CÉSAR VICHAR, *abbé de Saint-Réal*, né à Chambéry en 1639, fit ses études chez les Jésuites, à Paris, où il passa la plus grande partie de sa vie; il est mort en 1692.

s'occuper de cette prononciation à propos d'une discussion, plus que vive, sur la qualité de l'*e* dans un certain nombre de mots.

Saint-Réal dit (ch. XII) : « Andry auroit assez de peine à faire croire .. que la prononciation de la cour lui est fort connue..., quand il décide... (p. 498 et suiv.) que dans la première de *begue*..... l'*e* se prononce fermé comme dans *bonté* ».

Andry lui répond (*Suite*, 269) : « Croire et surtout soutenir, comme fait mon censeur, qu'il ne faut pas prononcer *begue* par un *e* fermé, comme s'il falloit prononcer, à la manière des Lyonnois, *baigue*, c'est préparer à rire à tous ceux qui sçavent parler ».

L'auteur anonyme de la *Dissertation sur la prononciation de la langue française* (La Haye, 1696, in-12) incline sensiblement à fermer l'*é* et remarque (166) au sujet de cette discussion qu'à la première syllabe du mot *begue* l'*e* est fermé aussi bien que dans *bonté*.

De la Touche (1) avoue son embarras.

____

(1) *L'Art de bien parler français*, qui comprend tout ce qui regarde la grammaire et les façons de parler douteuses, 1710, 2e édition, Amsterdam, 2 vol. in-12.

De la Touche, protestant réfugié en Angleterre, donna des leçons de français au duc de Glocester, fils de la reine Anne. « Par l'ordre de qui, dit-il, je composai cet ouvrage en 1694. »

Lanoue (1) dit que *begue* a l'*e* « qui se prononce comme *ai* ; toutefois, en le rimant,il s'accommode à prendre l'*e* masculin ou fermé. Avec Saint-Réal et l'édition de 1740 du Dictionnaire de l'Académie française (2). Hindret dit qu'il faut prononcer *bègue*. C'est cette prononciation qui a prévalu de nos jours,puisqu'on dit BÈGUE avec un accent grave donnant le son de l'*e* ouvert, et BÉGAIEMENT avec un accent aigu donnant le son de l'*e* fermé.

En somme, les deux opinions ont toutes deux reçu satisfaction.

(1) Lanoue, *Dictionnaire* des rimes françoises, 1596.
(2) *L'Art* de bien prononcer et de bien parler la langue française, 1687, in-12.

ÉTUDE DES PATOIS

Le travail que je viens de faire ne serait pas achevé si je ne le complétais par l'examen de ce qui s'est passé dans les patois.

« Les patois, nous dit Littré (1), sont les héritiers des anciens dialectes parlés dans l'ancienne France, avant la centralisation monarchique commencée au XIVe siècle. Dès lors, le français qu'ils nous conservent est aussi authentique que celui qui nous est conservé par la langue littéraire. Ils offrent donc souvent un secours particulier à l'étymologie. »

Lorsqu'on considère l'ensemble des dialectes et des patois français, on reconnaît tout d'abord deux grands groupes : celui du nord et celui du sud, séparés par une ligne en forme d'∽ et qui, partant à peu près de Montbéliard, aboutirait à Bordeaux avec des renflements d'une part vers Mâcon, d'autre part vers Confolens (2).

Le groupe du sud comprend tous les territoires où étaient et sont encore parlés les dialectes, et les patois désignés jadis sous le nom

(1) V. *Préface* de son *Dictionnaire de la langue française.*

(2) Ch. de Tourtoulon. *Des dialectes,* de leur classification et de leur délimitation géographique. —Paris 1891.

de langue d'oc, et que les romanistes actuels
désignent sous le nom de gallo-roman du sud
(Gascon, Catalan, Languedocien, Limousin,
Provençal, Dauphinois, Savoyard, etc.).

Le groupe du nord comprend tous les territoires où étaient et sont encore parlés les dialectes et les patois désignés sous le nom de
langue d'oïl, et que les romanistes actuels
désignent sous le nom de gallo-roman du
nord (Ile-de-France, Normand, Picard, Wallon, Champenois, Lorrain, Bourguignon, etc.)

Le *Patois* a subi, à tort, une nuance de
dédain ; mais les linguistes modernes l'ont heu-
reusement remis en honneur (1), grâce à leurs
études méthodiques et absolument scientifiques.

Nous allons voir qu'il nous fournira plus d'un
renseignement intéressant.

(1) Par un arrêté du 26 août 1866, le ministre de
l'Instruction publique avait institué un prix de 1,500
francs, qui devait être décerné à celle des sociétés savantes des départements qui produirait le *meilleur
glossaire du patois ou langage rustique et populaire
d'une région ou d'une localité déterminée de la France.*

Le prix fut décerné à l'abbé Lalanne, curé d'Oiré
(Vienne), pour son *Glossaire du patois poitevin.*

GALLO-ROMAN DU SUD

(LANGUE D'OC)

Les mots sont beaucoup plus sonores dans la langue d'oc que dans la langue d'oïl. Il n'y a là rien qui doive nous surprendre, car les différences essentielles entre ces deux langues sont, en fin de compte, des différences de sonorité à cause surtout de la permanence de l'accent tonique que le français du nord a perdu.

Balbe et *baube*, qui sont des mots savants, ne s'y trouvent pas. Et au lieu du mot *bègue*, d'une sonorité un peu dure, nous trouvons en provençal *bégou*, qui a formé les verbes *bégoulear* et *barboutiar*.

Dans le midi (1) nous avons donc, non seulement BEGOU, mais encore les formes dialectales : BEGO, BÉGOUL, BOUÈGUE.

Enfin BÉGAGNO et BEGATANO, qui sont des pejoratifs ou des diminutifs de bègue (2).

Nous trouvons les verbes : BÉGOULÉJA, BÉGALÉJA, BÉGUCA, BÉGUEJA, BÉGUEIA.

(1) *Dict. des idiomes romans du midi de la France*, par Gabriel Azaïs. Montpellier et Paris, 1877.
(2) *Dict. languedocien-français*, par Maximin d'Hombres. Alais, 1870.

En patois limousin, il existe le verbe BÉGUA, et on dit indifféremment : *ô béguo* ou *ô ei béguo*, pour *il bégaye* ou *il est bègue*.

Dans la Corrèze, on dit aussi : BEUGUEZAÏRE pour bègue, et BEUGUEZON pour bégaiement.

Le bas Limousin (1) nous donne : BAOU, BAOUCI, BAOUCIO pour *bègue*, comme venant de *balbus*. Mais il a perdu son sens propre pour prendre celui de *nigaud*.

*
* *

Mistral nous dit que : « Le langage des Bretons étant inintelligible pour les Provençaux, ces derniers ont donné aux bègues le nom de *bret* et de *bretouns* (2) ».

Mistral, lui-même, paraît se contredire, car il ajoute un peu plus loin que *bret* est la contraction de *bourat*.

On dit, en effet : Il a la langue *bourat*. Ou encore : Il a la langue *trabat*. Pour dire : Il bégaye.

Es pas bret : il a la langue bien pendue.
Parler bret : bégayer.

(1) *Dict. du patois du Bas-Limousin* (Corrèze), par M. Beronie, publié par J. Vialle. Tulle, sans date, 1830 (?).
(2) *Dict. provençal-français*, par Mistral. Paris, Avignon ; 1878.

Honorat (1) dit que *bret* est une onomatopée ;
car ceux qui bégayent répètent souvent les
syllabes *bre*, *bret*.

Quoi qu'il en soit, nous trouvons dans bon
nombre de pays de langue d'oc et dans le provençal en particulier, les adjectifs BEGOU, BRE-
TOUN et BRETUÈGNO (2) pour désigner le bègue ;
le substantif BRETOUNEGEAMENT signifiant bégaiement, et les verbes BRETOUNEGEAR, BRE-
TOUNIAR, BARTOUNEGEAR.

Achard (3) nous donne encore le verbe BAR-
TOUNEGEAR, qu'il fait venir du celtique *bart*,
défaut.

On voit que parmi les linguistes provençaux
les avis sont partagés.

Or, à côté des expressions diverses qui veulent
dire *bégayer*, nous trouvons dans différents patois
de la langue d'oïl et de la langue d'oc le verbe
bretonner avec la signification de bégayer, bredouiller. Ce mot présente un intérêt étymolo-

(1) *Dict. provençal-français ou Dictionnaire de la langue
d'oc ancienne et moderne*, par le Dr S. J. Honorat. Digne,
1846.

(2) *Dict. provençal-français*, par Avril. Apt. 1839.

(3) *Vocab. provençal-français*, par Achard (dans le
Dict. de la Provence et du Comté-Venaisin, par une
Soc. de Gens de Lettres, t. 1 et 2. Marseille 1785.

gique spécial, et il me paraît nécessaire de s'y arrêter quelques instants.

Duez dit : « *Bretonner*, entrecoupper et estrangler les paroles en parlant, prononcer les mots entrecouppés avec une prononciation corrompue ».

Nous trouvons dans le Dictionnaire Godefroy : *Bretonner, Bretouner, Brettonner*, v. n., bredouiller.

En picard, on dit *bertoner* pour bredouiller, bégayer, bougoner.

En franc-comtois, *bretonner*, parler un langage inintelligible.

A Guernesey, *bertonnair*, entrecouper les mots en parlant.

Nous retrouverons tout à l'heure le même mot dans les patois lyonnais et dauphinois.

Il n'est donc pas spécial au provençal, comme le pense Mistral.

Littré fait remarquer, avec raison, que le picard et le rouchi ont : *berdeler, berdaler, bredaler*, pour signifier gronder entre ses dents, bougonner, et qu'on dit encore en différents endroits *bredasse* pour bredouilleur.

Le Dictionnaire Godefroy nous donne également le renseignement que *bredeler* exprime l'idée de marmotter rapidement :

> Ainz c'on ait dit dens misereles,
> Ont il dites et murmulees

> *Bauboiees* et *bredelees*
> Et leurs heures et leurs matines.

> (G. de Coinci) *Miracles de N. D.*
> Manus Soissons, f° 64¹ ; Bruxelles, f° 63ᵈ.)

De sorte qu'il parait y avoir eu un radical *bart, berd* ou *bred*, se rapportant à une manière vicieuse de parler.

Je préfère l'explication de Littré à celle de Mistral. Et, à mon avis, c'est très probablement là l'origine de *bertouner, bretouner*, et enfin *bredouiller*.

Ce qui est digne de remarque, c'est que nulle part, on ne rapporte un exemple ancien de l'emploi du mot *bredouiller*.

*
* *

Continuons maintenant l'examen des autres patois du gallo-roman du sud.

Dans le Lyonnais (1), il y a des mots identiques présentant, tout au moins, le même radical :

bretayi	bégayer
bretayou et *breteyou*	bègue
breteyon	bègaiement

En Bresse, *bégayer* se dit BRETAYÉ.

____

(1) *Dict. étymologique du patois lyonnais*, par Nizier de Puitspelu. Lyon, 1887-1890.

Dans le BUGEY, d'après M. Berthilier, on dit à Ceyzerieu, canton de Virieu-le-Grand (Ain) :

> BRET, BRETO pour *bègue*.
> BRETER   pour *bégayer*.

A Bâgé, canton de Bâgé-le-Châtel (Ain), le mot bègue n'est pas usité, et d'un homme qui bégaye, on dit : Il BRETAYE, en appuyant sur l'*e* final.

Dans le bas Bugey, d'après M. Aimé Vingtrinier, l'érudit bibliothécaire de la ville de Lyon, le substantif *bégaiement* s'exprime par le mot très expressif : la BRETEISON.

Pour le Dauphiné, M. l'abbé Devaux, dont on connait la compétence spéciale, m'écrit que l'ancien dauphinois a connu le mot *bret* au sens de *bègue*, et le mot *brétoié* au sens de bégayer, et qu'il ne sait pas comme se disait *bégaiement*. Aujourd'hui le mot *bret* semble perdu. Quant au verbe *brétoié*, il s'est maintenu dans plusieurs endroits sous les formes appropriées aux parlers locaux : BRETAYE, BRETIYE, BRETEYE (région des Terres-Froides, entre Bourgoin, la Côte-Saint-André, Pont-de-Beauvoisin), accentué sur l'avant-dernière syllabe.

M. l'abbé Devaux ajoute ce fait très intéressant : qu'il y a une trentaine d'années, aux environs de la Tour-du-Pin, un homme atteint de bégaiement avait le surnom de *Kèkou.* Nous reviendrons tout à l'heure sur cette expression, qu'on trouve dans le languedocien, pour désigner le *bègue*.

M. Gariel, dans son dictionnaire, (1) donne :

BRET   pour bègue
BRETOIE   pour bégaiement
BRETONNA   pour bégayer

Dans le Savoyard (2), nous trouvons encore des mots analogues :

BRETTENA pour bégayer
et BRETTON   pour bègue

*
* *

Enfin, nous trouvons en Provence et dans le sud-ouest des monosyllabes que je ne sais à quelle langue rattacher et qu'en désespoir de cause, je vais déclarer onomatopées, à moins qu'ils ne viennent du basque ou de l'ibérien. Ces monosyllabes, qui signifient *bègue* sont les suivants : MEC, NEC, PEC, TEC, QUEC.

MEC est particulier au Béarnais (3) et à son

(1) *Patois du Dauphiné*, par Gariel. Grenoble, s. d., in-8°.

(2) *Dict. du patois savoyard* (canton d'Albertville), par F. Brachet. Albertville, 1883.

(3) *Dict. Bearnais ancien et moderne*, par V. Lespy et P. Raymond. Montpellier, 1887.

voisin le Bigorre (1) ; il a fait le verbe PEQUEJA,

NEC se disait dans l'ancien provençal.

PEC ne se trouve que dans l'Aveyronnais (montagne Laguiole et Sainte-Geneviève), et a formé le verbe PEQUEJA (2).

Je ferai remarquer qu'en araméen, *bègue* se dit également PEC.

TEC ou TEQUE est spécial à Montauban (3).

Enfin QUEC se trouve dans presque tout le Languedoc (4), ainsi que les autres adjectifs *queco, quecou, queque*.

Ils ont formé les verbes : QUÉQUEJA, QUÉQUE-GEAR, QUEIREJA, QUEIREGEAR, et le substantif QUEQUEJADIS.

(1) *Patois de Bigorre*, par A. Prosper Duplan de Laborde, Tarbes, 1891.

(2). *Dict. patois-français de l'Aveyron*, par l'abbé Vayssier Rodez, 1879.

(3). *Dict. français occitanien*, donnant l'équivalent des mots français dans tous les dialectes de la langue d'oc moderne, par L. Piat, Montpellier, 1893, 2 vol., et *Dict. de Mistral*.

(4) *Dict. analogique et étymologique des idiomes méridionaux*, par Boucoiran, Nîmes et Paris, 1886.

GALLO-ROMAN DU NORD

(LANGUE D'OÏL)

En patois picard, on dit *bèguer* pour bégayer et *bègueux* pour bègue (1).

En wallon (2), on dit *bèketer, bècheter* pour bégayer ; *bèketeû* pour bègue. On trouve aussi *béguard* (3).

En namurois : *bégui* pour bégaye r et *béguiaut* pour bègue.

En rouchi (dialecte de l'ancien Hainaut français et d'une partie du Hainaut belge), on dit *béguer* pour bégayer et *beique, biéque* pour bègue.

(1) *Glossaire étym. et compar. du pat. Picard,* par l'abbé Jules Corblet. Paris, 1851.

(2) *Dict. étym. de la langue wallonne,* par Ch. Grand-gagnage. Liège, 1845.

(3) *Dict. du pat. de la Flandre française ou wallonne,* par Louis Vermesse. Douai, 1867.

PATOIS BOURGUIGNON

Le *patois bourguignon* ne nous a pas fourni une ample moisson.

On dit généralement *béguer*, *bégauter* pour bégayer, et *bégat* (1) pour bègue.

M. Mignard donne le mot de *barboteignoi* pour bredouiller, qui est un diminutif de *bar-botar*.

Dans le Doubs, on dit à la fois *bkeyi* ou *bégyi* et *parler berton*.

(1) *Glossaire du centre de la France*, par le comte Jobert. Paris, 1856.

(2) *Glossaire du Morvan*, par G. de Chambure. Paris, Autun, 1878.

(3) *Vocab. raisonné et comparé du dialecte et du patois de la province de Bourgogne*, par Mignard. Paris, Dijon, 1870.

(4) *Gloss. du patois de Bournais* (Doubs), par Charles Roussay. Paris, 1894.

PATOIS NORMAND

Nous trouvons dans le patois normand, proprement dit, une très grande variété d'expressions :

Baube pour bègue (2 ; 3).

Bauber : bégayer (Orne) (1 ; 2).

Abaubir : rendre bègue (5).

Puis *béguer* (1, 2, 4, 5), *béguier* (3 ; 6) pour
bégayer.

Bédanguier (Valogne) (3), *bédanguer* (1), pour
bégayer, et *bédangous* (Manche) (1) pour bègue.

Bobin (4) et *béguard* (5) pour bègue.

En Saintongeais (7) on dit indifféremment :
béguer et *bégauder* pour bégayer.

(1) *Dict. du pat. norm.*, par Edelesland et Alfred Dumé-
ril. Caen, 1849.

(2) *Glossaire du pat. norm.*, par L. du Bois et J. Travers. Caen, 1856.

(3) *Hist. et glossaire du norm., de l'anglais et de la lang.
française*, par E. Le Héricber. Paris, Avranches, 1862.

(4) *Dict. du pat. norm.* en usage dans le départ. de
l'Eure, publié sous les auspices du Conseil général, par
MM. Robin, Le Prevost, A. Passy et de Blosseville.
Evreux, 1882.

(5) *Dict. du pat. norm.*, par H. Moisy. Caen, 1885.

(6) *Gloss. du pat Norm. du Val de Saire* (Manche),
par Axel Romdahl. Linköping, 1881.

(7) *Dict. du pat. saintongeais*, par P. Jonain. Royan,
Nit, Poraris, 1869.

En angevin (1), on dit également *béguer* pour
bégayer.

Les parlers du bas et du haut Maine, nous
fournissent des documents tout à fait curieux.

Dans le département de la Mayenne (bas
Maine), nous trouvons (2) :

Berduyé, bredouiller.

Begoueyé, bégayer.

Baobeyé, ânonner, bégayer.

Naké, bredouiller.

Nakté, naqueter, bredouiller.

Hoktoné, bégayer ou HAKTONÉ, parler avec
difficulté, bégayer, hésiter en parlant.

Hakto, ou HOKTÔ, bègue.

Hakté, hoqueter, crier en pleurant, bégayer.

Dans le haut Maine nous trouvons (3) :

Barbouiller, v. a, = bredouiller.

Baubayer, v. n., bégayer, balbutier.

Baube, adj., bègue.

Bègue, adj., sot.

Queteinner, quetonner, v. n., bégayer ; voyez
aquetonner, hoquetonner, v. a , dire et répé-

____

(1) *Gloss. étym. et comparat. du patois angevin*, par
Cb. Ménière ; Augers, 1881.

(2) *Glossaire des parlers du bas Maine* (départ. de la
Mayenne), par Georges Dottin ; Paris, 1899.

(3) *Vocabulaire du haut Maine*, par le comte C.-R. de
Montesson ; le Mans, Paris, 1859).

ter toujours la même chose. Ici ce verbe a du rapport avec *quédant*, qui, selon Borel, est la même chose que *disant*.

Aquetonner, v. a., ânonner en parlant, bégayer, v. nacter.

Naquer, *naqueter*, v. n., bégayer, ânonner, avoir le hoquet (Du Cange : Noctare).

Nacter, v. n., bégayer, bredouiller, ânonner (Du Cange : Noctare).

Quetin, *queton*, adj., bègue, qui embrouille ses mots, qui dit et répète toujours la même chose.

Hoquetonner, v. n. (h. asp.), ânonner en parlant, bégayer. Il y a beaucoup de ressemblance de ce verbe à *nocter*, synonyme de murmurer (Du Cange : Noctare).

Hoquetonnier, *ère*, adj. (h. asp.), qui hoquetonne.

Le remarquable glossaire de l'abbé Lalanne (1) nous fournit encore des renseignements intéressants.

Dans la Vienne et la Vendée, on dit *begassard* et *bégassou* pour bègue ; dans les Deux-Sèvres, on dit *beguenassi*.

(1) Dans *Mémoires de la Soc. des Antiquaires de l'Ouest*, t. 32, 2e partie, année 1867. Poitiers, 1868.

BASQUE ET CELTIQUE

En dehors des langues d'oc et d'oïl, deux autres langues étaient et sont encore parlées sur le territoire de l'ancienne Gaule : le basque et le celtique.

La langue basque ou euskarienne, dont l'origine n'est pas encore connue, nous donne les transcriptions suivantes :

Bégayer	*Môtheltzia*
Bégaiement	*Môtheltasuna*
Bègue	*Môthela*

Pour le celtique, le tableau, ci-après, va nous donner différentes transcriptions des dialectes parlés actuellement, tant en France que dans les autres pays.

Sans entrer dans de grands détails, je ferai remarquer que l'influence latine n'est pas douteuse dans le mot breton *balbouza* et ses dérivés.

Mais, d'une manière générale, les dialectes celtiques montrent une grande unité ; un radical *gag* se retrouve partout. Nous aurons encore l'occasion de le signaler en portugais, où, comme on sait, les Celtes ont laissé plus d'une trace onomastique de leur passage dans la péninsule ibérique, à la période pré-romaine.

A signaler encore la présence en malais du même radical, dans le mot *gagap*, qui veut dire bégayer.

LANGUES CELTIQUES

BÉGAYER	BÉGAIEMENT	BÈGUE adj.

Breton

BÉGAYER	BÉGAIEMENT	BÈGUE adj.
Gagéi	Gagérez	Gâk
Gagouilla	Gagouillerez	Gagouill
Balbouza	Balbouzerez	Balbouzer
Bestéodi	Besteodez	Bestéod
—	Besteodach	—

Breton Vannetais

BÉGAYER	BÉGAIEMENT	BÈGUE adj.
Hakein hakein	—	—

Gaélique

BÉGAYER	BÉGAIEMENT	BÈGUE adj.
Gagaireachd	Gagaiche	Gagaire
—	Manntachd	Fear manntair
Bi manndach	Mannda / Manndach	Fear manndach
—	Glugaiche	Glugach
—	Glugaireachd	Glugair
Bi liodach	—	Fear liodach
Labhair le mannd	—	—

Irlandais

BÉGAYER	BÉGAIEMENT	BÈGUE adj.
Gagganach	Gaggach	Gaige
—	Manntacht	Mantaire
—	Mandach	Mandach

ÉTUDE DE LINGUISTIQUE COMPARÉE

Tableaux synoptiques

Il est intéressant de comparer, dans le plus grand nombre possible de langues, la manière d'exprimer l'idée du bégaiement.

Il est digne de remarque que, même dans les langues les plus primitives et chez les peuples les moins élevés dans la civilisation, il y a des mots pour désigner cette difficulté de parler.

A la vérité, pour certaines langues, il ne m'a pas toujours été possible de faire la distinction entre le bredouillement et le bégaiement, mais cela n'a pas d'importance au point de vue linguistique où je me place uniquement, en ce moment. Dans toutes les langues, il y a plusieurs mots en usage qui sont plus ou moins synonymes. James Hunt n'en cite pas moins de 31 en anglais, je n'en ai pas donné la liste complète. Je ne l'ai fait que dans la mesure de la place dont je disposais.

Quoi qu'il en soit, je crois que cette étude, qui m'a coûté beaucoup de peine pour en recueillir les éléments, intéressera le lecteur et fournira matière à de curieux rapprochements linguistiques.

Pour ne pas allonger, outre mesure, ce chapitre, je me suis borné à résumer mes recherches dans des tableaux synoptiques aussi simples que possible.

Dans certaines langues vivantes bien faites : langues romanes, germaniques et slaves, il est facile de suivre la filiation dans les différentes langues du même groupe et de dégager un radical commun. Dans beaucoup d'autres, la racine des mots m'est inconnue pour le moment ; mais je ne désespère pas, avec le précieux et bienveillant concours de linguistes expérimentés, d'arriver à la connaître.

Dans nombre de circonstances, surtout dans les langues africaines, américaines et océaniennes, il semble bien qu'on ait affaire à une onomatopée exprimant, par la répétition de la même syllabe, la difficulté qu'éprouvent les bègues.

Enfin, je tiens à remercier, ici, tous ceux, et ils sont très nombreux, qui ont bien voulu m'aider de leur expérience technique et de leurs lumières : érudits, professeurs à l'École des Hautes-Études et à l'École des Langues orientales vivantes, professeurs à la Sorbonne et au Collège de France, et mes affectionnés collègues de la Société d'anthropologie.

Je dois à tous ces bienveillants et savants correspondants d'avoir pu mener à bien ce chapitre, et je leur en exprime ma très vive gratitude.

LANGUES ROMANES

BÉGAYER	BÉGAIEMENT	BÈGUE adj.

Latin

Balbutire	Verba balba	Balbus

Italien

Balbettare	Balbuzie	Balbuziente
Tartagliare		

Espagnol

Tartamudear	Tartamudez	Tartamudo
Tartajear		

Catalan

Tartamudejar	Tartamudejament	Tartamut

Portugais

Balbuciar	Balbuciação	Balbuciante
Gaguejar	Gagueira	Gago
Gaguear	Gaguejo	
	Gaguez	

Roumain

Balbai	Balbaire	Balbait

OBSERVATIONS

Tous ces mots viennent incontestablement du latin *balbus*, nous l'avons déjà montré.

Il n'y a de divergence que pour l'espagnol *tartamudear*, qui, ainsi que le synonyme *tartajear*, vient de l'arabe *tartaja*, bégayer. Cette prépondérance de l'arabe sur le latin dans certains mots scientifiques, s'explique facilement par la longue durée de la domination arabe en Espagne et par cette circonstance que les médecins arabes ont été les plus illustres représentants des idées scientifiques au moyen âge. Il faut toutefois remarquer que dans l'ancien espagnol on trouve *vegue*, qui vient manifestement de *bègue*.

En italien on emploie quelquefois un mot ayant la même origine, c'est le verbe *tartagliare*, synonyme de *balbettare*.

Quant au portugais, on trouve à la fois l'influence latine dans *balbuciar* et l'influence celtique dans le radical du verbe *gaguejar*.

LANGUES GERMANIQUES

BÉGAYER	BÉGAIEMENT	BÈGUE adj.
Allemand		
Stammeln	Stammeln	Stammler
Anglais		
Stammer	Stammering	Stammerer
Hollandais		
Stamelen	Het Stamelen	Stamelend
Stameren	Het Stameren	
Stotteren	Het Stotteren	Stotterend
Flamand		
Stamelen	Stamelen	Stamelend
Suédois		
Stamma	Stamning	Stammande
Danois		
Stamme	Stammen	Stam
Norvégien		
Stamme	Stammen	Stam
Islandais		
Stamma	?	Stammr

OBSERVATIONS

Comparer l'adjectif gothique STAMMS et l'adjectif norois (ancienne langue des scandinaves) STAMR, qui signifient BÈGUE.

Comparer aussi l'allemand STUMM : muet.

La racine de tous ces mots est STAM et proprement STAMMS et STUMM, *bègue* et *muet;* ils ont le sens de *qui s'arrête* (dans le discours), comme le prouvent le verbe allemand du moyen âge STEMMEN, *arrêter*, et aussi l'adjectif actuel UNGESTÜM, *impétueux, qu'on ne peut arrêter* (1).

(1) KLUGE, Dictionnaire étymologique de la langue allemande.

LANGUES SLAVES

BÉGAYER	BÉGAIEMENT	BÈGUE adj.
	Russe	
Zaïkátsia	Zaïkann'ié	Zaïka
	Ruthène	
Hékatisią	Hékanie	Hikalo
	Polonais	
Ionkats sie	Ionkanié sié	Ionkaola
	Tchèque	
Zaïkati se	Zaïkanie	Zaïkavy
	Bulgare	
Zaïknouwatise	Zaïkanie	Zaïkliv
	Serbo-croate	
Iékati	Iékané	Iékalo
	Slovène	
Iékati	—	Kosmider
	Serbe	
Moutsati	Moutsanie	Moutsav

OBSERVATIONS. — La racine de la plupart de ces mots paraît être ZAÏKATI, qui veut dire : avoir le hoquet.

D'autres pensent que le mot russe *zaïka* (bègue) veut dire *parler ik ik ik*. Ce serait donc une onomatopée.

LANGUE HELLÉNIQUE

BÉGAYER	BÉGAIEMENT	BÈGUE adj.
Grec ancien		
Trôlidzô	Trolôtès	Trolos
Pselidzo	Psellismos	Psellos
	Psellotès	
—	Isknophônia	Isknophônos
Battologuéô	Battologuiâ	Battologos
Battaridzô	—	Battarismos
Grec moderne		
Battaridzo	Battarismos	—
—	Psellismos	—
Bradiglossô	Bradiglossia	Bradiglossos
—	—	Peltek

OBSERVATIONS. — 1. Voir aux Annexes (Démosthène était-il bègue ?) pour la distinction à établir dans la signification des différents mots employés dans le grec ancien. D'après la traduction d'Aristote (Problèmes, section XI-30), par M. Barthélemy St-Hilaire :

Trolôtès veut dire : bégaiement.

Psellotès — bredouillement.

Isknophonia — bégaiement des enfants, balbutiement.

Le mot *Peltek*, qui est actuellement le plus employé dans la langue courante, est un mot turc.

LANGUES DU CAUCASE

BÉGAYER	BÉGAIEMENT	BÈGUE adj.
Géorgien		
Bloukouni	Bloukouni	Blou
Mingrélien		
Boukini	Boukini	Boukina
Lesghien		
—	—	Mazbakhchlatchaou
Kasikoumoukh		
—	—	Thálkaou
Tchetchen		
Tolkhou elkha	—	Tolkhou
Ossète		
—	—	Goulavzak
Kabardien		
—	—	Kh Kh
Kiste		
—	—	Metis

LANGUES OURALO-ALTAIQUES

BÉGAYER	BÉGAIEMENT	BÈGUE adj.

GROUPE OUGRIEN

Hongrois ou Maggyar

Dadogni	{ Dadogás	{ Dadogó
Hebegni	{ Hebegés	{ Hebegó

Ostiaque du Nord

Venquitmateme	—	—

Vogoul

Vihelame	—	—

GROUPE FINNOIS

Finnois

Imcuttai	Imcutusse	Imcuttayai

Esthonien

Aikitama	Aikitousse	

Livonien

Tábâld	—	

Lapon.-Norvégien

Vávddate	Gakkate	Vávddaï

Moksha-Mordvine

Póngoneme	{ —	{ —
Kartavlyame	{ —	{ Kartavoï

Syriane

Muktalnu	—	—

Votiaque

Baquyanu	—	—

GROUPE TURC OU TATARE

BÉGAYER	BÉGAIEMENT	BÈGUE adj.

Turc

Pelteklemek	Pèlèmè	Peltek

Tadjik (de l'Asie centrale)

Koutâh Zabâni Kerdéne —		Toutilé
	—.	Koutâh zabâne

Sartes du Turkestan

—	—	Sakáou

Tatares de la Sibérie occidentale (Tobolsk)

Tartychybe aïtmak	—	Sagháou
Saghàoulanmak		

Tatares de Kazan

Totlokmak	Totloghoû	Totlogha

Tatares de Crimée

Pepeïlik et.nek	Pepeïlik	Pepeï

Kirghises-Cosaks

Touttoukpak	Touttoughoù	Touttetukpa

Koïbales de l'Iénisséï

—	—	Kikleu

Tcheremisses de Kazan

Chogháche	—	Sakáou
Piktezaldam	—	Souskáne
Sustukeme		

Karagasses d'Irkoutsk

Talghakhta	—	—

GROUPE MONGOL

Peuplades de la race mongole

—	—	Tataghouli Keleteï

Téléoutes de l'Altaï (Tomks)

Keleghѐïlenmek	—	Kélégheï

LANGUES DIVERSES DE L'ASIE

BÉGAYER   BÉGAIEMENT   BÈGUE adj.

LANGUES MONOSYLLABIQUES

Chinois

Kiê che	—	Kiê ché tsè
Chouo hoa kie kie pa pa ti	—	Kie pa tsoei
Kou keih	--	Kien pa lang
Kou tchi	Kou tchi	Kou tchi tchœu

Annamite

Noi-kâ-lam	Su-kâ-lam	Kâ lám

Cambodgien

Sre dey damlan	—	Damlan

Siamois

Poot-Aang	Penn-Aang	—

Khassi

—	— Ka ba kren thlum

OBSERVATION

Je signale en passant les multiples expressions de la langue chinoise pour désigner le bégaiement. C'est une preuve nouvelle de l'erreur de Colombat, qui prétendait qu'il n'y a pas de bègues en Chine. J'ajoute que je suis d'autant plus certain qu'il y en a, que j'ai eu *personnellement* l'occasion d'examiner plusieurs Chinois, nés en Chine, atteints de bégaiement depuis leur enfance.

3*

LANGUES DIVERSES DE L'ASIE

BÉGAYER   BÉGAIEMENT   BÈGUE adj.

LANGUES AGGLUTINANTES

Japonais

Domoru   —   Domori-no

Coréen

Oe roul ha ta   Oe roul ham i   Oe roul ham

LANGUES DRAVIDIENNES

Tumouliennes, tamiliennes, malabares

Tamoul *ou* Tamil.

Tikkugir'adu	Tikku	Tikkuvâgas
Tettukira	Tettudal	Tettuvâyan

Telugu.

Nattigâmâtalâduta	Natti	Nattivadu

Kanarese.

Bikkalisukamâ-tanâdittanu	Bikkadiki	Bikkulisuvanu

Malayalam.

Vikkiparayuka	Vikka	Vikkan
Konniparayuka	Konna	Konnan

LANGUES ARYENNES ou à flexion

BÉGAYER   BÉGAIEMENT   BÈGUE adj.

GROUPE ERANIEN

Persan

Kèltè kerdèn	Kèltè	Kèltè zeban

Arménien

Totovel	Totovoum	Totov

GROUPE INDOU

Sanscrit

Skhal-a-ti	Skhal-anam	Skhal-ant

Urdu

Tutláná	Tutlàhat	Tutlá

Hindoustani

Hakláná	Hakláhat	Haklaha
Zaban lagna	Larbarah at	Larbaraha
	Luknat	Luknati

Konkani

Gâge	—	Gâgio
Kampun ulai	—	Ludbo

Bangali

Totalàna	Totala	Totalami
Jarabakya Kalhau	Bak	Jarabaktrita
	Miishta	

LANGUES DIVERSES DE L'AFRIQUE

BÉGAYER   BÉGAIEMENT   BÈGUE adj.

Langues Khamitiques ou Libyco Éthiopiennes

GROUPE ÉGYPTIEN ANCIEN

Hiéroglyphique

Titi	—	—
Ketketnac	—	—

Démotique

Kedj Kedjlac	—	—

Copte

—	—	Kaklac

GROUPE LIBYEN ou BERBÈRE

Berbère

Iregleth	--	Dareglouth

Kabyle

Skou-kou	Askou-kou	Akou-kaou

GROUPE ÉTHIOPIEN

Galla

—	—	Hinni Kuni araba hidaté

Langues Sémitiques ou Syro-Arabes

GROUPE ARAMÉEN

Araméen

—	Pêkoûtha	Pêk

BÉGAYER   BÉGAIEMENT   BÈGUE adj.

GROUPE CHANANÉEN

Hébreu

—	{ —	(Hillèg
—	{	{ Laghê
—	{ —	(Loûc

GROUPE ARABE

Arabe

Leken	Lekouna	Alken
Bartham	Barthema	Bartham
Ta'ta'	Ta'ta'a	—
Temtem	Temtema	Tamtam
--	Takhtekha	—
—	Rotta	--
—	Tartaja	—
Ladjladja		
Laghlagha		

Abyssin ou Amharique

Antabatabu	Tebtâb	Tabtâbbâ
--	—	Engângâ
—	--	Tangazâgaj

Tigrin (Ghez)

Dzayafa	—	Dzeyâf

GROUPE MALAIS

Malgache

Mibadabada	Fibadabadana	Mpibadabada
Miambatrambatra	Fiambatrambarana	Mpiambatrambatra

BÉGAYER   BÉGAIEMENT BÈGUE adj.

Pongué (Gabon)

Kagouma	Nkagoumi	Igagouma

Yoruba (Guinée)

Ko-olo-lo	Ikololo	Kololo

Congolais

Kukama	Nkukama	Nkukami
Kukukumina		Tschi kukumina
Lokosa		Lokoso

Haoussa *ou* Soudanais

Da-inina	Inina	Maï inina

Mandingue (Soudan occidental)

Da-gara	Da-gara-li	Da-gara-li-la
Da-gada	Da-gada-li	Da-gada-li-la

Sosso

Bobo-ma	Bobo-ma	Bobo

Dahoméen

Ti-dé-zon	Dé-zon-nou	Dé-zon-non

Swaaili (Mozambique)

Kuwa-Na kigugumizi	Kigugumizi	Gugumizi-ma
—	Kimeme	Kimeme

Cafre

Ngingiza	—	—

Wolof

Der	Deray	Derkat
Dotom	Dotom	Dotomkat

LANGUES DE L'AMÉRIQUE DU SUD

BÉGAYER	BÉGAIEMENT	BÈGUE adj.

LANGUES PRÉCOLOMBIENNES

Aztek ou Nahuatl (Mexique)

BÉGAYER	BÉGAIEMENT	BÈGUE adj.
Elmimiqui	—	—
Eltzatzacui	—	—
Popoloni	—	—

Quichua (Pérou)

BÉGAYER	BÉGAIEMENT	BÈGUE adj.
Accluni	Acclusimi	Acclu

Aymara (Pérou)

BÉGAYER	BÉGAIEMENT	BÈGUE adj.
Hakhllu		Hakhllu
Hakhlluthâ arusitha	—	Lakhra millkutha
Calalatha	—	Ccalala
Calala arusitha	—	Ccakka
Cakkacakhata	—	—

Maya (Yucatan)

BÉGAYER	BÉGAIEMENT	BÈGUE adj.
Alhalyah	—	—
Zezthan	—	Zez

LANGUES INDIGÈNES VIVANTES

Tzotzil (Mexique)

BÉGAYER	BÉGAIEMENT	BÈGUE adj.
—	—	Chonti

Othomie (Mexique)

BÉGAYER	BÉGAIEMENT	BÈGUE adj.
—	—	Na ghyné
—	—	Betné

Moxe (Pérou)

BÉGAYER	BÉGAIEMENT	BÈGUE adj.
Ncheh mochobo	—	—

Guarani

BÉGAYER	BÉGAIEMENT	BÈGUE adj.
Anee pita pita	—	Nee pita pitabae

Araucan

BÉGAYER	BÉGAIEMENT	BÈGUE adj.
—	Laqueùn	Laqueuùn

LANGUES DE L'AMÉRIQUE DU NORD

BÉGAYER   BÉGAIEMENT   BÈGUE adj.

LANGUES INDIGÈNES VIVANTES

Delaware

Nenachgállit   —   —

Micmac

Enakooa   —   —

Kris

Nanakowew   —   —

Esquimaux

Ulikun   —   —

GROUPE DÉNÈ-DINDJIÉ
(Montagnes Rocheuses)

Montagnais (Sud)

Ni-ja-nest'i   Ni-ya-oné-t'ié   Ni-ya-nelt'i

Loucheux (Nord)

Gendjié-tarœ-telltchi   Gendjié-tsétchè-ljaten   Gendjié-tché-djaten

Peaux de lièvres (Centre)

Ta-Koté   Ta-kotégé   Ta-kotę

LANGUES DIVERSES DE L'OCÉANIE

BÉGAYER	BÉGAIEMENT	BÈGUE adj.
Malais		
Gagap	Gagap	Orang gagap
Iles Marquises		
Haatautao	—	—
Hoi	—	Hoi
Iles Sandwich		
Paapaapau	—	—
Palale nokinoki	—	Palale
E uu	—	Mea leo uu
Iles Samoa		
Faàtoa gagana	—	—
Faananu nanu	—	Oletagatae nanu
Uvéa (Iles Walis)		
Faka kote kote	—	Gutu piko
Kote kote	—	Kote kote
Toga (Archipel des Amis)		
Léo vale	—	—
Maori (Nouvelle-Zélande)		
Kikikiki	—	—
Tagalog (Philippines)		
Umutalutal	—	Utal
Umunounó	—	Unounó
—	—	Amil

Chapitre V

Statistique

On sait que le bégaiement est un cas d'exemption du service militaire actif dans toutes les armées européennes.

J'ai donc songé à profiter de cette circonstance pour tirer parti des observations excessivement nombreuses recueillies lors de l'examen médical des recrues.

Prises individuellement, ces constatations anonymes ont, peut-être, l'inconvénient d'être moins scientifiques que les observations personnelles d'un praticien. Mais cet inconvénient s'atténue dans la masse énorme de documents recueillis dans des conditions sensiblement identiques et comparables. De plus, il faut considérer qu'il s'agit d'une statistique portant uniquement sur la constatation pure et simple de l'infirmité sans considérations étiologiques, symptomatiques ou autres.

Il en résulte que, malgré leurs imperfections originelles, il se dégage cependant de tous ces documents une opinion scientifique sérieuse, certaine, lorsqu'on sait les étudier avec méthode.

Ayant à ma disposition un aussi puissant élément d'information, je n'ai pas cru devoir m'en tenir à ma statistique personnelle, dont les résultats eussent pu être suspectés. J'ai donc abandonné le cadre, forcément restreint, des cas observés à mon Institut des Bègues, bien qu'il embrasse cependant plus d'un demi-siècle de pratique, pour considérer plus de *treize millions* de sujets d'expérience, répartis sur une dizaine d'années et appartenant à des nations différentes.

J'ai ainsi élargi le champ de l'expérience autant qu'il était possible, et je suis heureux de dire que le résultat de cette vaste enquête de statistique internationale, confirme absolument ce que nous enseignait la clinique, à savoir que le bégaiement et les affections nerveuses ont sensiblement la même répartition géographique.

Dans toutes les nations de l'Europe, l'entrée dans l'armée est subordonnée à l'examen médical des recrues.

Il va sans dire que les instructions données aux médecins militaires pour l'examen de l'aptitude physique des recrues au service armé diffèrent avec les pays. Néanmoins, les grandes lignes de ces instructions sont comparables entre elles, car elles tendent toutes au même

but : l'élimination de tous ceux qui, pour une
cause quelconque, ne peuvent pas occuper un
emploi dans le rang. Et on peut dire que plus
on est sévère dans le choix des hommes, mieux
cela vaut, tant au point de vue purement
militaire, qu'au point de vue de la nation elle-
même.

Nous avons donc de ce côté un document
important qui permet de nous éclairer sur la
répartition géographique, dans un pays donné,
du nombre des conscrits exemptés. Assurément
il y a beaucoup de bègues qui sont incorporés.
Aussi, faut-il déclarer tout de suite que les chiffres
fournis par les statistiques médicales militaires
ne représentent qu'un minimum.

Dans tous les pays, les conscrits atteints de
bégaiement sont exemptés du service militaire.
Et c'est justice.

Ce n'est pas seulement parce que le bègue,
étant inhabile à parler, peut malaisément fournir les explications qu'on peut avoir besoin de
lui demander et que, par là, il peut être une
cause de désordre.

Mais comment confier à un bègue le rôle
de sentinelle ? Il y a gros à parier que lorsqu'il faudra crier : *Qui vive ?* il aura beaucoup
de peine à s'acquitter de sa tâche et peut-être
même que, paralysé par l'émotion qui ne manquerait pas de le saisir dans une occasion un

peu troublante, il ne dirait rien du tout et risquerait ainsi de compromettre la troupe qu'il serait chargé de protéger.

Notre Ministère de la guerre publie, chaque année, depuis 1817 les procès-verbaux des Conseils de révision pour le recrutement de l'armée. C'est une mine inépuisable de renseignements du plus haut intérêt scientifique et social : on y trouve détaillé, pour chaque département, le nombre des conscrits exemptés comme atteints d'infirmités rendant impropres au service militaire. C'est à ces sources officielles que j'ai puisé les renseignements qui ont servi à mon travail.

Pour étudier la fréquence d'une infirmité, il faut comparer le nombre des conscrits exemptés pour cette infirmité à celui des examinés. Le rapport indique le chiffre moyen proportionnel des exemptés.

Mais que doit-on entendre par examinés au point de vue du bégaiement ?

Les statistiques officielles indiquent sous la rubrique *examinés* tous les conscrits qui ont passé ou qui auraient dû passer devant le Conseil de révision. Il ne faut pas accepter ces chiffres sans voir de quoi ils sont composés.

Il y a d'abord ceux qui ont été l'objet d'un ajournement ou d'une exemption. Puis ensuite ceux qui, après examen, ont été déclarés bons pour le service. Enfin ceux qui auraient dû se présenter et qui, ne l'ayant pas fait, ont été considérés d'office comme bons pour le service.

Des absents, je n'ai que peu de chose à dire ; il est évident qu'il ne faut pas les compter parmi les examinés.

Ceux qui, après examen, ont été exemptés ne peuvent pas non plus entrer dans le calcul, car rien ne dit qu'ayant été réformés pour une hernie, par exemple, ils ne soient pas atteints de bégaiement ou de toute autre infirmité. La statistique suisse qui relève avec soin tous les cas d'exemptions constatés chez un même conscrit nous montre que près d'un tiers des examinés sont dans ce cas. Il est bien évident que les exemptions se font pour l'infirmité dont le caractère est le plus indiscutable, celui qui met le mieux à l'abri la conscience du jury.

Ces exemptions ne peuvent donc pas entrer en ligne de compte lorsqu'on étudie une infirmité spéciale comme le bégaiement.

Il n'en est pas de même pour les conscrits déclarés bons pour le service. Ceux-là peuvent être considérés comme ayant été examinés à tous les points de vue. Ils ont été reconnus propres au service militaire, car ils sont déclarés n'être atteints d'aucune infirmité. Ce n'est pas rigoureusement exact ; mais on peut se contenter de cette approximation.

Je compare donc les conscrits exemptés pour cause de bégaiement au nombre des conscrits déclarés bons pour le service.

Cette méthode permet les comparaisons internationales que je me propose de faire. Elle est applicable, dans tous les cas, et m'a donné d'intéressants résultats.

Mais ce n'est pas tout que de posséder une statistique aussi satisfaisante que possible, il faut encore et surtout en tirer un enseignement utile.

Or, la première chose qui frappe le lecteur de notre statistique du bégaiement, c'est la différence profonde qui distingue les uns des autres les départements, quelquefois même les plus voisins, dans l'intensité avec laquelle ils sont sujets au bégaiement.

Quelle est la cause de cette différence ?

Je l'ai vainement cherchée dans les conditions ethniques, linguistiques, orographiques et autres où se trouve chaque département. Cette longue et difficile étude ne m'a pas donné la clef du mystère ; je me dispenserai donc de la reproduire ici.

Tandis que, considérant le côté nerveux indéniable qui caractérise le bégaiement, j'ai trouvé dans la répartition géographique des maladies nerveuses, l'explication du plus ou moins grand nombre de bègues dans un département donné.

Assurément, le problème n'est pas encore complètement élucidé, car il faudrait savoir pourquoi il y a plus de maladies nerveuses sur un point que sur l'autre.

Mais au moins nous avons, en ce qui concerne le bégaiement, une base solide de comparaison que j'ai voulu utiliser. Or, les affections nerveuses sont partout une cause d'exemption du service militaire. Dans certains pays même, ces affections nerveuses sont l'objet de rubriques plus ou moins nombreuses et, dans ce cas, nous avons pu étudier la question avec beaucoup de détail.

Mais il y a toutefois un écueil à éviter, c'est de s'égarer dans des observations trop peu nombreuses qui ne permettent pas une conclusion précise. De telle sorte qu'il faut toujours en revenir, en fin de compte, à considérer, dans un seul chapitre, toutes les affections diverses pouvant se rattacher à une étiologie nerveuse très nette.

Tels sont les éléments du travail que j'ai entrepris pour tous les départements français, de 1850 à 1900, c'est-à-dire pendant une période de cinquante ans. C'est un travail colossal qui paraîtra sous peu. Mais, dans ce petit volume, je n'ai voulu embrasser qu'une beaucoup plus courte période, car je voulais, avant tout, faire des comparaisons internationales.

En faisant porter mes observations sur une dizaine d'années, généralement de 1886 à 1895, j'ai obtenu des chiffres suffisamment considérables pour permettre une comparaison non seulement entre les chiffres généraux des différents pays, mais encore entre les différentes divisions territoriales du même pays.

J'aurais voulu étudier mon sujet dans tous les pays de l'Europe. Mais, jusqu'à présent, il ne m'a pas été possible d'obtenir partout les documents nécessaires. Pour le moment, les documents que je possède s'appliquent aux pays suivants : France, Belgique, Italie, Autriche-Hongrie, Russie, Suisse et Angleterre. Cela constitue déjà un champ important d'expériences.

Nous allons considérer successivement les maladies nerveuses et le bégaiement d'abord en France, ensuite à l'étranger.

AFFECTIONS NERVEUSES

Sur 1,000 conscrits examinés au point de vue médical

par les conseils de révision, de 1886 a 1895,

combien ont été exemptés

comme atteints d'affections nerveuses ?

7. Côte-d'Or, 7.32.
8. Eure-et-Loir, 8.86. — Belfort, 8.98.
9. Dordogne, 9.10. — Indre, 9.63. — Vienne, 9.67. — Cher, 9.84.
10. Gironde, 10.06. — Landes, 10.15. — Gard, 10.34. — Nièvre 10.59. — Lot-et-Garonne. 10.71. — Jura, 10.74. — Creuse, 10.85. — Charente, 10.93.
11. Seine-et-Oise, 11.10. — Saône-et-Loire, 11.12. — Gers, 11.22. — Haute-Marne, 11.22. — Indre-et-Loire, 11.24. — Oise, 11.24. — Seine-et-Marne, 11.63. — Doubs, 11.69. — Seine, 11.72. — Haute-Loire, 11.78. — Marne, 11.91. — Aude, 11.92. — Var, 11.97.
12. Allier, 12.14. — Meuse, 12.24. — Orne, 12.27. — Rhône, 12.30. — Ain, 12.36. — Yonne, 12.40. Meurthe-et-Moselle, 12.55. — Drôme, 12.67. — Loir-et-Cher, 12.81. — Vaucluse, 12.98. — Sarthe, 12.99.
13. Aube, 13.10. — Basses-Alpes, 13.17. — Haute-Vienne, 13.46. — Nord, 13.52. — Loiret, 13.72.

14. Pas-de-Calais, 14.05. — Ardennes, 14.08. — Haute-Garonne, 14.23. — Haute-Saône, 14.60. Pyrénées-Orientales, 14.77. — Vosges, 14.94.

15. Isère, 15 04. — Morbihan, 15.12. — Lot, 15.13. — Cantal, 15.27. — Tarn-et-Garonne, 15.29. — Corse, 15.44. — Loire-Inférieure, 15.54, — Deux-Sèvres, 15.54. — Charente-Inférieure, 15.62.

16. Finistère, 16.31. — Haute-Savoie, 16.32. — Seine-Inférieure, 16.40. — Tarn, 16.54. — Mayenne, 16 84. — Hérault, 16.85. — Eure, 16.87.

17. Côtes-du-Nord, 17.06. — Basses-Pyrénées, 17 39. Calvados, 17.53. — Corrèze, 17.55. — Vendée 17.93.

18. Somme, 18,35. — Maine-et-Loire, 18.41.

19. Aveyron, 19.45. — Manche, 19.64.

20. Ille-et-Vilaine, 20.59.

21. Loire, 21.37. — Puy-de-Dôme, 21.60.

22. Ariège, 22.06. — Aisne, 22.48.

23. Ardèche, 23,05. — Alpes-Maritimes, 23.86.

24.   —

25. Bouches-du-Rhône, 25.29.

26. Hautes-Alpes, 26.52.

27.   —

28.   —

29. Hautes-Pyrénées, 29.13.

30.   —

31. Savoie, 31.61.

54. Lozère, 54.47.

MOYENNE GÉNÉRALE : 15.05

STATISTIQUE DES MALADIES NERVEUSES

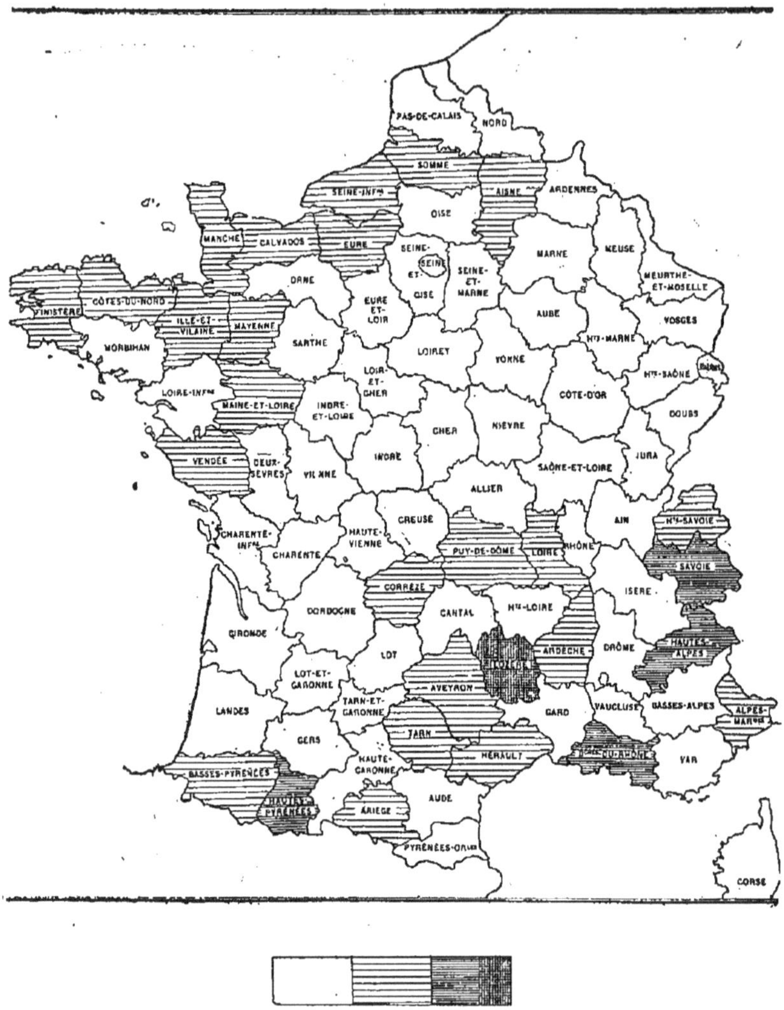

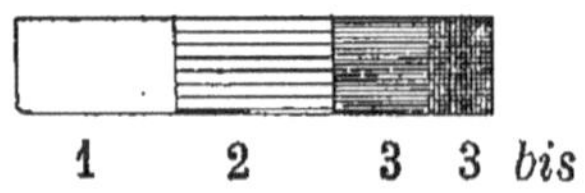

Plus la teinte est foncée, plus le département compte de conscrits exemptés du service militaire pour cause de maladie nerveuse.

1er groupe de 7 pour 1000 à 15
2 — de 16 — à 24
3 — de 25 -- à 31
3 *bis* Lozère, moyenne exceptionnelle : 54.

1° MALADIES NERVEUSES

En dix ans, de 1886 à 1895, il y a eu 14.813 cas d'exemption pour maladies nerveuses quelconques.

Si nous étudions la répartition géographique de ces affections, nous voyons, dans la carte ci-contre, qu'elles sont parfaitement localisées.

D'une manière générale, la moitié septentrionale de la France est plus favorisée que la moitié méridionale, que le sud-est surtout.

Lorsqu'on descend dans le détail, on aperçoit nettement des groupements géographiques qui rappellent les divisions territoriales de la France en provinces. Nos anciennes provinces représentent en effet, bien mieux que nos départements actuels, une unité au point de vue des mœurs, des habitudes, des coutumes, des races mêmes, sans parler des conditions topographiques et sociales, qui constituent les influences du milieu, auxquelles il faut attribuer tant de part dans l'explication de la répartition géographique des infirmités que nous considérons.

C'est ainsi que dans la moitié septentrionale de la France, nous voyons les départements formés par l'ancienne province de l'Ile de France constituer un groupe à moyenne peu élevée.

De même pour l'Artois, la Flandre, la Champagne, la Lorraine, la Franche-Comté, la Bourgogne, le Nivernais, le Berry, la Touraine, la Marche, l'Angoumois, la Saintonge et l'Orléanais.

Il ne faut excepter de cette énumération favorable que le département de l'Aisne, qui forme un îlot à moyenne très sensiblement plus forte que celles des départements voisins.

La Picardie, la Normandie, la Bretagne, l'Anjou et le Poitou ont des moyennes un peu plus élevées que les provinces précédentes.

Dans la moitié méridionale, il y a une délimitation très tranchée.

A l'ouest, région où la moyenne est très favorable, notamment la Gascogne et le Roussillon.

A l'est, la Savoie et la Provence fournissent des moyennes élevées, ainsi que le centre avec l'Auvergne, le Languedoc, le comté de Foix et le Béarn.

Le Gard se présente dans des conditions exceptionnellement favorables.

Il ne fournit qu'une moyenne de 10.34, tandis que ses voisins : l'Ardèche à 23.05, les Bouches-du-Rhône, 25.29, et la Lozère, 54.47 !

*
* *

2º BÉGAIEMENT

Examinons maintenant la répartition géographique du bégaiement.

Le bégaiement suit très sensiblement les mêmes grandes lignes que les affections nerveuses.

C'est également la moitié méridionale de la France, et notamment le sud-est, qui est la partie la plus maltraitée.

Voyons d'abord la partie septentrionale : l'Artois, la Flandre, la Lorraine, la Franche-Comté, la Bourgogne, le Nivernais, la Champagne, l'Orléanais, la Touraine, l'Anjou, l'Ile-de-France et la Picardie, sont dans des conditions favorables.

La Normandie, la Bretagne, le Poitou ont des moyennes plus élevées.

Enfin, dans la moitié occidentale, le Limousin, le Dauphiné, la Savoie, la Provence et le haut Languedoc comptent la plupart des départements à forte moyenne.

Les Landes, qui avaient peu de maladies nerveuses, ont beaucoup de bègues. Peut-être cela tient-il aux incendies si fréquents dans la région ? En effet, les frayeurs causées par les incendies sont une des causes les plus fréquentes du bégaiement.

BÉGAIEMENT

Sur 1000 conscrits examinés au point de vue médical
par les conseils de révision, 1886 à 1895,
combien ont été exemptés comme atteints de begaiement?

1. Seine, 1.00. — Doubs, 1.02. — Côte-d'Or, 1.22.
   Aisne, 1.34. — Corse, 1.34. — Marne, 1.63.
   — Meuse, 1.66. — Meurthe-et-Moselle, 1.69.
   — Jura, 1.89.
2. Seine-et-Oise, 2.17. — Ardennes, 2.19. —
   Haute-Saône, 2.23. — Oise, 2.35. — Somme,
   2.65. — Eure-et-Loir, 2.71. — Nord, 2.79. —
   Belfort, 2.80. — Seine-et-Marne, 2.83.
3. Charente, 3.07. — Haute-Marne, 3.13. — Aube,
   3.18. — Yonne, 3.59.
4. Indre, 4.08. — Vienne, 4.11. — Eure, 4.23. —
   Pas-de-Calais, 4.27. — Loiret, 4.43. — Maine-
   et-Loire, 4.56. — Sarthe, 4.59. — Cher, 4.74.
   — Ain, 4.94. — Tarn-et-Garonne, 4.98.
5. Gers, 5.25. — Vosges, 5.29. — Loir-et-Cher,
   5.32. — Charente-Inférieure, 5.59. — Rhône,
   5.64.
6. Allier, 6.22. — Aude, 6.27. — Haute-Vienne,
   6.42. — Hautes-Alpes, 6.57. — Indre-
   et-Loire, 6.62. — Deux-Sèvres, 6.62. —
   Dordogne, 6.87. — Ille-et-Vilaine, 6.94. —
   Morbihan, 6.98. — Savoie, 6.99.
7. Aveyron, 7.03. — Tarn, 7.15. — Saône-et-Loire,

7.52. — Ardèche, 7.71. — Basses-Alpes, 7.86.
— Loire, 7.90. — Calvados, 7.91.

8. Ariège, 8.02. — Creuse, 8.09. — Puy-de-Dôme,
8.24. — Orne, 8.41. — Vaucluse, 8.59. —
Alpes-Maritimes, 8.67.   — Lot-et-Garonne,
8.72. — Isère, 8.90. — Basses-Pyrénées, 8.92.

9. Drôme, 9.08. — Haute-Loire, 9.21. — Haute-
Garonne, 9.87.

10. Hautes-Pyrénées,   10.12.   — Loire-Inférieure,
10 13. — Var, 10.23. — Mayenne, 10.65. —
Vendée, 10.80.

11. Cantal, 11.47.

12. Nièvre, 12.30. — Gironde, 12.33. — Pyrénées-
Orientales, 12.38.

13. Lozère, 13.73.

14. Seine-Inférieure, 14.64.

15. Gard, 15.52.

16. Lot, 16-70.

17. Landes, 17-77.

18. Haute-Savoie, 18, 21. — Corrèze, 18.49.

19. Bouches-du-Rhône, 19.10.

20. Manche, 20-57.

21.   —

22.   —

23.   —

25. Hérault, 25.38.

26. Finistère, 26.13.

27.   —

28.   —

29. Côtes-du-Nord, 29.83

MOYENNE GÉNÉRALE : 7.50

STATISTIQUE DU BÉGAIEMENT

1 2 3 3 *bis*

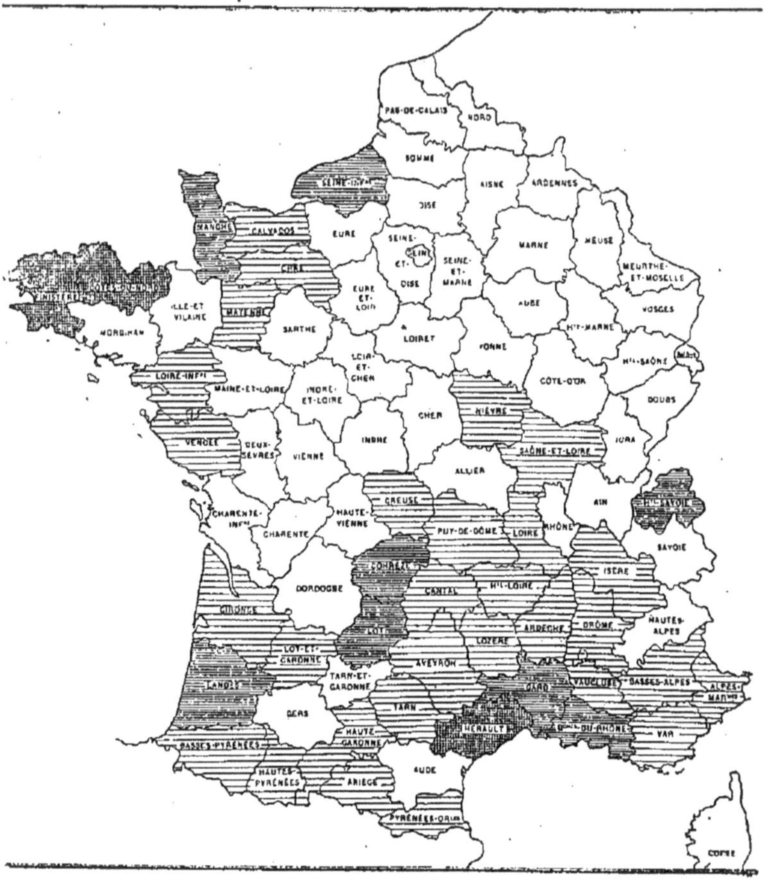

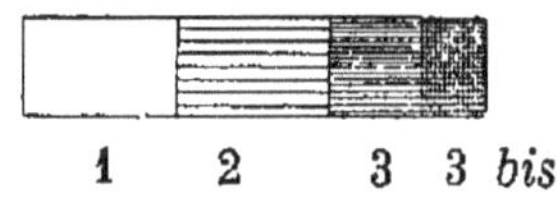

Plus la teinte est foncée, plus le département compte de conscrits exemptés du service militaire pour cause de bégaiement.

1er groupe, de 1 pour 1,000 à 7
2 — de 8 — à 14
3 — de 15 — à 20
3 *bis* (moyennes exceptionnelles au-dessus de 20, Hérault, Finistère, Côtes-du-Nord).

STATISTIQUE DU BÉGAIEMENT

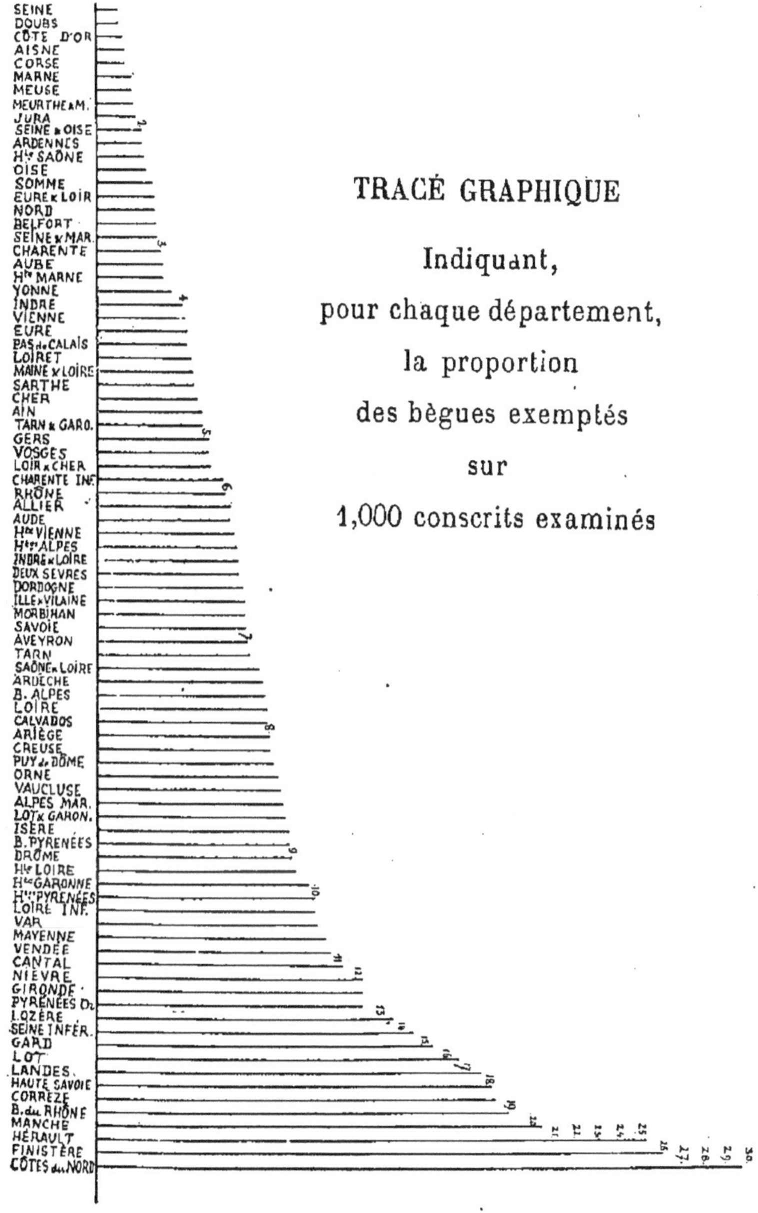

TRACÉ GRAPHIQUE

Indiquant,

pour chaque département,

la proportion

des bègues exemptés

sur

1,000 conscrits examinés

Inversement, le Gard, qui était favorisé au point de vue des maladies nerveuses et se distinguait de tous les départements limitrophes, rentre dans la moyenne de son entourage lorsqu'il s'agit du bégaiement. La Lozère, le Gard, l'Hérault et les Bouches-du-Rhône constituent un groupe à moyenne maximum.

Mettant à profit les études de linguistique comparée que j'ai résumées dans un chapitre précédent, je dirai que, d'une manière générale, le bégaiement est à son minimum dans les pays de langue d'oïl et qu'il est à son maximum dans les pays de langue d'oc.

En résumé, le bégaiement et les maladies nerveuses sont particulièrement fréquentes dans le sud-est et dans les départements bretons et normands.

Partout ailleurs, et notamment dans le nord-est, ces infirmités sont à leur minimum.

Voilà donc une première démonstration du parallélisme de ces affections dans les divers départements français.

Passons maintenant à l'étranger.

SUISSE

La Suisse a une armée composée de tous les citoyens valides, de 17 jusqu'à 50 ans révolus.

Depuis 1874, la visite sanitaire des recrues a eu lieu d'une manière uniforme dans toute la Suisse, et dans des conditions scientifiques que pourrait envier plus d'une nation ayant la prétention de tenir un rang dans le monde, au point de vue militaire.

On se contentait, autrefois, — comme c'est le cas encore aujourd'hui en France et dans tous les autres pays, — de noter un seul motif d'incapacité au service, sans rechercher toutes les autres causes qui peuvent exister chez le même individu.

Mais, en 1884, le Bureau fédéral de statistique attira l'attention sur la nécessité d'arriver à des résultats plus complets, en invitant les commissions préposées aux visites sanitaires à examiner *toutes* les causes d'incapacité existant chez les recrues et à les *mentionner toutes* avec soin.

Il résulte de l'expérience des dernières années que, pour 100 cas d'exemption, il y a environ 143 causes d'incapacités ; c'est-à-dire qu'un tiers ou à peu près des causes d'incapacité restaient non constatées autrefois.

C'est là un fait d'observation dont pourraient profiter les autres pays.

SUR 1,000 RECRUES SUISSES EXAMINÉES
AU POINT DE VUE MÉDICAL,
PAR LES COMMISSIONS SANITAIRES DE 1884 A 1891
COMBIEN ONT ÉTÉ EXEMPTÉES
POUR CAUSE DE BÉGAIEMENT ?

1 Soleure	1.02
2 Bâle-Campagne	1.19
3 Bâle-Ville	1.21
4 Genève	1.42
5 Schaffhouse	1.56
6 Unterwalden-le-Bas	1.57
7 Neufchâtel	2.01
8 Berne	2.23
9 Lucerne	2.36
10 Argovie	2.43
11 Tessin	2.65
12 Zoug	2.68
13 Unterwalden-le-Haut	2.78
14 Zurich	2.97
15 Vaud	3.05
16 Glaris	3.55
17 Thurgovie	4.27
18 Saint-Gall	4.34
19 Schwyz	4.39
20 Appenzell. Rhodes (Intérieur)	4.60
21 Uri	4.96
22 Grisons	5.33
23 Fribourg	7 69
24 Appenzell. Rhodes (Extérieur)	7.91
25 Valais	9.18

MOYENNE GÉNÉRALE : 3.23

SUR 1,000 RECRUES SUISSES EXAMINÉES
AU POINT DE VUE MÉDICAL,
PAR LES COMMISSIONS SANITAIRES DE 1884 A 1891
COMBIEN ONT ÉTÉ EXEMPTÉES
POUR MALADIES NERVEUSES EN GÉNÉRAL ?

1	Unterwalden-le-Bas	4.70
2	Genève	8.78
3	Neufchâtel	11.82
4	Bâle-Ville	13 21
5	Vaud	15.63
6	Zoug	15.91
7	Soleure	19.10
8	Bâle-Campagne	20.24
9	Berne	21.24
10	Zurich	24.46
11	Thurgovie	25.09
12	Schaffhouse	26.73
13	Lucerne	28.32
14	Unterwalden-le-Haut	28.42
15	Glaris	29.73
16	Argovie	31.56
17	Fribourg	31.90
18	Appenzell Rhodes (Extérieur)	35.52
19	Uri	36.00
20	Saint-Gall	37.96
21	Tessin	40.59
22	Appenzell. Rhodes (Intérieur)	42.10
23	Valais	44.10
24	Schwyz	55.11
25	Grisons	58.43

MOYENNE GÉNÉRALE : 26.30

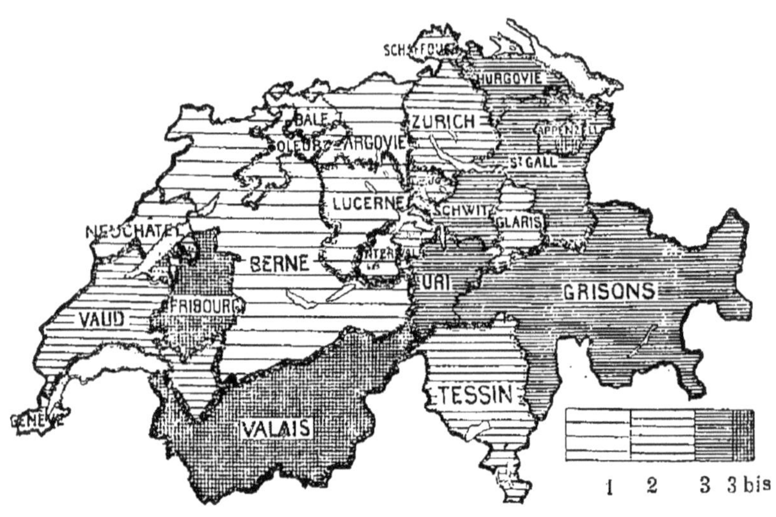

Plus la teinte est foncée, plus le canton compte de
recrues exemptées pour cause de bégaiement.

1ᵉʳ   groupe de   1.02   à   2.45   pour 1000
2ᵉ   groupe de   2.46   à   3.88   ---
3ᵉ   groupe de   3.89   à   5.33   —
3 bis moyennes exceptionnelles au-dessus de 5.33:
(Fribourg, 7.69. Appenzell (Rh.Ex.), 7.91.–Valais, 9.18).

Malheureusement, ce travail n'est plus publié depuis 1891, et je n'ai pu étudier que les
huit années écoulées, de 1884 à 1891.

Le nombre des maladies nerveuses constatées pendant ces huit années est de 3,289.

Le nombre des bègues exemptés a été de 395.

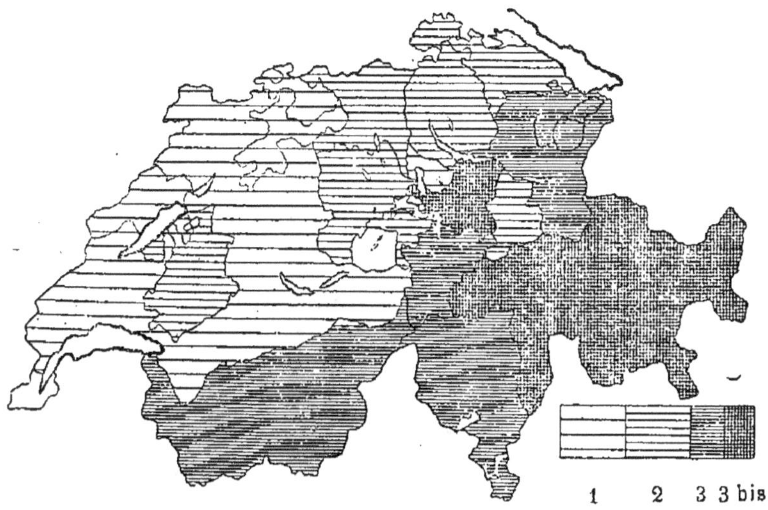

Plus la teinte est foncée, plus le canton compte de.
recrues exemptées pour cause de maladies nerveuses
Groupe exceptionnel au-dessous de 11.82 :
Unterwalden-le-Bas 4.70 — Genève 8 78.

1er groupe de 11.82 à 22.58 pour 1000

2e groupe de 22.59 à 33.34 —

3e groupe de 33.35 à 44.10 —

3 bis moyennes exceptionnelles au-dessus de 44.10
(Schwyz, 55.11. — Grisons 58 43.)

Les relations entre ces différentes affections
sont géographiquement très marquées pour
la plupart des cantons.

Les cantons du sud : Valais, Tessin, Grisons,
avec les cantons de l'est : Saint-Gall, Appenzell,
Schwyz, Uri, sont beaucoup plus frappés dans
les deux cas que les autres cantons.

Les cantons du nord et de l'est sont dans de
meilleures conditions que les cantons du centre.

ANGLETERRE

On sait que l'Angleterre recrute son armée uniquement par voie d'engagements volontaires.

La loi du recrutement actuellement en vigueur pour l'armée permanente date du 24 juillet 1879; elle admet les engagements de 18 à 25 ans révolus.

Nous trouvons dans les Rapports sur le recrutement de l'armée, publiés par la section de la médecine militaire, des renseignements statistiques intéressants sur les causes d'exemptions constatées lors de l'inspection médicale des jeunes gens, et notamment chapitre V, sous le n° 13, les cas d'*impediment of speech*.

Pendant la période décennale 1886-1895, 606,285 jeunes gens ont demandé à s'enrôler. Sur ce nombre, 354,677 seulement ont été déclarés bons pour le service, après examen des médecins militaires. 1,024 n'ont pas été acceptés comme étant atteints de bégaiement (impediment of speech), soit une proportion de 2.87 pour 1,000.

Ce résultat est intéressant à constater, et il montre que, même dans les conditions tout à fait exceptionnelles où se trouve le recrutement en Angleterre, la proportion des bègues peut être calculée d'une manière assez satisfaisante.

AUTRICHE-HONGRIE

On sait que les différents pays qui composent la monarchie austro-hongroise donnent naissance à deux groupes de gouvernements particuliers, dont le seul point de contact est l'Armée et les Affaires étrangères.

Je n'ai considéré que l'armée active, qui est régie par la loi du recrutement en date du 5 décembre 1868.

Les inscrits sont d'environ 750,000 hommes chaque année, sur lesquels près de 600,000 sont ajournés ou définitivement déclarés impropres au service, soit comme n'atteignant pas la taille réglementaire, soit comme atteints d'infirmités les rendant impropres au service.

Le nombre des maladies nerveuses constatées pendant les dix années que j'ai observées (1884-1893) s'est élevé à 18,566, et le nombre des bègues à 3,512.

L'Empire austro-hongrois, avec ses diverses nationalités, nous fournit des renseignements très nets et par conséquent très intéressants.

Les chiffres ci-après indiquent la répartition géographique par Corps d'armée.

Mais, comme ces Corps d'armée représentent pour la plupart (sauf pour les minorités trop faibles, comme les Polonais, pour exiger le

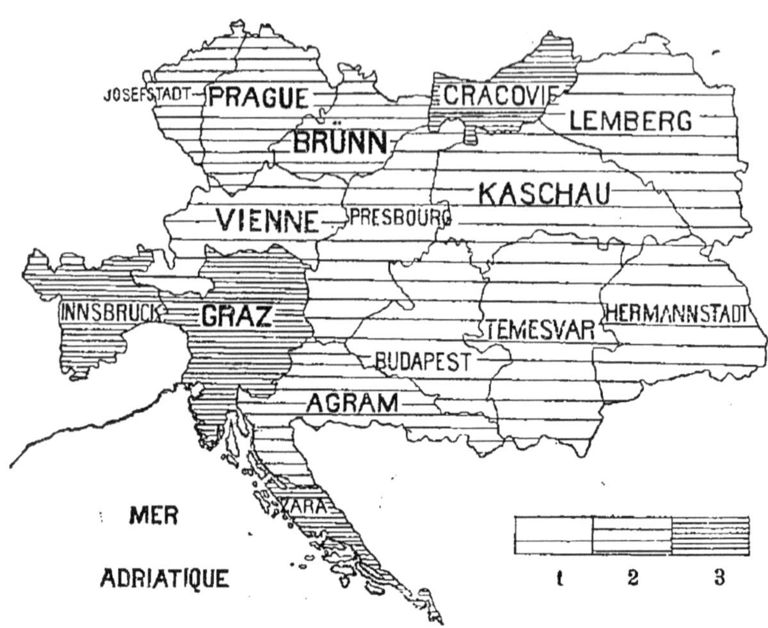

Plus la teinte est foncée, plus le territoire du Corps
d'armée compte de conscrits exemptés du service
militaire pour cause de bégaiement.

1er   groupe de   1   à   1.8   pour 1000
2e   groupe de   2.1   à   2.9   —
3e   groupe de   3.3   à   4.2   . . .

respect de leur nationalité), non seulement des
divisions territoriales bien délimitées, mais
encore des distinctions ethniques très accusées,
il est facile d'en tirer des indications suffisantes.

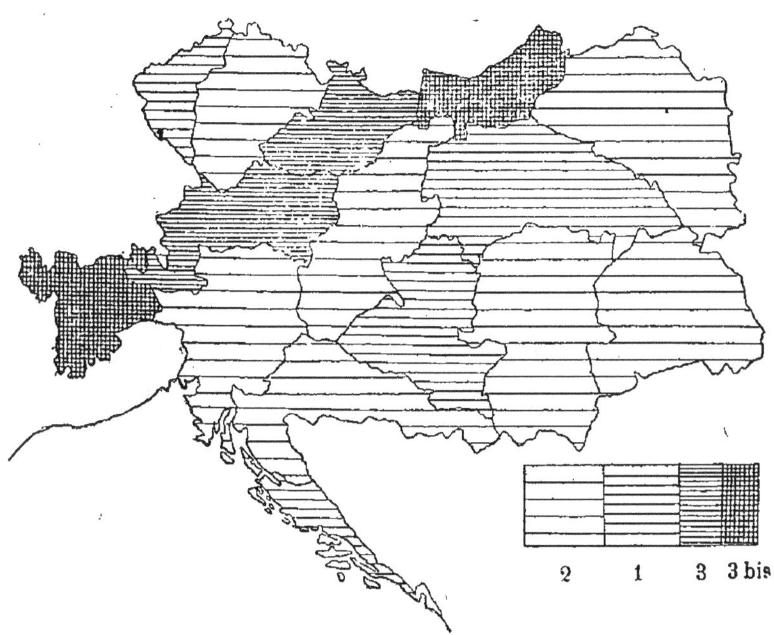

Plus la teinte est foncée, plus le territoire du corps d'armée compte de conscrits exemptés du service militaire pour cause de maladies nerveuses.

1ᵉʳ groupe de   9.9   à   11.8   pour 1000
2ᵉ   groupe de   11.9   à   13,7   —
3ᵉ   groupe de   13.7   à   15.6   —
3 bis moyennes exceptionnelles au-dessus de 15.6 :

(Innsbruck 18.5, Cracovie 24.)

Or, il ressort très clairement des chiffres suivants que les maladies nerveuses et les cas de bégaiement sont plus nombreux en Bohême (Prague et Josephstadt), dans le Tyrol (Innsbruck), en Dalmatie (Zara), qu'en Hongrie(Kaschau, Budapest, Presbourg, Temesvar, Hermanstadt).

Par contre, les Corps d'armée de Cracovie et de Lemberg se présentent dans des conditions différentes dans les deux cas. Cracovie a le double de bègues et de maladies nerveuses que Lemberg.

SUR 1,000 CONSCRITS AUSTRO-HONGROIS EXAMINÉS,
AU POINT DE VUE MÉDICAL, PAR LE CONSEIL DE RÉVISION
DE 1884 à 1893,
COMBIEN ONT ÉTÉ EXEMPTÉS POUR CAUSE DE :

MALADIES NERVEUSES		BÉGAIEMENT	
Hermanstadt .	9.9	Lemberg . . .	1.0
Agram	10.0	Hermanstadt .	1.4
Presbourg . .	10.6	Presbourg . .	1.4
Graz	10.9	Temesvar . . .	1.5
Lemberg . . .	11.2	Vienne	1.5
Temesvar . . .	11 5	Kaschau . . .	1.5
Prague	11.8	Budapest . . .	1.8
Kaschau . . .	12.0	Prague	2.1
Budapest . . .	12.6	Agram	2.1
Zara	12.9	Josephstadt . .	2.5
Josephstadt . .	13.1	Brünn	2.9
Brünn	15.4	Innsbruck . .	3.3
Vienne	15.5	Cracovie . . .	3.4
Innsbruck . .	18.5	Zara	3.5
Cracovie. . . .	24.0	Graz	4.2

Moyenne générale : 13.8   Moyenne générale : 2.2

BELGIQUE

Le remplacement à prix d'argent étant autorisé en Belgique, il en résulte que, dans la classe aisée, beaucoup préfèrent payer les 1,600 francs demandés pour se racheter que faire l'aveu des infirmités dont ils peuvent être atteints.

Cette circonstance fausse donc quelque peu les résultats.

POUR 1,000 MILICIENS BELGES EXAMINÉS,
DE 1886 A 1895,
COMBIEN D'EXEMPTÉS POUR CAUSE DE :

MALADIES NERVEUSES		BÉGAIEMENT	
Luxembourg. .	6.98	Luxembourg .	0.41
Flandre Occid.	7.74	Namur	1.19
Namur	7.81	Limbourg. . .	1.38
Flandre Orient.	8.23	Hainaut. . . .	1.75
Limbourg. . .	8. 5	Flandre Orient.	1.76
Hainaut. . . .	9.09	Flandre Occid..	1.93
Brabant. . .	9.80	Brabant . . .	2.12
Anvers	10.91	Anvers	2.21
Liège	11.12	Liège.	4.36
Moyenne générale : 9.18		Moyenne générale : 2.10	

Dans les dix années que j'ai étudiées, j'ai rencontré 281 cas de bégaiement et 1233 cas de maladies nerveuses.

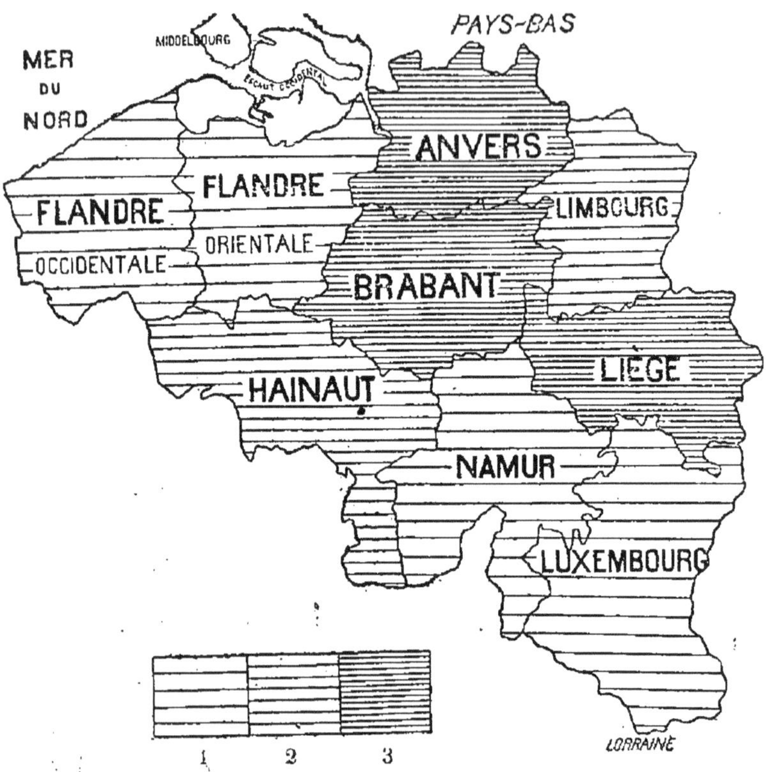

Plus la teinte est foncée. plus la province compte de conscrits exemptés pour maladies nerveuses.

    1⁰ʳ groupe de   6.98   à   8.36   pour 1000   -

    2ᵉ   groupe de   8.37   à   9.74   --

    3ᵉ   groupc de   9.75   à 11.12   —

Le tableau de la page 119 montre combien les deux groupes de maladies que nous étudions se suivent de près.

En effet, sauf pour la Flandre occidentale, les différentes provinces se présentent dans le

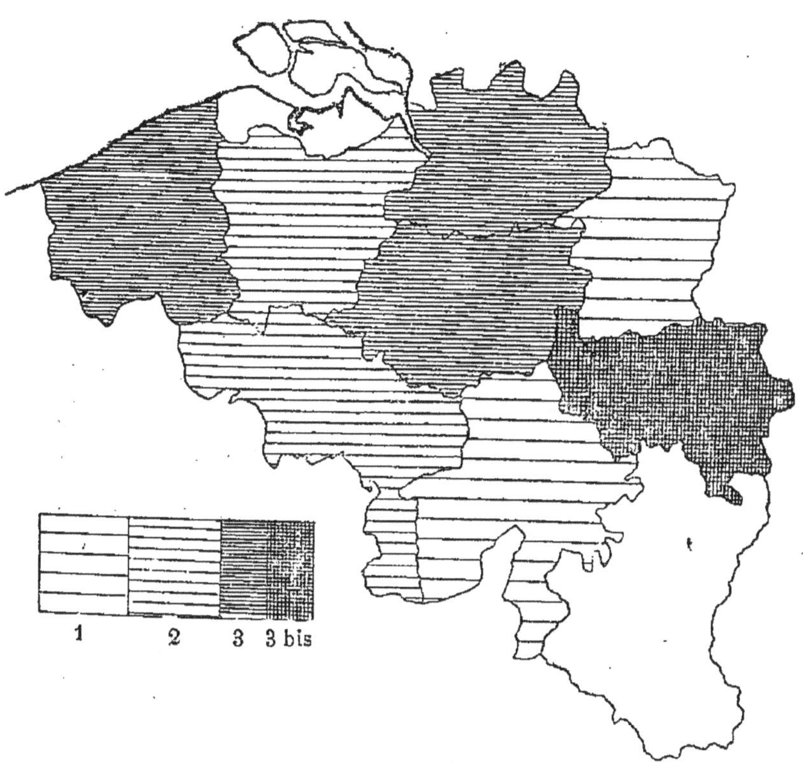

Plus la teinte est foncée, plus la province compte de conscrits exemptés pour cause de bégaiement.

1er groupe de   1.19   à   1.53   pour 1000
2e groupe de   1.54   à   1.87   —
3e groupe de   1.88   à   2.21   —
3bis moyenne exceptionnelle : Liège, 4,36.

même ordre et le parallélisme est très frappant.

Les Provinces de Brabant, d'Anvers et de Liège présentent les maxima dans les deux cas. Le Luxembourg et Namur sont au contraire parmi les mieux partagées.

ITALIE

La loi du recrutement italienne date du 6 août 1888, elle fonctionne à peu près dans les mêmes conditions qu'en France.

Le nombre des inscrits est de 250,000 environ, mais comme sur ce nombre 60 à 70,000 hommes seulement sont pris pour former le contingent, les dispenses sont assez nombreuses, et je dois dire qu'il y a peu de pays où la nomenclature des cas d'exemption soit aussi détaillée. Il en résulte que si l'on voulait étudier chacun d'eux, on tomberait dans des infiniments petits qui ne fourniraient aucune donnée.

D'autant plus que les infirmités que nous étudions ne sont pas très fréquentes en Italie. La preuve en est dans la faiblesse même des proportions obtenues, et surtout par comparaison avec les autres causes d'exemption dont les moyennes générales, pour l'Italie entière, se classent de la manière suivante pour 1,000 conscrits examinés : insuffisance du périmètre thoracique, 226,2 ; faiblesse de constitution, 96,8 ; hernies, 96,9 ; goître, 45,9 ; conjonctivite chronique, 39,3 : altération organique et maladie incurable du globe de l'œil, 36.6 ; cachexie, 27,9 ; varices, 24,7 ; vice de conformation de la cage thoracique, 22,1 ; gibbosité ; 19,50.

SUR 1,000 CONSCRITS ITALIENS EXAMINÉS
AU POINT DE VUE MÉDICAL, PAR LE CONSEIL DE RÉVISION
DE 1885 A 1894,
COMBIEN ONT ÉTÉ EXEMPTÉS POUR CAUSE DE :

MALADIES NERVEUSES		BÉGAIEMENT GRAVE	
Latium	3.66	Latium	0.31
Pouilles	4.66	Basilicate	0.33
Abruzzes	4.72	Toscane	0.36
Basilicate	4.86	Abruzzes	0.37
Campanie	5.10	Calabre	0.41
Calabre	5.18	Sicile	0.43
Toscane	5.21	Campanie	0.43
Emilie	5.44	Sardaigne	0.44
Marches	5.59	Pouilles	0.53
Ombrie	5.60	Ombrie	0.54
Vénétie	5.65	Marches	0.89
Sicile	5.75	Emilie	1.00
Piémont	5.91	Vénétie	1.07
Sardaigne	5.91	Piémont	1.30
Lombardie	7.35	Lombardie	1.53
Ligurie	8.70	Ligurie	2.26
Moyenne générale : 5.69		Moyenne générale : 0.86	

Je me bornerai donc à donner la statistique des exemptions pour affections nerveuses en général, qui se sont élevées à 10,538 pendant les dix années que j'ai étudiées (1885-1894), et les cas d'exemption pour cause de *bégaiement grave*, qui ont été de 1,584.

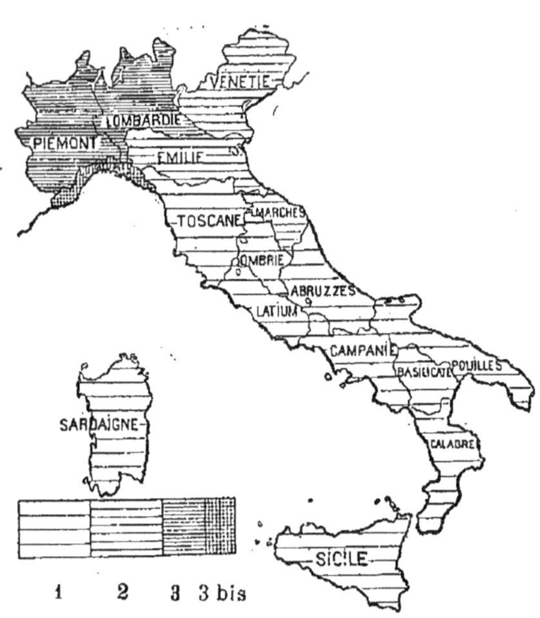

Plus la teinte est foncé, plus la province compte de conscrits exemptés du service militaire pour cause de bégaiement.

1er   groupe de   0.31   à   1.71   pour 1000
2e   groupe de   0.72   à   1.12   -
3e   groupe de   1 13   à   1.53   —
3 bis moyenne exceptionnelle : (Ligurie, 2.26.)

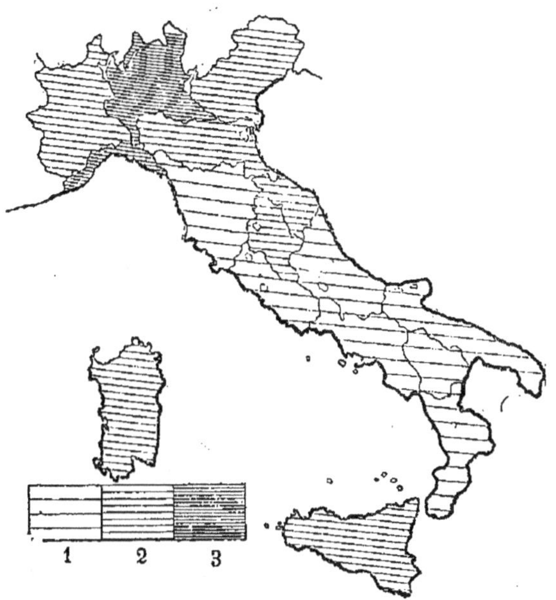

Plus la teinte est foncée, plus la province compte de conscrits exemptés du service militaire pour cause de maladies nerveuses.

1er groupe de   3.66   à   5.34   pour 1000
2e   groupe de   5.35   à   7.02   —
3e   groupe de   7.03   à   8.70   —

Comme on le voit, les maladies nerveuses et le bégaiement ont la même répartition géographique en Italie comme dans les autres pays.

D'une manière générale, l'Italie du midi compte peu de maladies nerveuses et peu de bègues, tandis que l'Italie du nord comprend toutes les provinces à moyennes élevées.

EMPIRE RUSSE

L'armée russe est, depuis l'oukase du 26 juin 1888, régie par le service de quatre ans. Chaque classe, en y comprenant les conscrits de la Russie d'Europe, de la Sibérie et du Caucase, compte environ un million d'hommes, dont la moitié est reconnue propre au service et dont le quart seulement est incorporé.

Dans la période de 1890-99, 7,783,492 ont été reconnus bons ; 1490 ont été exemptés pour cause de bégaiement et 19,927 pour maladies nerveuses. Ce sont là des chiffres particulièrement importants.

Si on jette un coup d'œil sur les cartes statistiques des pages 130 et 131, on s'aperçoit que les gouvernements de l'est sont plus maltraités que les autres, tant au point de vue du bégaiement que des maladies nerveuses.

Pour dégager cette explication, difficile à approfondir lorsqu'on considère les gouvernements pris isolément, j'ai dressé le petit tableau suivant, qui groupe ces mêmes unités administratives suivant leurs affinités ethnographiques ou les grandes divisions géographiques.

BÉGAIEMENT		MALADIES NERVEUSES	
Cosaques du Don.	1.08	Polonais	15.36
Caucase.	1.12	Cosaques du Don.	18.72
Blancs Russiens.	1.21	Petits Russiens .	21.59
Petits Russiens .	1 42	Lithuaniens. . .	22.08
Lithuaniens. . .	1.48	Blancs Russiens.	23.65
Polonais	1.73	Caucase. . . .	24.92
Roumains. . . .	1.76	Sibérie du Sud.	26 62
Tatares.	2.26	— Nord.	27 28
Grands Russiens.	2.26	Grands Russiens.	27.78
Sibérie du Nord.	2.31	Tatares	29.28
Sibérie du Sud.	2.89	Roumains . . .	30.66
Allemands . . .	4.10	Allemands. . .	50.78

LITHUANIENS : Vilna, Kovno, Souvalki.

PETITS RUSSIENS : Volynie, Iékatérinoslav, Kief, Podolie, Poltava, Kharkof, Kherson, Tchernigof.

BLANCS RUSSIENS : Vitebsk, Grodno, Minsk, Mohilev, Smolensk.

ALLEMANDS : Esthonie, Courlande, Livonie.

TARTARES : Kazan, Oufa.

ROUMAINS : Bessarabie.

POLONAIS : Varsovie, Kalich, Keltsé, Lomja, Lublin, Petrokov, Plotsk, Radom, Siedlets.

GRANDS RUSSIENS : Arkhangel, Astrakhan, Iaroslav, Kalouga, Kostroma, Koursk, Moscou, Nijni-Novgorod, Novgorod, Olonets, Orenbourg, Orel, Penza, Perm, Pskov, Riazan, Saint-Pétersbourg, Saratov, Simbirsk, Tauride, Tambov, Samara, Tver, Toula, Vladimir, Vologda, Voronège, Viatka.

COSAQUES du Don.

CAUCASE Kouban, Stavropol, Mer Noire, Koutaïs, Terek, Daghestan, Tiflis, Kars, Erivane, Elizabetpol, Bakou.

SIBÉRIE DU NORD : Ferghane. Syr-Daria, Atmolinsk, Semiretchinski, Semipalatinski.

SIBÉRIE DU SUD : Tobolsk, Enisseï, Iakoutsk, Irkoutsk, Transbaïkalie, Tomsk.

BÉGAIEMENT

sur 10,000 conscrits russes examinés au point de
vue médical par les conseils de révision
de 1890 a 1899 inclus,
combien ont été exemptés comme atteints de bégaiement
dans chaque gouvernement ?

0. Bakou, Lublin, Tchernomorskaya, Ferghane,
Daghestan, Syr-Daria, Kars, Iakoutsk.

0.1. Vitebsk.

0.2. Erivane.

0.3. Koutaïs.

0 4. Podolie.

0.5. —

0.6. —

0.7. Elisabetpol, Kief, Olonets.

0.8. Tver.

0.9. Nijni-Novgorod, Radom.

1.0. Minsk, Territoire du Don, Transbaïkalie

1.1. Kovno, Pskov, Kherson.

1 2. Astrakhan, Volynie, Grodno, Novgorod,
Souvalki.

1.3. Koursk, Mohilew, Tiflis, Terek.

1.4. Vladimir, Sedlets.

1.5. Iékaterinoslav, Moscou.

1.6. Voronège, Esthonie.

1.7. Bessarabie, Vilna, Smolensk, Iaroslov.

1.8. Kalouga, Tambov.

1.9. Kaliche, Keltsé.

2.0. Samara, Saint-Pétersbourg, Stavropol, Karkoff.

2.1. Kazan, Lomja, Poltava.

2.2. Enisseï, Penza, Petrokov, Riazan, Saratov.

2.3. Tauride, Oufa.

2.4. Varsovie, Irkoutsk, Tobolsk, Tomsk, Toula, Tchernigof.

2.5. Sémiretchinski.

2.6. —

2.7. —

2.8. —

2 9. Atmoliusk.

3.0. —

3.1, —

3.2. Orenbourg, Orel, Kouban.

3.3 Kostroma, Plotsk.

3.4. Arkhangel.

3..5 Viatka.

3.6. —

3.7. —

3.8. Simbirsk.

3.9. Livonie, Sémipalatinski.

4.5. Perm.

5.1. Vologda.

5.9. Courlande.

MOYENNE GÉNÉRALE : 1,91 POUR 10,000.

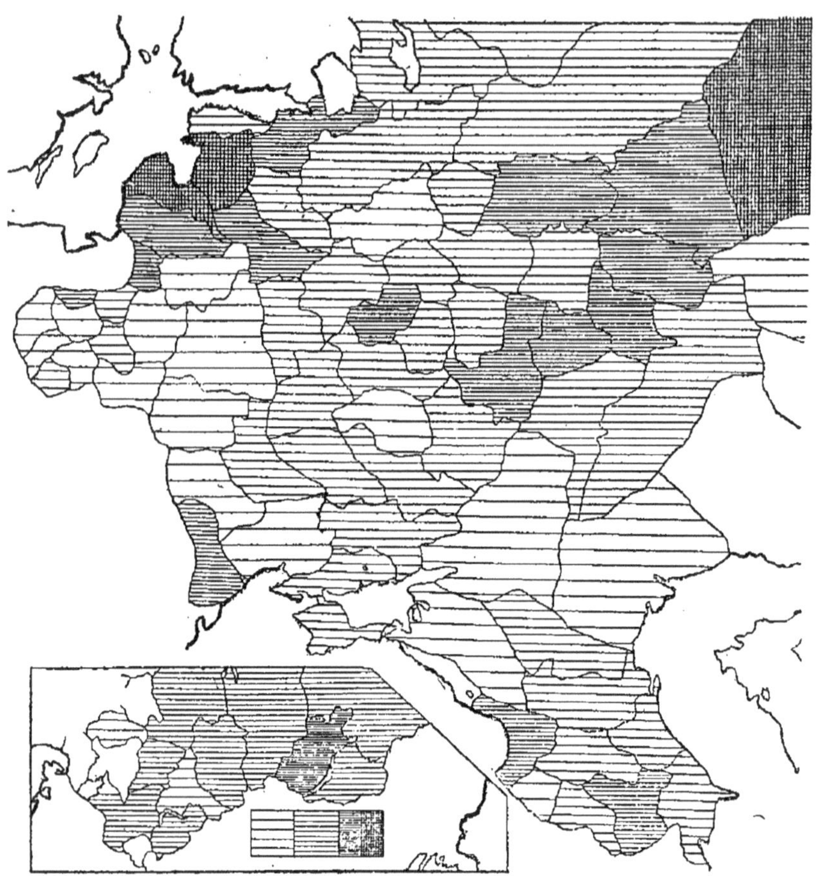

Plus la teinte est foncée, plus le Gouvernement
compte de conscrits exemptés du service militaire
pour cause de maladies nerveuses.

Groupe exceptionnel contenant les gouvernements sans aucun cas constaté.

1er groupe de 102 à 199 pour 10,000
2e   groupe de 200 à 298   —
3e   groupe de 305 à 383   →
3 bis moyennes exceptionnelles au-dessus de 383 :
(Perm 42.12,— Courlande 52.67,— Livonie 55.31)

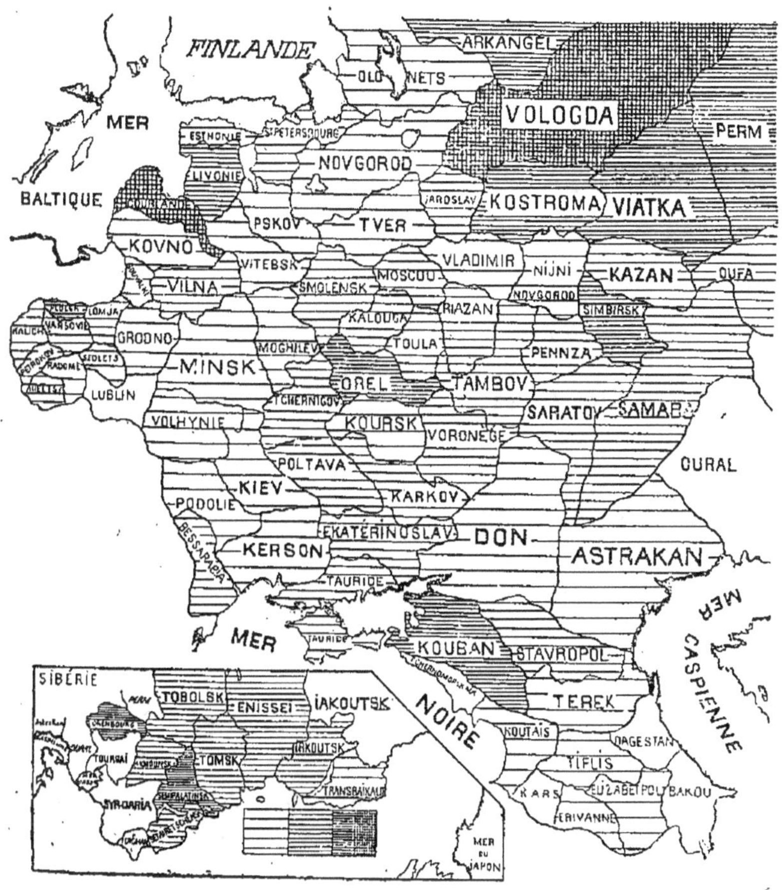

Plus la teinte est foncée, plus le Gouvernement
compte de conscrits exemptés du service militaire
pour cause de bégaiement.

Groupe exceptionnel contenant les gouvernements sans aucun cas constaté.

1ᵉʳ   groupe de   1   à   1.4   pour 10,000
2ᵉ   groupe de   1 5   à   2.9   —
3ᵉ   groupe de   3.0   à   4.5   —
3ᵇⁱˢ moyennes exceptionnelles au-dessus de 4.5 :
      (Vologda 5.1, — Coulande 5.9)

MALADIES NERVEUSES

SUR 10,000 RUSSES CONSCRITS EXAMINÉS AU POINT DE
VUE MÉDICAL PAR LES CONSEILS DE RÉVISION
DE 1890 A 1899 INCLUS, COMBIEN ONT ÉTÉ EXEMPTÉS
COMME ATTEINTS DE MALADIES NERVEUSES
DANS CHAQUE GOUVERNEMENT ?

0. Tchernomoskaya, Ferghane.

10. Lublin, 10.22.
11. Kars, 11.97.
12. Vilna, 12.45.
13. Kouban, 13.70.
14. —
15. Volynie, 15.58. — Semipalatinski, 15.70.
16. Koursk, 16.55.
17. Oufa, 17.22 — Tver, 17.31 — Grodno, 17.73.
18 Kherson, 18.59 — Astrakhan, 18.64 — Don,
18.72 — Minsk, 18.85.
19. Kalich, 19.28 — Podolie, 19 32 — Varsovie,
19.49 — Radom, 19.71 — Orenbourg, 19.93
— Petrokov, 19.98.

20. Keltsé, 20.04 — Erivane, 20.11 — Sedlets,
20.45 — Tiflis, 20.61.
21. Olonets, 21.02 — Kharkov, 21.50.
22. Mohilev, 22.34 — Samara, 22.65 — Vladimir,
22.72.
23. Stavropol, 23.85.
24. Tobolsk, 24.43 — Iakoutsk, 24.44 — Nijni-Novgorod, 24.74 — Kief, 24.75 — Pskov, 24.91.

25. Tchernigof, 25.09— Transbaïkalie, 25.09— Toula,
25.20 — Daghestan, 25.51 — Novgorod,
25.71 — Moscou, 25.79 — Poltava, 25.86.

26. Terek, 26.56.

27. Iékaterinoslav, 27.12 — Smolensk, 27.27 —
Enisseï, 27.43 — Voronège, 27.47 — Estho-
nie, 27.57 — Tomsk, 27.83 — Bakou, 27.84
— Lomja, 27.88 — Riazan, 27.98.

27. Vologda, 28.49 — Semiretchinski, 28.54 —
Arkhangel, 28 78.

29. Tauride, 29.25 — Saratov, 29.34 — Syr-Daria,
29.45 — Iaroslav, 29.71 — Orel, 29.78 —
Atmolinsk, 29.84.

30. Viatka, 30.57 — Bessarabie, 30.66 — Plotsk,
30.80 — Kvono, 30.85.

31. Kazan, 31.64 — Koutaïs, 31.84.

32. Saint-Pétersbourg, 32.33 — Kalouga, 32.59 —
Souvalki, 32.72.

33. Tambov, 33.48— Kostroma, 33.53 — Simbirsk,
33.54.

34. —

35. Penza, 35.06 — Irkoutsk, 35.92.

36. —

37. —

38. Elizabetpol, 38.07 — Vitebsk, 38.33.

42. Perm, 42.12.

52. Courlande, 52.67.

55. Livonie 55.31.

MOYENNE GÉNÉRALE : 25,53 pour 10,000.

Les tableaux précédents dont les moyennes se développent suivant une progression régulière, nous montrent, d'une manière saisissante, que les populations de l'ouest : Caucase, Cosaques du Don, Blancs et Petits Russiens, Lithuaniens et Polonais ont moins de bègues et de maladies nerveuses que les populations de l'ouest, constituées en très grande majorité par les grands Russiens. La fréquence croît d'une manière notable à mesure qu'on va du sud-est au nord-ouest. Enfin les provinces baltiques forment un groupe à moyennes très élevées et complètement séparé des régions voisines, aussi bien pour le bégaiement que pour les affections nerveuses.

Le parallélisme des affections nerveuses et du bégaiement est donc aussi parfaitement délimité pour le vaste empire russe que nous l'avons vu pour des pays de beaucoup moins grande superficie.

CONCL USION

En résumé, si nous considérons seulement les moyennes générales, nous voyons que, dans les cinq pays où la comparaison entre le bégaiement et les affections nerveuses est possible, les proportions sont les suivantes :

	Bégaiement	Maladies nerveuses
France.	7.50 °/oo	15.05 °/oo
Suisse.	3.23	26.30
Angleterre.	2.87	» »
Autriche-Hongrie. . .	2. 2	13. 8
Belgique.	2.10	9.18
Italie	0.86	5.69
Russie.	0.19	2.55

D'après ce tableau, le bégaiement serait plus fréquent en France que dans tous les autres pays.

Par contre, le rapport entre les affections nerveuses et le bégaiement nous serait plus favorable.

En effet, tandis qu'en France les affections nerveuses représentent exactement le double des cas de bégaiement, en Belgique elles sont quatre fois plus fréquentes, en Autriche-Hongrie six fois, en Italie sept fois, en Suisse huit fois et en Russie treize fois.

Le bégaiement serait-il, en France, une sorte de garantie contre les affections nerveuses ?

La vérité est que les comparaisons internationales sont peu probantes, étant données les différences qui existent dans chaque pays pour les besoins du recrutement et par conséquent pour le plus ou moins de sévérité des examens médicaux des conscrits.

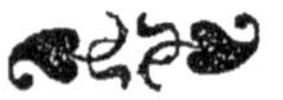

CHAPITRE VI

Diagnostic du bégaiement proprement dit

Début dans l'enfance. — Troubles respiratoires.— Intermittence ; Phobie verbale. — Disparition totale dans
le chant. — Bégaiement hystérique.

Il semblerait, étant donnée sa fréquence,
que le bégaiement fût une maladie bien connue,
bien déterminée, dont le diagnostic fût facile
non seulement pour les médecins, mais encore
pour les gens du monde.

Il n'en est rien. Je constate tous les jours que
chacun a une conception particulière du bégaiement.

Cela provient, d'une part, de ce que le bégaiement n'a pas eu, jusqu'ici, les honneurs d'une
description dans les traités classiques de pathologie et de pédiatrie.

D'un autre côté, je crois que les acceptions
diverses du mot *bégaiement* dans notre langage
contribuent à embrouiller un peu les idées sur ce
qu'on doit entendre, au juste, par ce mot. En
effet, ne désigne-t-on pas, sous le même nom de
bégaiement, toutes les hésitations quelconques

de la parole, depuis les premiers essais de langage du bébé et la parole incertaine de ceux qui
ne savent pas bien ce qu'ils veulent ou ce qu'ils
doivent dire, jusqu'à la parole embarrassée des
paralytiques généraux et le bégaiement authentique et véritable lui-même ? N'a-t-on pas décrit
le bégaiement dans d'autres organes que ceux
de la parole ?

Cette erreur d'appellation, qui paraît au premier abord insignifiante, peut entraîner à des
erreurs de diagnostic ou tout au moins à des
confusions regrettables.

Il n'y a aucun inconvénient à classer sous la
rubrique *mutisme* tous les cas de suppression
totale de la parole, que ce mutisme soit provoqué par une surdité préalable ou par un état
mental particulier. On sait ce que cela veut dire
et les adjectifs qu'on peut y ajouter permettent
de compléter la pensée principale : surdi-mutité
mutisme hystérique, ont un sens déterminé,
indiscutable. Il y a, au contraire, un inconvénient sérieux à désigner sous le nom de *bégaiement* tous les embarras quelconques de la parole,
même en les faisant précéder d'une restriction,
en disant : *une sorte, une espèce* de bégaiement.

Aussi, de même qu'on dit épileptiforme pour
des symptômes se rapprochant de ceux de l'é-
pilepsie, je propose, pour les cas où il ne s'agit
pas du bégaiement proprement dit, *pour les*

sortes de bégaiement en un mot, d'adopter l'appellation de *troubles pselliformes* ou pselliformités (de ψελλισμὸς, bégaiement). Dans ma pensée, cette expression, parfaitement justifiée par les règles de l'étymologie, aurait l'avantage d'indiquer exactement les faits et de montrer très clairement que, si ces troubles ont quelque ressemblance avec le bégaiement, ils n'en ont que la forme sans en avoir tous les caractères.

Il n'est donc pas inutile d'indiquer, en quelques mots, mais d'une manière précise, à quels signes il faut reconnaître le *bégaiement vrai*.

Je n'ai pas l'intention de faire ici un cours complet sur le bégaiement ni de décrire tous les phénomènes qu'il présente, je désire seulement indiquer brièvement les signes caractéristiques qui permettent d'affirmer ou de nier l'existence du bégaiement dans un cas donné.

Que faut-il donc entendre, à l'heure actuelle, par bégaiement ?

« Le bégaiement, dit M. le docteur Moutard-Martin (1), est un état choréique intermittent des appareils qui président à la phonation articulée, l'acte respiratoire y étant compris. »

____

(1) Rapport à l'Académie de médecine sur la méthode Chervin pour le traitement du bégaiement, par M. Moutard-Martin, membre de l'Académie (*Bulletin de l'Académie de Médecine*, séance du 25 août 1874).

A cette définition, très simple et très exacte, j'ajouterai cependant quelques explications.

Faut-il considérer le bégaiement comme un simple épisode local développé sur un terrain normal, ou bien au contraire comme la manifestation plus ou moins bruyante d'un trouble mental général, d'une débilité générale nerveuse, d'une sorte d'inharmonie mentale ?

En l'état de la science, il me paraît difficile d'avoir une opinion exclusive. Bien que je sois tenté de ne pas considérer le bégaiement comme un simple accident de la phonation et de ne pas lui conserver ce caractère purement spécial à cette fonction, je crois cependant avoir vu nombre de cas où le trouble nerveux était bien faible, si tant est qu'il existât.

Il y a là une question d'espèce qui fait que le bégaiement peut être considéré tantôt comme un trouble local de peu d'importance, tantôt comme un signe de dégénérescence ou la conséquence d'un état mental fort troublé.

Il faut, pour le moment encore, écarter les théories et attendre de l'examen patient et impartial des faits la consécration de l'une ou l'autre doctrine.

En ce qui me concerne, je crois plus sage de me tenir sur le terrain solide de l'observation clinique.

Les signes du bégaiement vrai sont au nombre de quatre :

1° Début dans l'enfance ;

2° Troubles respiratoires plus ou moins marqués ;

3° Intermittence ;

4° Disparition totale dans le chant.

Donc, laissant de côté la difficulté même d'articulation, qui n'est, en quelque sorte, que le décor, pour ne m'occuper que du fond même du sujet, je dirai que toutes les fois qu'on rencontre cet ensemble de symptômes on peut faire le diagnostic : bégaiement. D'un autre côté, j'affirme que si ces symptômes manquent, on n'a pas affaire au bégaiement proprement dit, mais à un autre trouble de la parole.

Examinons maintenant chacun de ces signes du bégaiement.

1°. — DÉBUT DANS L'ENFANCE

Causes. — Toutes les émotions violentes : peur, chute, mauvais traitements, peuvent occasionner le bégaiement, sans pour cela qu'une lésion organique du cerveau intervienne.

Les exemples sont nombreux.

Un enfant de quatre ans, en se penchant à la fenêtre pour voir courir un chat sur une gouttière, perd l'équilibre et tombe d'un premier étage. On le relève légèrement meurtri ; mais il lui est absolument impossible de parler sur le moment, tant le saisissement a été grand. Le lendemain la parole lui revient, mais... il bégaie...

Un officier, en garnison en Algérie, était un jour à la promenade avec quelques amis. Son fils, âgé de six ans, veut aller à sa rencontre, fait seller une monture et part. Mais il se trompe de route et, ne voyant pas les promeneurs, il gagne un monticule pour les chercher du regard. Pendant qu'il explorait des yeux les environs, un fauve vint à passer à quelques pas de lui. L'enfant prend peur, tourne bride et rentre à fond de train au camp. On le descend de cheval, et il raconte, en tremblant de tous ses membres, qu'il a vu une grosse *bbbbbête* noire, avec *ddddes moumoumoumoustaches cocococomme* un chat. Dès ce moment il est bègue.

Une fillette qui avait commis quelques peccadilles est enfermée dans un cabinet noir. Le papa, dans l'intention de rendre la leçon plus profitable, grossit sa voix et lui annonce que le croquemitaine va venir la chercher. La fillette pousse des cris, le père fait la sourde oreille. Puis, lorsqu'il pense que la punition a assez duré, il fait sortir l'enfant, qui, pâle et défigurée, se jette à ses pieds toute tremblante en lui demandant *papapardon*. Elle reste bègue.

Un enfant de dix ans, en rentrant de l'école de son village, est poursuivi par un gros chien qui pousse des aboiements et veut lui mordre les mollets. L'enfant effrayé rentre en courant à la maison paternelle, et depuis ce moment sa prononciation est hésitante, saccadée, difficile. Il est bègue.

A ces exemples que je pourrais multiplier à l'infini, j'ajoute le récit de la confidence que j'ai reçue, il y a quelques jours, d'un jeune homme de vingt-cinq ans :

« Jusqu'à l'âge de six ans, m'écrit-il, je parlais sans aucune difficulté, quand, une nuit, le feu dévora notre maison. La flamme avait déjà envahi les deux premiers étages, et j'habitais le troisième. Il n'y eut d'autre moyen de me sauver la vie que de me jeter par la fenêtre. Quatre hommes tenant des couvertures remplies de laine me reçurent et m'empêchèrent de me tuer dans ma chute.

« Après cet accident je restai deux jours dans un effroi continuel, sans pouvoir dire une seule parole. Le troisième jour la parole me revint, mais je bégayais. »

Des esprits curieux pourraient se demander

pourquoi une impression vive quelconque occa-
sionne le bégaiement, pourquoi cet enfant qui a
eu peur est devenu bègue, tandis que son petit
ami, son petit camarade, qui a éprouvé des
peurs bien plus grandes, ne l'est pas devenu?
Un de nos plus spirituels confrères, le Dr Lubansky, étudiant dans l'*Union médicale* (1) la part
de l'hérédité dans la production des maladies,
donnait de ce fait l'interprétation suivante. A
une personne atteinte d'une sciatique, il répondait : « Eh ! mon Dieu, vous me dites que vous
n'avez personne dans votre famille atteint de
cette affection, cela ne veut rien dire.

« De quelle famille s'agit-il donc? se demande
le Dr Lubansky. De deux ou trois personnes
tout au plus, les seules que votre client ait pu
connaître ; un infiniment petit en comparaison
de la longue suite d'ancêtres dont nous descen-
dons tous. Expliquez cela à votre malade et
dites-lui carrément que, s'il a une sciatique,
c'est parce qu'un de ses aïeux a été frappé d'un
coup de lance à la bataille de Marathon, que ce
coup de lance a lésé un nerf, et qu'il en résulte
une prédisposition aux névralgies pour toute la
parenté du combattant jusqu'à la fin des siècles.

« Votre client sera flatté de l'antique et glo-
rieuse origine que vous attribuerez à ses dou-

____

(1) *Union Médicale*, p. 448, 17 mars 1883.

leurs ; et vous lui aurez, peut-être, dit la vérité en riant. »

En est-il de même pour le bégaiement? Faut-il remonter aussi haut ?

Je me hâte de dire que le bégaiement n'est pas toujours amené par des accidents du genre de ceux que j'ai cités. Il est des personnes qui ont toujours bégayé sans qu'on puisse rattacher leur défaut à aucune cause appréciable.

Chez d'autres, l'hérédité joue un rôle indéniable. D'autres fois on ne signale que des convulsions dans le jeune âge ou une nervosité très manifeste chez les ascendants. Il en est d'autres enfin, et en très grand nombre, qui ont appris à bégayer par imitation.

Que l'imitation soit volontaire, comme cela arrive pour les petits espiègles qui se moquent d'un serviteur, d'un voisin ou d'un camarade atteint de bégaiement en contrefaisant sa manière de parler ; que l'imitation soit involontaire, comme dans le cas d'enfants qui vivent avec des bègues et qui par conséquent reproduisent leur manière de parler par une sorte de contagion morale, il est certain que l'imitation joue un très grand rôle dans la production du bégaiement.

Aussi ne saurait-on surveiller avec assez de soin la parole des enfants.

Age de l'apparition. — On a certainement remarqué que les sujets qui font l'objet
des observations que je viens de citer sont toujours des enfants. C'est qu'en effet, en règle
générale, le bégaiement apparaît dans la première enfance, de 3 à 7 ans ; quelquefois un
peu plus tard, mais très rarement après l'âge
de dix ou douze ans. C'est là un point très important, sur lequel il faut appeler l'attention.

Les causes de la production du bégaiement
exclusivement dans le jeune âge soulèvent un
problème qu'il est fort intéressant d'aborder.

Toutes les impressions vives ont un retentissement réflexe considérable sur le cerveau.
Lorsqu'un jeune cerveau est surpris par un
événement inattendu, il en garde une impression d'autant plus considérable que l'enfant
est plus sensible au réflexe.

Or, comme l'enfant a une tendance très
grande à faire part des impressions qui viennent
le surprendre, qu'y a-t-il d'étonnant que ce
trouble momentané du cerveau, causé par l'émotion vivement ressentie, se transmette à la
fonction qui sert à exprimer sa pensée : à la
parole ? que la pensée troublée, hésitante,
engendre une parole hésitante et confuse ?

D'autant plus que le mécanisme si complexe
et si subtil de la parole est une des habitudes
physiologiques les plus lentes et les plus diffi-

ciles à acquérir. La délicatesse des rapports entre l'appareil phonateur et l'organe pensant fait que, dans toutes les circonstances critiques, la parole donne immédiatement le signal de la détresse nerveuse. Et je ne saurais trop insister sur la vulnérabilité très grande du système nerveux chez l'enfant.

Parmi les accidents nerveux qui compliquent ou succèdent à la fièvre typhoïde, l'aphasie est quelquefois observée. Il est bien surprenant que la majorité de ces observations se rapporte à l'âge de 7 à 9 ans en moyenne, un très petit nombre seulement à l'adolescence, aucune à l'âge mûr. Or, la période de la vie qui présente le maximum d'aptitude morbide pour la fièvre typhoïde étant de 15 à 30 ans, il est incontestable que la grande fréquence des cas d'aphasie transitoire observée dans l'enfance, indique une prédisposition réelle de l'âge aux troubles de la parole.

Ajoutons qu'il est d'observation courante que chaque organisme est particulièrement exposé aux perturbations au moment de son développement fonctionnel : l'organe du mouvement dans les deux premières années (paralysies infantiles, convulsions), l'organe de la mimique à partir de six ou sept ans (chorée), l'organe de la sensibilité affective après dix ans (hystérie), l'organe de la pensée dans l'âge adulte (folie) et enfin l'organe de la parole dans la première enfance (bégaiement).

Bredouillement professionnel. — Je me hâte de dire, pour être complet, que si le bredouillement débute habituellement aussi dans la première enfance, certaine forme, que j'appellerai *bredouillement professionnel*, apparaît dans l'âge adulte, et dans des conditions qu'il n'est pas sans intérêt de faire connaître.

Je veux parler d'une forme particulière de bredouillement que je n'ai rencontrée, jusqu'ici, que chez des ecclésiastiques.

On sait qu'il est enjoint à tous les prêtres de lire chaque jour le *bréviaire*. Il faut que les prières **soient** *lues* et non récitées, et, de plus, qu'elles ne soient pas seulement lues des yeux, mais encore qu'elles soient *prononcées, articulées*. Comme l'office est souvent très long et qu'il demande, par conséquent, beaucoup de temps, cette lecture articulée se fait naturellement assez vite. D'un autre côté, il va sans dire qu'au bout d'un certain nombre d'années la plupart de ces prières sont sues par cœur.

Il en résulte que les yeux, la mémoire, la langue, les lèvres, qui devraient travailler en même temps, fonctionnent avec une véritable incohérence. La mémoire va plus vite que les yeux, les yeux plus vite que l'articulation; de là une tendance chez certains sujets à précipiter le débit pour rattraper le travail des yeux et celui de la mémoire en avance sur l'articulation.

L'habitude de lire précipitamment s'établit; toutefois, le plus souvent, l'articulation garde sa netteté habituelle. Mais il arrive aussi, chez certains sujets évidemment prédisposés, qu'au bout de fort peu de temps la prononciation devient extrêmement difficile, au point que la volubilité du débit se change en bredouillement. D'autres fois même, le trouble de la parole est plus grave encore par suite d'une *phobie verbale* (voir page 160).

Sexe. — Le bégaiement est beaucoup plus fréquent dans le sexe masculin que dans le sexe féminin, et cela dans la proportion de 1 à 10. Cette différence tient probablement à ce que, aux âges d'apparition du bégaiement, le développement de la parole est beaucoup plus avancé, plus complet, chez la fillette que chez le petit garçon. La concordance fonctionnelle entre le cerveau et les organes de la parole étant mieux établie, les troubles sont plus rares et l'action réflexe a un retentissement beaucoup moindre sur leur production.

A ces considérations psycho-physiologiques qui ont une très grande importance, j'en ajouterai une autre, d'un ordre beaucoup plus mo-

deste, mais qui a, je crois, une certaine valeur :
c'est la différence d'éducation.

Le petit garçon n'est jamais si heureux que
lorsqu'il peut grimper et courir. Il tombe, il se
bat, se dispute, reçoit des coups et en donne,
toutes circonstances où les causes productrices
du bégaiement se rencontrent assez souvent.

La petite fille, plus calme d'ordinaire et en
tous cas plus surveillée, reste davantage à la
maison maternelle. Ses jeux sont moins bruyants
et elle évite ainsi beaucoup mieux que son petit
frère les accidents divers qui peuvent amener
le bégaiement.

Quoi qu'il en soit, il n'est pas très commun
de voir le bégaiement apparaître tout d'un coup
avec une grande intensité, mais il ne se montre
ordinairement que peu à peu.

La parole est d'abord hésitante, les syllabes
sont répétées de temps en temps, puis la difficulté allant en augmentant impatiente l'enfant et
provoque chez lui la colère ou le découragement,
suivant son caractère. Il arrive souvent que les
enfants se condamnent d'eux-mêmes au mutisme, tant ils reconnaissent l'inanité de leurs
efforts pour vaincre la difficulté qui les met en
butte aux brusqueries ou aux moqueries de
leur entourage.

2°. — TROUBLES RESPIRATOIRES

En dehors des grimaces, des mouvements choréiformes des membres et même du plus ou moins de difficulté que le bègue rencontre pour parler, il faut noter — et noter avec le plus grand soin — comment s'effectuent les mouvements respiratoires pendant la parole.

Quiconque examine attentivement un bègue constate, en effet, que le rythme respiratoire est détruit chez lui. C'est là le symptôme important dont le plus ou moins de gravité fixera le pronostic.

Physiologiquement, l'air employé à produire des sons articulés doit pénétrer sans effort dans les poumons en passant par la bouche et suivre le même chemin à sa sortie.

Il s'ensuit que le rythme respiratoire se compose de trois temps :

1° repos ;

2° inspiration buccale ;

3° expiration buccale.

Ces trois temps doivent se succéder sans interversion, la parole devant se produire uniquement et exclusivement pendant l'expiration.

Or, chez le bègue, les choses ne se passent pas toujours avec cette régularité.

1° Celui-ci veut parler pendant l'inspiration,

à la façon des ventriloques ; et, de plus, au lieu
de prendre l'inspiration naturellement et sans
effort, il aspire l'air violemment, bruyamment.
Il prononce, pendant ce temps, les premières
syllabes du mot dans une sorte de jappement,
mais les syllabes suivantes sont forcément ar-
rêtées. Il recommence une fois, deux fois ; il
recommence jusqu'au moment où, faisant un
grand effort sur lui-même, il prend une grande
inspiration, — aspirée comme toujours, — prononce, comme tout à l'heure, les premières syllabes du mot. Puis, se trouvant arrêté et ayant
encore la poitrine pleine d'un air soumis à une
pression considérable, il veut se débarrasser
de ce poids qui, dans sa pensée, met obstacle à
sa parole. Mais, cette fois, au lieu de contracter
les muscles inspirateurs, il fait cesser la contraction et le reste de la phrase s'échappe dans
une sorte de soupir.

Ce bégaiement est de beaucoup le plus
pénible pour ceux qui en sont atteints. Cette
respiration tour à tour haletante, entrecoupée,
les fatigue, et ils accusent tous un sentiment
de gêne, d'oppression à la poitrine, qui les
empêche de parler longtemps.

C'est la forme de bégaiement que j'appelle
bégaiement inspiré.

2° Celui-là parle pendant l'expiration, c'est le

bégaiement expiré. Mais il s'y prend mal et ne sait pas utiliser, pour la phonation, l'air qui a été introduit dans ses poumons par une inspiration plus ou moins normale, mais suffisante cependant.

Au lieu de commencer à parler dès qu'il commence à expirer l'air, comme cela se fait à l'état physiologique, il laisse échapper une grande partie de l'air en pure perte (*bégaiement expiré, par anticipation*). Non qu'il n'ait pas l'intention de s'en servir, mais parce que les organes phonateurs n'obéissent pas, que ses cordes vocales ne vibrent pas.

Lorsque, enfin, il parvient à faire entendre un son, il n'a presque plus d'air dans la poitrine. Il veut néanmoins profiter de ce qu'il est lancé pour finir sa phrase. Mais, sous l'effort violent qu'il fait pour pousser les syllabes les unes sur les autres, il use bientôt toute sa provision d'air. Il pousse toujours, il pousse jusqu'à ce que la dernière vésicule pulmonaire se soit vidée du dernier globule d'air, car il a devant les yeux la peur de ne pouvoir recommencer sa phrase. Il arrive ainsi épuisé, essoufflé, au bout de sa provision d'air, sans avoir pu articuler autre chose que quelques syllabes étouffées, péniblement prononcées.

Au vide complet de sa poitrine succède naturellement une respiration plus copieuse qui lui

5*

suffirait amplement pour prononcer toute une phrase ; mais le même phénomène se reproduit, il dépense encore en pure perte, sans s'en servir, la plus grande partie de l'air inspiré.

Et les choses se répètent ainsi jusqu'au moment où, dans un effort vigoureux de volonté, il oblige ses cordes vocales à vibrer. Il pourrait donc profiter ainsi de tout l'air qu'il a amassé dans ses poumons. Mais l'habitude qu'il a contractée de vouloir parler tant qu'il lui reste un peu d'air dans la poitrine l'entraîne à commettre la même faute, et sa diction, si elle a été possible, est toujours entrecoupée et pénible pour lui et pour ses auditeurs.

Dans d'autres cas, au lieu de diriger le courant d'air de l'expiration par la bouche, le bègue le dirige par les fosses nasales (*bégaiement expiré nasal*). Il est bien évident, dès lors, que, lorsque ce fait se produit, aucune syllabe ne peut être prononcée, surtout si l'expiration est entièrement lancée dans le nez.

Cela va encore à peu près pour un grand nombre de consonnes, tant que le courant d'air n'est que divisé entre la bouche et les fosses nasales ; mais il y a cependant certaines consonnes qui réclament l'emploi d'une grande précision et d'une grande quantité d'air, — ce sont les consonnes explosives, — celles-là ne peuvent absolument pas sortir. C'est alors que nous voyons ces malheureux bègues s'arrêter sur ces consonnes explosives jusqu'à ce que l'impulsion aérienne soit assez puissante pour détacher les lèvres dans le P ou abaisser la langue dans T et K.

3° Enfin, il est bien évident que le bégaiement n'est pas toujours aussi nettement caractérisé que nous venons de le décrire. Il arrive souvent que le bégaiement se produit tantôt dans l'inspiration, tantôt dans l'expiration.

C'est à cette variété que j'ai tout naturellement donné le nom de *bégaiement mixte*.

C'est également à cette catégorie qu'il faut rattacher ceux qui parlent avec une telle précipitation qu'ils suppriment le temps si important du repos. De telle sorte que, très rapidement, ils sont placés dans les conditions d'un coureur inexpérimenté : ils sont haletants, fatigués, à bout d'haleine et dans l'impossibilité absolue de continuer à parler, par fatigue respiratoire.

3°. — INTERMITTENCE

L'intermittence est un signe important à noter dans l'étude du bégaiement; mais il acquiert surtout de la valeur lorsqu'il est joint aux trois autres signes que j'ai indiqués. En effet, l'intermittence est *la règle* dans le bégaiement : tel qui lira et parlera des heures sans bégayer, ne pourra pas, tout d'un coup, à quelques minutes d'intervalle, articuler la moindre syllabe, sans la plus grande difficulté.

Mais, en général, que le bégaiement soit très marqué ou qu'il soit faible, si la personne est seule dans sa chambre, elle ne bégayera plus; elle lira, tant qu'on voudra, toute seule ; elle se fera des petits discours à elle-même, elle ne bégayera pas. Voyez plutôt un petit garçon qui joue avec le chat, il ne bégaye pas du tout ; voyez une petite fille qui joue avec sa poupée, elle ne bégaye pas ; mais adressez-lui une question à l'improviste, la plus simple, la plus élémentaire, immédiatement sa parole se trouble : elle ne se sent plus confiance ; elle ne sent plus la direction de sa pensée comme lorsqu'elle était seule, qu'elle commandait à sa poupée ou à son petit chien, et qu'elle se sentait maîtresse absolue.

En général, on bégaye moins sur les voyelles que sur les consonnes. La raison en est simple : les voyelles sont des sons simples ; les consonnes, au contraire, sont des accidents de ces sons simples. Il s'ensuit que si les troubles de motilité sont particulièrement marqués chez le sujet, si la langue est agitée convulsivement, ou si, au contraire, elle éprouve certaines contractures, les mouvements nécessités pour la production des consonnes ne se produisent pas facilement, et alors l'hésitation se manifeste. C'est pour cela que le bégaiement se montre davantage dans les consonnes diphthongues, qui sont des consonnes doubles, que dans les consonnes simples.

Ordinairement, le bégaiement est moins accentué dans la lecture que dans la conversation. Moins encore dans la lecture à voix basse que dans la lecture à haute voix.

Si on a le soin de parler avec le bègue ; si, devinant les mots qu'il va prononcer, on les lui dit à l'avance, il est considérablement aidé.

S'il est en colère, oh ! alors ce n'est plus du bégaiement : chez quelques-uns, c'est du mutisme complet ; chez d'autres, au contraire, la parole coule comme de source.

Il y a des bègues, qui attribuent aux saisons, aux phénomènes atmosphériques ou hygrométriques, une influence sur leur bégaiement. Les uns incriminent le premier quartier de la lune, les autres la pleine lune ; pour d'autres, ce sera le temps sec ; il y en a enfin qui prétendent que l'humidité leur rend la langue plus épaisse. Je n'attache pas, pour ma part, une grande importance à ces circonstances physiques au point de vue du pronostic ; cependant je conviens que, lorsqu'il y a des dépressions barométriques considérables, le bégaiement peut en être augmenté. Nous sommes tous plus ou moins influencés par ces circonstances atmosphériques, et il n'est pas étonnant que la parole des bègues s'en ressente, mais ce n'est pas autre chose.

On a prétendu que le chloroforme augmentait le bégaiement, et quelques médecins de l'armée n'ont pas craint de proposer l'emploi de ce moyen pour dépister les conscrits rebelles qui se présentaient comme atteints de bégaiement ; on les endormait et, s'ils ne bégayaient pas pendant leur sommeil chloroformique, on en concluait que c'était des simulateurs.

Parmi les très nombreuses causes qui font varier l'intensité du bégaiement, les influences psychologiques sont au premier rang.

Chacun sait que lorsqu'un bègue est intimidé, lorsqu'il parle à une personne qui lui en impose, son bégaiement s'accroît considérablement.

Mais il y a encore d'autres circonstances : la peur seule de bégayer fait que l'on bégaye. Je citerai le fait d'un officier atteint d'un bégaiement assez léger relativement et qui un jour, pendant qu'il faisait exécuter des exercices de marche à ses soldats, se faisait ce raisonnement : « Si, par hasard, je n'allais pas pouvoir les arrêter ! » Les militaires marchaient au pas, et l'officier était toujours préoccupé de cette idée qu'il pourrait, peut-être, ne pas pouvoir leur crier : halte !

Cette réflexion l'obsédait. Lorsqu'il voulut faire le commandement, il ne le put pas... et les soldats, qui s'exerçaient dans un terrain borné par un fossé, avançaient toujours. L'officier les voyait bien se diriger et se rapprocher davantage de ce fossé, mais il se sentait absolument incapable de leur crier : halte ! Enfin, les voyant sur le bord du fossé, il fit un violent effort sur lui-même et poussa un cri quelconque. Comme les soldats ne demandaient pas mieux que de s'arrêter, ils comprirent et s'arrêtèrent à la grande satisfaction de leur malheureux officier. Mais on voit dans quelle circonstance pénible s'était trouvé cet homme qui, évidemment, s'il avait eu à donner un ordre précis dans une circonstance importante, ne l'aurait pas pu.

Je pourrais rapporter une foule d'anecdotes analogues tendant à montrer le rôle de l'influence mentale sur la parole en général et sur le bégaiement en particulier. Mais il y a plus. Chez certains sujets particulièrement émotifs, on ne rencontre pas seulement cette influence mentale banale et passagère, liée à la timidité ou à l'appréhension bien naturelle d'exécuter une fonction dans la pratique de laquelle on éprouve une gêne ou une difficulté plus ou moins grande Mais on les trouve encore aux prises avec une peur irraisonnée autant qu'irraisonnable. Il s'agit là d'une véritable peur maladive, une véritable *phobie* sur laquelle il me paraît nécessaire d'insister quelques instants.

Phobies verbales. — Les auteurs ont cité les cas les plus différents de peurs maladives, mais je ne crois pas que, jusqu'ici, ils aient appelé l'attention sur un symptôme épisodique du bégaiement que je désigne sous le nom de *phobie verbale.*

Ce qui m'autorise à donner le nom de *phobies* aux troubles que je signale, c'est qu'il ne s'agit pas de la difficulté d'articulation qui constitue le bégaiement. Il s'agit là d'autre chose : d'un phénomène spécial caractérisé par une peur involontaire, irraisonnée, et accompagnée d'un sentiment d'angoisse, non seulement lorsqu'il faut prononcer certains mots, mais encore à la seule pensée d'avoir à les prononcer.

Les phobies verbales que j'ai très souvent notées chez les bègues ne ressemblent en rien aux onomatomanies impulsives si bien décrites par MM. Charcot et Magnan (1).

(1) Charcot et Magnan.— De l'onomatomanie. *Archives de neurologie* : Septembre 1885, et juillet, septembre et novembre 1892.

Toutes deux affectent le langage, mais d'une manière absolument différente.

En effet, les onomatomanes ont des impulsions irrésistibles qui les portent à répéter soit un mot, soit une courte phrase ; les phobiques verbaux, au contraire, ont peur de certaines lettres ou de certains mots.

Les phobies verbales se manifestent par la peur que le sujet peut avoir de ne pouvoir prononcer, soit : 1° une ou plusieurs lettres ; 2° un ou plusieurs mots ; 3° une ou plusieurs phases consécutives.

Elles se caractérisent, d'une part, par le soin que met le malade à éviter certaines lettres ou certains mots pour lesquels il a une crainte instinctive, ce qui devient quelquefois pour lui une véritable obsession angoissante ; d'autre part, par l'impossibilité de prononcer la lettre ou le mot en question et par l'arrêt de la parole sur la difficulté, arrêt qui caractérise le bégaiement.

Lorsque la phobie verbale porte sur une ou plusieurs phrases entières, elle est caractérisée par l'obligation pour le malade de passer outre, d'escamoter, si je puis dire, la phrase phobique et d'arriver d'un trait à la phrase suivante.

Cette phobie verbale est assez forte pour suspendre complètement la volonté et le raisonnement du sujet qui, malgré tous ses efforts, ne peut y échapper. C'est en vain qu'il emploie des

procédés détournés pour se tromper lui-même.
Cette peur, et je dirai même : la peur d'avoir
peur, immobilise complètement ses moyens vocaux. Il est en quelque sorte sidéré par la
crainte de rencontrer les lettres ou les mots et,
lorsqu'il les voit de loin, dans la lecture ou dans
la conversation, il annonce qu'il ne pourra pas
les dire, qu'il en est persuadé d'avance et que
rien ne pourra l'amener à les bien prononcer.
Toutefois, vient-on à son secours, dit-on le mot
avec lui, avant lui? le charme est rompu, il dit
le mot sans difficulté. Il en est souvent de même
lorsque sa vigilance est en défaut ou lorsque,
par un stratagème quelconque, son attention a
été détournée. La crainte cesse momentanément
pour reparaître ensuite aussi forte, aussi obsé-
dante qu'auparavant.

Cette peur ne naît pas d'emblée, elle se des-
sine peu à peu ; mais, la phobie une fois instal-
lée, le malade a parfaitement conscience de
son état.

Il lutte quelquefois contre ses terreurs avec
énergie, mais elles s'imposent inévitablement à
lui, malgré lui.

Le bègue qui bégaye sans chercher à s'observer, soit parce qu'il n'a pas le goût de l'observation, soit parce qu'il a pris philosophiquement son parti de son défaut de parole et qu'il

n'y pense plus, celui-là n'a pas de ces phobies verbales.

Elles se montrent surtout chez les adultes et particulièrement chez ceux qui prennent au tragique le bégaiement dont ils sont atteints, soit parce qu'il est un grand obstacle à l'exercice de leur profession, ou de leurs relations sociales, soit que, par une tendance naturelle de leur esprit, ils soient portés à s'exagérer tous leurs maux.

A titre d'exception, je citerai le fait suivant qui m'a été rapporté par M. le professeur Mierzejewski, de Saint-Pétersbourg, et recueilli par lui-même dans sa clientèle.

Il s'agit d'une jeune fille d'une vingtaine d'années, qui ayant dansé à plusieurs reprises dans un bal, avec un jeune homme atteint d'un bégaiement très prononcé, fut tellement impressionnée par la difficulté qu'éprouvait ce jeune homme à s'exprimer, qu'elle en vint à s'effrayer à la pensée qu'elle pourrait également bégayer comme lui. Cette crainte ne la quittait plus, l'obsédait, et le fait est que, peu après, elle devint bègue, sans qu'on pût invoquer d'autre cause que la peur de le devenir.

Rien ne ressemble moins à un phobique qu'un autre phobique ; néanmoins, il est possible d'indiquer à grands traits les craintes dont les phobiques verbaux sont assiégés.

J'ai dit que les phobies verbales portent tantôt sur des lettres, tantôt sur des mots, tantôt sur des phrases. Examinons brièvement chacun de ces cas.

1º Le phobique verbal a peur de certaines lettres qui le plus souvent sont des consonnes. Mais ces lettres ne sont pas toujours les mêmes. Sa crainte varie souvent d'objet : à certains jours, c'est une consonne qui lui cause de l'effroi ; d'autres jours, ce sera une autre consonne. Il s'auto-suggestionne chaque jour, en quelque sorte, au sujet d'une lettre ou d'une série de lettres qui lui apparaissent comme impossibles à prononcer. Et, une fois qu'il s'est persuadé que telle lettre est difficile, il éprouve une véritable angoisse chaque fois que cette lettre apparaît au cours de ses lectures ou de ses conversations. J'ajoute que si, par hasard, il n'éprouve pas de difficulté pour la prononcer, il ressent une véritable surprise, presque une déception ; mais il est convaincu d'avance que cette facilité ne se reproduira pas.

Au début, il s'ingénie à pallier la difficulté ; le plus ordinairement, il emploie le stratagème suivant : Il fait précéder la lettre phobique d'un préfixe quelconque : *parfaitement, et, mais,* etc. Dans sa pensée, cette agglutination facilite beaucoup la prononciation de la consonne difficile en amalgamant, en quelque sorte, la lettre phobique à un élément facile,de manière à noyer la difficulté dans un ensemble plus aisé à prononcer.

Il va sans dire que la persuasion où se trouve le malade de pouvoir dissimuler sa difficulté rend celle-ci moins fréquente. Mais, comme la phobie verbale n'est en somme qu'un phénomène surajouté, épisodique, le bégaiement ne disparaissant pas complètement, le malade change fréquemment de préfixe et passe son temps à la recherche du préfixe libérateur. Ne parvenant pas à le trouver, il se désespère et la phobie continue à s'accentuer.

Cette phobie va si loin que j'ai connu un bègue qui avait changé de nom parce qu'il le trouvait trop difficile à prononcer. Son nom commençait par l'explosif P ; il l'avait fait suivre d'un h pour transformer le P en PH ou en F, qu'il trouvait plus facile à dire.

2° Lorsque la phobie porte sur les mots, le tableau est à peu près identique au précédent, c'est-à-dire : angoisse à propos d'un mot quelconque qui passe, sinon pour impossible, du moins comme particulièrement difficile à prononcer.

Non seulement le malade cherche également à supprimer la difficulté en plaçant des préfixes devant le mot phobique, mais il se livre encore à un autre labeur. Il prépare ses phrases à l'avance dans le but d'éviter les mots phobiques.

La chose n'est pas toujours facile, et lorsqu'il se trouve malgré ses précautions en présence du mot phobique, il rebrousse chemin, comme s'il était en face d'une muraille infranchissable, et refait une autre phrase exempte du mot terrible.

Cette sorte de volte-face n'est pas toujours aisée, et quelquefois, dans le trouble où sa phobie l'a plongé, il ne dit pas exactement ce qu'il voulait dire. Si, par malheur, son interlocuteur ne le comprend pas et veut le faire répéter, la peur augmente, il fuit de plus en plus le mot phobique dont la pensée l'obsède et finit par rencontrer une impossibilité absolue de parler, qui est pour lui un véritable supplice.

Le combat qu'il vient de livrer sans succès achève de le désespérer, de le confirmer dans sa phobie verbale, et il continue à s'auto-suggestionner davantage sur la difficulté que ce mot fatal lui présente pour être prononcé.

Voici, à titre d'exemple, une histoire fort instructive :

Il s'agit d'une jeune fille de vingt ans extrêmement impressionnable, qui avait toujours peur de bégayer et qui choisissait pour former ses phrases les mots qui lui semblaient les plus faciles.

Un jour, elle entre dans un magasin de musique, avec l'intention de demander des billets pour assister à un concert ; elle faisait sa petite phrase dans sa tête et se disait : « Quels sont les mots les plus faciles? Je dirai, par exemple : *Monsieur, donnez-moi des billets pour le concert.* »

Après examen, elle pense que cette phrase n'est pas difficile et qu'elle pourra très bien la dire. Mais, cependant, elle n'a pas confiance… le mot *Monsieur* lui fait peur. « Je vais changer ma phrase, pensa-t-elle, et je dirai simplement : *Je voudrais des billets de concert* ». Satisfaite de cette nouvelle phrase, elle s'apprête à entrer dans le magasin. Tout d'un coup, au moment d'ouvrir la bouche pour s'adresser à l'employé, elle lui dit : « *Donnez-moi des valses de Chopin* ».

Elle ne s'était pas senti le courage de poser la question qu'elle avait cependant mûrement préparée à l'avance, et c'était uniquement la frayeur de ne pas pouvoir dire sa phrase qui lui avait fait, au dernier moment, demander toute autre chose.

En me racontant ce fait, elle ajoutait avec tristesse : « Cela s'est encore bien trouvé que j'aie demandé, dans un magasin de musique, un morceau de musique ; il m'est arrivé quelquefois de demander dans un magasin de musique toute espèce de choses qui me passaient par la tête et qui n'avaient aucun rapport avec

l'industrie à laquelle je m'adressais. Devant l'air
stupéfait de l'employé, il ne me restait qu'à me
sauver, et combien de fois n'ai-je pas entendu
murmurer derrière moi ces mots qui me cre-
vaient le cœur : « C'est une folle ! »

3°. — Les phobies verbales qui portent sur
des phrases entières sont plus curieuses encore,
c'est principalement chez des bredouilleurs que
je les ai rencontrées. Elles apparaissent seulement dans la récitation ou la lecture de choses
parfaitement sues par cœur. C'est ordinairement
chez des ecclésiastiques que je les ai observées,
et dans les conditions suivantes : J'ai vu des
prêtres absolument incapables de réciter à
haute voix une prière entière qu'ils savaient
cependant parfaitement par cœur; tel le *Credo*,
le *Pater*, etc., Le commencement de la prière
allait bien ; mais, arrivés à un certain endroit,
toujours le même, malgré tous leurs efforts, ils
sautaient une phrase, deux phrases, et arri-
vaient d'un trait, d'un bond pour ainsi dire, à
la fin de la prière, à la grande surprise de leur
auditoire et à leur confusion personnelle.

Pourquoi cela ? Ils avaient une phobie pour
quelques phrases, et ils étaient persuadés à
l'avance qu'arrivés à un certain endroit ils ne
pourraient dire les phrases suivantes. Et en effet,
lorsque le passage arrivait, ils avaient beau se
raidir, concentrer toute leur volonté, toute leur

énergie, ils ne pouvaient arriver à prononcer le passage en question ; ils le supprimaient entiè- rement... malgré eux.

Le même fait se produit pour la lecture du bréviaire, qui comporte, comme on sait, des lectures articulées de prières qui reviennent fréquemment et qui finissent par être sues par cœur.

Lorsque les malades se sont persuadé qu'ils ne peuvent pas prononcer tel ou tel passage de leurs prières, ils ne peuvent y parvenir et, malgré eux, leur articulation, leurs yeux même ne peuvent s'arrêter sur le passage phobique, ils courent à la fin, concluent par un *Amen* final, quelque soin, du reste, qu'ils prennent pour faire autrement. La phobie verbale est plus forte que leur volonté, ils s'avouent vaincus.

Je n'essaierai pas de peindre le chagrin dans lequel les plonge cette phobie, qui va tous les jours grandissant et qui finit quelquefois par leur interdire l'exercice de leur ministère.

Pronostic et traitement. — Les phobies verbales, pour variables qu'elles sont, s'installent cependant à l'état durable si un traitement n'intervient pas. Et il va sans dire que le traitement est d'autant plus laborieux que la phobie est plus ancienne et qu'elle est passée à l'état chronique.

En quoi consiste ce traitement ?

Il ne faut pas oublier que la phobie verbales
n'est qu'un épiphénomène du bégaiement. On
ne doit donc pas séparer son traitement de
celui de l'affection qui l'a causée.

J'expliquerai tout à l'heure avec quelques
détails en quoi consiste la méthode de traite
ment du bégaiement pratiquée à *l'Institut des
Bègues de Paris*. Je puis dire, dès maintenant,
qu'à côté de la partie purement fonctionnelle
du traitement il y a une partie mentale nécessaire à tous les bègues, qui acquiert une importance plus grande encore pour ceux qui ont
de la phobie verbale. Pour eux, il faut insister
particulièrement sur un traitement psychique
à la fois énergique et doux pour arriver à substituer la volonté de l'éducateur à celle du
malade.

Par des encouragements intelligents on
remédie aux troubles de l'émotivité et de la
volonté. Enfin, par des exercices progressivement gradués dans la vitesse du débit, les malades arrivent eux-mêmes à se convaincre que
l'impossibilité de prononcer certains mots,
qu'ils croyaient irrémédiable, n'existe pas en
réalité.

C'est ainsi que par une éducation bien conduite on arrive à débarrasser ces malades à la
fois de leur phobie et de leur bégaiement.

4°. — DISPARITION TOTALE DANS LE CHANT

J'arrive à un symptôme beaucoup plus important au point de vue du diagnostic, car c'est uniquement dans le bégaiement proprement dit qu'il se produit ; je veux parler de la disparition complète, absolue, constante, du bégaiement dans le chant. C'est un signe pathognomonique du bégaiement : car, je le répète, il ne figure dans le cortège d'aucun des divers troubles de la parole.

A la vérité, j'ai vu très exceptionnellement (dans la proportion de 1 pour 1000, environ) le bégaiement ne pas disparaître complètement chez certains sujets lorsque je leur demandais de chanter. Mais il faut dire que ces bègues ne savaient pas moduler leur voix, les uns parce qu'ils étaient atteints d'amusie, les autres parce que, n'ayant jamais chanté, ils ne savaient pas chanter même les rythmes les plus élémentaires, comme *Au clair de la lune.* Dans l'espèce de récitatif aussi faux qu'arythmique qu'ils essayaient de fredonner, leur bégaiement diminuait mais ne disparaissait pas entièrement.

La disparition totale est au contraire la règle absolue lorsqu'il s'agit de sujets capables de rythmer régulièrement leur voix ou de chanter une chanson quelconque aussi simple que possible. En présence de cette constance toute particulière du phénomène, on ne s'étonnera pas de me voir insister sur son importance.

Tels sont les quatre signes pathognomoniques qui, lorsqu'ils sont observés chez un malade, permettent d'affirmer qu'on est en présence du bégaiement vrai.

Bégaiement hystérique. — Quelques neurologistes ont décrit, dans ces dernières années, une forme particulière du bégaiement à laquelle ils ont donné ce nom.

Or, lorsqu'on soumet à une critique attentive les quelques cas décrits sous cette appellation, on s'aperçoit bien vite, d'une part, que les cas sont assez dissemblables et, d'autre part, que les signes diagnostiques que j'ai indiqués comme caractéristiques du bégaiement manquent totalement.

Si ces malades sont des hystériques, ce ne sont assurément pas des bègues.

Peut-être arrivera-t-on à dégager ce facteur nouveau, mais il n'existe pas encore dans la science des observations précises et irréfutables de bégaiement hystérique.

Et, si l'on s'en tient aux cas publiés jusqu'à présent, il est manifeste que la dénomination de *bégaiement hystérique* n'est pas justifiée.

Qu'on observe chez des hystériques des troubles de la parole, cela n'est pas douteux. Mais ces troubles, au moins jusqu'à présent (car, en matière scientifique, il ne faut pas dire *jamais*), ne peuvent pas être rattachés à cette entité morbide bien délimitée qu'on appelle le bégaiement.

Il vaudrait mieux, à mon avis, se servir, dans les cas en question, de la terminologie que j'ai proposée de : troubles pselliformes de la parole ou pselliformités chez des hystériques, ou plus simplement encore : *des troubles de la parole chez des hystériques*. De cette façon, il n'y aurait pas de confusion possible.

En tous cas, je ne crois pas que, dans l'état actuel de la science, il soit possible de faire un chapitre didactique du bégaiement hystérique.

Chapitre VII

Traitements divers du bégaiement

Médecins grecs et arabes. — Guy de Chauliac. — Conférence du Bureau d'adresse. — Sorin. — Sauvages. — Itard. — Voisin. — Rullier. — Astrié. — Me Leigh et Malebouche. — Dieffenbach. — Velpeau, Amussat, Bonnet. — Colombat et Becquerel. — Chervin. — A. Guillaume et divers. — Hypnotisme.

Si je voulais être complet dans l'étude de la question du traitement du bégaiement, il me faudrait beaucoup plus de place que je n'en ai à ma disposition pour énumérer seulement les innombrables théories qui ont été émises depuis l'antiquité jusqu'à nos jours.

Je ne m'arrêterai donc pas aux opinions d'Hippocrate, de Gallien, d'Aristote et des médecins arabes, qui voyaient la cause du bégaiement soit dans une humidité anormale du cerveau, soit dans un vice de constitution de la langue, et j'arrive tout d'un trait au xive siècle.

Nous trouvons dans *la grande Chirurgie*, de Guy de Chauliac, composée en l'an 1363, un écho fidèle et complet de la médecine grecque et arabe. Guy de Chauliac est en effet le plus grand chirurgien du moyen âge, et son livre, qui servit à l'enseignement de la médecine jusqu'au xviiie siècle, est la première œuvre didactique parue sur la médecine.

En raison de cette importance, je transcris ici, d'après l'édition du Dr Nicaise (1), le chapitre qu'il a consacré au bégaiement.

De la paralysie et du bégayement

Le bégayement (2) jaçoit qu'il puisse provenir de la convulsion, des ulceres et autres passions de la langue, toutesfois le plus souvent il vient de la paralysie, et des humiditez qui abreuvent les nerfs, les muscles et la substance de la langue.

Ses *causes* et *signes* sont tels, que de la commune paralysie. Et avec ce il y a flux de salive sans volonté, et ne peut parler directemēnt, ne prononcer : comme Galen déclare en cet aphorisme : Les begues principalement sont espris d'une longue diarrhée.

On juge communément que le bégayement accidental predit la paralysie. On juge que comme la fievre guerit le spasme : ainsi elle guerit le begayement d'humidité. On juge aussi que le begaiement naturel et la paralysie vieille, ne guerissent jamais parfaitement. Toutesfois aux enfants, bien souvent sont amendez, quand ils parviennent à l'adolescence, comme dit Avicenne.

Sa *curation* nonobstant que soit en géneral celle

(1) *Grande chirurgie de Guy de Chauliac.* Edition du Dr Nicaise. — Paris, 1890, pages 503 et suivautes.

(2) « Balbuties. »

de la commune paralysie, toutesfois en cette-cy
(outre la maniere de vivre, et la purgation) il y a
trois particulieres et principales *intentions*, ainsi que
met Heben Mesue. La premiere est en diversion de
la matiere ; la seconde, en l'exsication du cerveau ;
la troisiesme, en la consomption de l'humidité con-
joincte.

La premiere est accomplie avec clystères piquants
et frictions, et ventouses derriere le col.

La seconde est accomplie, avec emplastres dessi-
catifs sur toute la teste, comme sont la moustarde,
la fiente de colomb, le millet, et le sel rosty (1), les
bayes de laurier, l'anis, fenouil, poivre, girofle, et
autres, qui en confortant la teste desseichent le
rheume. Et les cautères sur la teste, et aux costez
et derrière les vertebres du col, sont louables.

Et Halyabbas ordonne cet emplastre sur le col,
à conforter les nerfs : PR. *cammomille, melilot, marjolaine, et gingembre, de chacun cinq drachmes ;
moustarde, pyrethre, feuille de laurier, de chacun
trois drachmes ; opopanax, castorée, de chacun deux
drachmes ;* qu'on pile le tout et qu'on en fasse emplastre
avec de la cire et huile de sureau. A mesme intention vaut l'onction faite d'huile costin, nardin, rutacé,
et castorin : et l'huile benoist est souverain en cecy.
L'huile aussi de térébentine, et la distillation d'Heben
Mesue pour le dos, ditte cy-dessus en la paralysie, y
est précieuse.

La troisiesme est accomplie, par gargarismes et
lavements de bouche : et frottement de langue avec
ce qui sera dit, en graduant les remedes, et proce-
dant des plus faibles aux plus forts. Et que l'on commence à l'oxymel scillitic, car il est excellent à gar-

(1) Et sal torrefactum.

gariser. Et quelquefois on conforte avec les choses qui sont comme halhaste (qui est stœchas, ou l'hysop des jardins) et les escorces de capres, le pyrethre, gingembre, et les trois poivres. Et il faut que l'évacuation des humeurs phlegmatics precede cette gargarization : en frottant la langue avec ce qui est comme sel ammoniac et gingembre et oignon. Et puis l'opération du lavement sera meilleure.

A la mesme intention Heben Mesue a esprouvé le gargarisme qui dissould le phlegme assamblé à la racine de la langue, duquel la forme est telle : PR. de *l'origau, marjolaine, hysop, pyrethre, du gingembre, des trois poivres, canelle, coste, moustarde et nielle.* Soient paistris avec de l'oxymel scillitique, et du *rob*, qui est vin cuit : et en soit gargarisé tous les jours.

Lanfranc raconte qu'il restitua la parole à quelque dame avec des figues mondées, et du miel, et six grains d'euphorbe clair et luysant, incorporez ensemble et paistris : de quoy il mettoit sous la langue quantité d'une petite febve.

La confection du médicament de Rhasis à la paralysie et pesanteur de langue, est telle : PR. *du sel ammoniac, pyrethre, staphysaigre, moustarde, poivre, flambe bastarde, en esgale mesure.* Soient pilez, et qu'on en frotte la langue dessous et dessus par plusieurs fois le jour.

Halyabbas ordonne de la frotter avec d'hière picre, moustardre et pyrethre, pilez grossierement. Et la flambe bastarde suivant le tesmoignage de Dioscoride en quelque manière qu'on la baille, est medicalement propre à la mollesse de la langue et à paralysie ; et la sauge, la rhuë, le calament, l'herbe de la paralysie, le romarin, la semence du basilic et du caulicule sauvage, ont en cecy très grande propriété. Et de tenir sous la langue des pilules faites avec du cas-

torée et asse puante, et therebenthine est souverain
en cecy, comme dit Avicenne. Et à cela sont propres
les pilules diacastorées. Et tous recommandent la
theriaque, et la confection anacardine.

Aussi de parler assiduellement, et frotter la langue avec du segemme, haste la parole aux enfants,
comme dit Avicenne.

*
* *

On sait que Théophraste Renaudot, conseiller
et médecin ordinaire du Roy, fut non seule·
ment le premier journaliste français, mais encore
qu'il avait créé des conférences ou les plus
beaux esprits du' temps venaient parler *de omni
re scibili et quibusdam aliis.*

Nous possédons le Recueil de ces conférences,
et nous y voyons que la 319ᵉ fut faite *sur le
bégayement* par un auteur resté inconnu (1).

Malheureusement nous n'y trouvons rien de
bien nouveau ; ce sont toujours les mêmes idées
que nous avons déjà vues résumées trois siècles
auparavant dans la *Grande chirurgie* de Guy de
Chauliac, ce qui montre que la question n'avait
pas fait de progrès. Mais la *conférence* est traitée
sous un aspect qui mérite peut-être une citation :

(1) Recueil général des questions traitées dans les
conférences du bureau d'adresse, sur toutes les matières
par les plus beaux esprits de ce temps. T. V et dernier,
page 229 et suivantes. Paris, 1666.

La parole ayant esté donnée à l'homme pour expliquer les mouemens de son esprit, qui n'a point d'autre porte pour en faire sortir ses pensées que celle-là, ceux qui la débitent indistinctement semblent auoir autant d'auantage sur les autres hommes qui le font beguayant, que l'homme en a sur la beste ; laquelle a bien eu une voix pour exprimer les inclinations de ses appetits, mais qui n'est qu'un simple son, poussé au dehors sans estre articulé comme la parole, dont les begues n'ayans point l'usage entier, il leur manque le plus bel ornement et la plus grande douceur de la vie ciuile, qui ne se peut mieux entretenir que par la communication des esprits, dont la parole estant l'interprète, celle qui s'énonce distinctement est bien fidelle en ses rapports, que celle qui le fait confusément et auec précipitation, qui empesche ordinairement l'esprit de minuter à loisir ce que la langue profère ; et qu'elle ne doit iamais laisser échaper qu'après auoir esté concerté audedans du cœur. Aussi a-t'on plus de créance à ceux qui nous parlent posément et intelligiblement qu'aux autres qui s'enoncent précipitamment parce qu'on iuge que leurs paroles ne sont pas si conformes à leurs pensées que celles des premiers, qui ne les débitent point qu'après les auoir méditées : ce que les Begues ne peuvent faire, pour n'estre pas les maistres des organes de la parole, qu'ils ont notablement vitiez aussi bien que le cerveau dont ils dépendent ; qui ne l'est pas moins ; estant pour l'ordinaire intempéré et abbreuué de quantité d'humiditez excrementeuses, dont le dépost sur les nerfs de la septième coniugaison qui font le mouuement de la langue, est la cause principalle du béguayement.

Il y a trois sortes de gens qui prononcent mal et ndistinctement ; les uns parlent gras ne pouuans proférer quelques lettres ou syllabes,particulièrement R et L après T, au lieu desquelles ils en disent d'autres qui leur sont plus faciles. Cette difficulté qu'eurent les Ephraimites à proferer le mot hébreu de *scibboleth* qui signifie un épy au lieu duquel ils disaient *sibloleth* cousta la vie à quarante deux mille d'entr'eux, que les soldats de Ichté égorgèrent au passage du Jourdain, voulans se sauuer du combat.

Les autres beg uayent en sautant les lettres ou des syllabes entières, qui leur échapent en la prononciation.

Les troisièmes ont la langue tellement empeschée, qu'ils ne scauraient prononcer continuement, mais sont obligez souvent de s'arrêter en parlant n'ayant pas la facilité conioindre promptement les syllabes, comme il est néqessaire pour s'expliquer. Ces trois espèces de balbutie ou beguayement sont des vices de la langue, en tant qu'elle est l'organe principale de la parole.

Ce qui donne de l'intérêt à cette conférence, c'est que nous y voyons confondu sous le nom de bégayement des troubles divers de la parole.

Le premier cas cité, qui est rapporté tout au long dans le *Livre des Juges*, chap. XII, § 6, dans l'histoire de Jephté) montre clairement que les Ephraïnites substituaient dans la prononciation la chiuntante CH à la sifflante pure S. Cette histoire rappelle assez celle des Vêpres siciliennes avec le mot « de touche » *ciceri*, que les Français ne pouvaient articuler convenablement *tchitchéri*. Il s'agit manifestement de la blésité.

Le deuxième cas se rapporte très vraisemblablement au bredouillement.

Et ce n'est que le troisième cas qui soit véritablement relatif au bégayement proprement dit.

*
* *

Je ne veux pas quitter le XVIIe siècle sans
signaler, à titre de curiosité, l'acte notarié ci-
après, publié par E. Soulié dans les *Recherches
sur Molière et sa famille* (1) et provenant de
l'étude de Me Lantargie, notaire à Paris.

*Alexandre Sorin, médecin de la faculté d'An-
gers, promet à madame veuve Béjart de guérir
son fils de sa difficulté de parler dans l'espace
de vingt-cinq jours moyennant la somme de
200 livres. — 14 avril 1644.*

Cette veuve Béjart et son fils Joseph faisaient
partie de la troupe ambulante avec laquelle
Molière parcourut la France.

Qu'était cet Alexandre Sorin? Quelle était sa
méthode? Les investigations les plus minu-
tieuses des Moliéristes les plus perspicaces n'ont
rien pu nous apprendre à cet égard. La seule
chose que nous sachions, c'est que le pauvre
Joseph Béjart bégaya toute sa vie, en dépit des
promesses notariées d'Alexandre Sorin.

(1) Hachette, 1863.

6

Combien, aujourd'hui encore, se laissent prendre à de pareils engagements !

*
* *

Le xviiie siècle n'a rien fait pour le bégaiement. Je ne connais que Sauvages qui ait consacré au bégaiement un chapitre de pure théorie imaginative dans sa *Nosologie* méthodique.

Le xixe siècle fut plus fécond. Vers 1817, notre grand Itard disait déjà que le bégaiement est une affection spasmodique, et il conseillait, comme remède, la déclamation, la lecture posée. Malheureusement, il crut bon d'inventer une petite fourchette destinée à recevoir le frein de la langue. Cet instrument fut le point de départ de toute la machinerie buccale inventée plus tard par ses imitateurs.

Enfin, de 1821 à 1824, parurent les brochures de A. Voisin, l'article de Rullier et la thèse d'Astrié ; mais tous ces travaux restèrent sans écho.

Mme Leigh, de New-York, appela, en 1825, l'attention du public sur cette infirmité. Cette dame, qui était institutrice dans une famille où une jeune fille était atteinte de bégaiement, observa attentivement son élève.

Elle crut remarquer que, pendant que l'enfant bégayait, la langue se raidissait et s'immobili-

sait sur le plancher de la bouche, et que, lorsqu'elle parvenait à parler, la langue s'élevait
immédiatement au palais.

Cette observation, très juste probablement
dans le cas observé, la conduisit cependant à des
conclusions erronées; car, manquant de méthode
scientifique, elle voulut, de cette simple observation particulière, tirer une règle générale.

Cette théorie, une fois admise, imposait un
traitement qui devait naturellement rester sans
résultat dans un grand nombre de cas et dont
le succès même était tel, lorsqu'il se produisait,
qu'on pouvait se demander si le remède n'était
pas pire que le mal.

Mme Leigh, en effet, conclut, de l'observation
de sa jeune élève, que le bégaiement était causé
par une contraction retenant la langue sur le
plancher de la bouche ; dès lors, pour guérir
le bégaiement, il fallait tout simplement s'exercer à parler la langue au palais. Elle mit sa méthode en application, et il paraît qu'elle arriva à
un résultat, ce qui ne me paraît pas impossible.
Car cette position anormale de la langue maintenue au palais pendant toute une conversation
a pour principale conséquence d'entraver considérablement l'acte de la parole, d'obliger par
conséquent le bègue à une certaine lenteur qui
ne peut que lui être profitable. Mais, quant à la
diction qui en résulte, je dirai tout simplement

qu'elle consiste dans une cacophonie indescrip-
tible, où les mots sont déformés et rendus méconnaissables.

Quoi qu'il en soit, le nom de Mme Leigh fut
bientôt très répandu, et sa théorie et sa méthode
trouvèrent de fervents disciples dans les frères
Malbouche, qui traversèrent l'Océan pour venir
à Paris et en Belgique apporter la grande nouvelle et vulgariser la *méthode américaine*. Ils
firent tant de bruit autour de cette question,
qu'en peu de temps on vit naître de nombreux
travaux sur le bégaiement, et, si les bègues n'y
gagnèrent pas grand'chose, on s'occupa cependant un peu de remédier à leur infirmité, que,
jusqu'alors, on avait toujours laissée dans un
prudent oubli.

Je n'ai pas besoin de dire qu'aussitôt que la
question fut portée sur un terrain vraiment
scientifique, et que les médecins l'étudièrent, la
méthode américaine rentra dans le néant, et que,
tout en reconnaissant que l'observation du fait
avait pu être juste, il n'y avait pas lieu d'en
tirer des conclusions aussi radicales, aussi caté-
goriques que Mme Leigh l'avait fait ; à l'inspiration et à l'imagination avait succédé le raisonnement, et l'erreur avait été vite démasquée.

Je ne veux pas rappeler en détail les travaux
et les luttes que soutinrent entre eux Itard,
Voisin, Rullier, Serre d'Alais, Cormack, Deleau,

Arnold, Muller et surtout Colombat. Toutes ces théories n'ont plus aujourd'hui qu'un intérêt historique, et sont sans utilité pratique.

Je dirai cependant que Rullier eut, le premier, l'honneur de donner une théorie d'apparence scientifique sur la cause du bégaiement. Selon lui, « l'hésitation de la langue ne serait qu'une débilité purement relative des organes de l'articulation, résultant du défaut de rapport établi entre l'exubérance des pensées, la vitesse concomitante d'irradiation cérébrale qui lui correspond, et la vitesse possible des mouvements successifs et variés, capables d'exprimer les idées par la parole ».

A toutes ces théories se rattache naturellement un procédé de traitement; mais les résultats obtenus par les auteurs que je viens de citer étaient si peu favorables, la foi en leur système si peu assurée, que lorsqu'en 1841 les bruits de guérison du bégaiement obtenue par la chirurgie se répandirent en France, tous s'empressèrent d'abandonner leurs méthodes réputées jusque-là infaillibles et de répéter ces opérations.

La méthode chirurgicale prit naissance en Allemagne. Le 8 mars 1841, un chirurgien de Berlin, Dieffenbach, écrivait une lettre à l'Institut de France, dans laquelle il proposait une opération sur la langue pour corriger le bégaie-

ment. Selon lui, cette infirmité est due à un
état spasmodique des voies aériennes, résidant
surtout dans la glotte et se communiquant à la
langue, aux muscles du visage et même du cou.
Il pensait qu'en interrompant l'innervation dans
les organes musculaires qui participent à cet
état anormal, il parviendrait à le modifier et à
le faire cesser complètement. C'est dans le but
de détruire cette innervation vicieuse qu'il pra-
tiqua la coupe transversale de la racine de
la langue.

A l'époque où il communiqua son mémoire
à l'Institut, il avait déjà opéré dix-neuf bègues,
et; chez tous, il annonçait que le bégaiement
avait complètement disparu.

Malgré ce succès opératoire si éclatant, il
ne prône pas beaucoup son procédé. « L'importance d'une si grave opération, dit-il en terminant sa lettre, les dangers qui peuvent en
résulter : la perte de la langue par la gangrène
ou la suppuration ou même par la maladresse
d'un assistant qui peut facilement la déchirer,
sont autant de considérations qui demandent à
être mûrement pesées et qui, jointes à la difficulté
qu'elle présente, empêcheront des opérateurs
peu exercés de vouloir la tenter. »

Ces conseils ne furent malheureusement
écoutés qu'à moitié, et on substitua à ces procédés opératoires d'autres opérations moins

dangereuses en apparence, et qui, étant plus faciles, se répandirent davantage.

Velpeau et Amussat se disputèrent la priorité de la section des génio-glosses près de leurs attaches aux apophyses génies. Cette section était faite sous la muqueuse préalablement incisée. Velpeau croyait que c'est à une profondeur anormale de la voûte palatine qu'est dû le bégaiement ; Amussat, de son côté, pensait que la cause réside le plus souvent dans le défaut de conformation ou dans l'excès de contraction des génio-glosses et que la langue est toujours raccourcie, déviée ou mal conformée.

Enfin, un chirurgien lyonnais, Bonnet, écrivait le 27 mars de la même année 1841 à l'Académie des sciences pour lui faire part d'une opération de ténotomie qu'il avait faite en vue de corriger le bégaiement. Il admettait la théorie d'Amussat ; mais, au lieu de faire comme lui la section des génio-glosses en pénétrant par la bouche, il la pratiquait à travers une piqûre faite au menton.

Je ne m'arrêterai pas davantage sur les procédés chirurgicaux que vit naître et mourir le premier semestre de l'année 1841. Je ne citerai que pour mémoire les ablations de la luette, des amygdales, préconisées en Angleterre par Bennet, Lucas, Edwin Lee, Yearsley, Braid ; le dédoublement du voile du palais exécuté par

Wurtzer ; les ligatures, soit des deux nerfs hypo-
glosses, soit des deux artères linguales, soit
encore du nerf d'un côté et de l'artère de l'autre,
proposées par l'Italien Fabri ; la section du frein
de M. Hervez de Chégoin, etc.

L'inutilité et le danger des tentatives chirurgicales, publiquement reconnus par ceux mêmes
qui les avaient prônées, la nouvelle de la mort
de sujets opérés par Dieffenbach et Amussat,
calmèrent rapidement l'enthousiasme des myo-
tomistes, et aujourd'hui l'opération du bégaiement est généralement abandonnée.

Toutefois, le Dr Oré, professeur de physiologie
à l'école de médecine de Bordeaux et chirurgien
distingué de l'hôpital Saint-André, ayant été
chargé, en 1867, de rédiger l'article *bégaiement*
pour le Dictionnaire de médecine et de chirurgie
pratiques de Jaccoud, se déclara partisan en *théorie* de l'opération d'Amédée Bonnet, qu'il n'avait
du reste jamais eu l'occasion de pratiquer.

Mais je dois dire que, plus tard, mis en présence des faits, il eut la loyauté de ne pas persévérer dans son opinion hypothétique.

En effet, quelques années après, en 1874, il
fit partie d'une Commission nommée par *l'Académie des sciences, belles-lettres et arts de Bordeaux* sur la demande du préfet de la Gironde,
pour examiner « les procédés employés par
M. Chervin pour guérir le bégaiement ». Comme

ses autres collègues de la Commission, il dit dans le rapport : « La Commission s'est présentée le 16 mars chez M. Chervin : elle y a trouvé neuf personnes, de 12 à 44 ans, toutes affectées, à divers degrés, de l'infirmité signalée. Et le 4 avril, moins de vingt jours après, les mêmes sujets, examinés, ne conservaient aucune trace du bégaiement constaté le 16 mars. »

Je dois encore signaler l'opération de craniectomie faite récemment par M. le professeur Thomas Jonnesco, de Bucarest, et dont l'observation a été communiquée à l'Académie de médecine de Paris dans sa séance du 24 octobre 1899.

En voici le compte rendu, d'après M. Jonnesco lui-même :

Un enfant de treize ans, très intelligent, était atteint d'une difficulté si grande de la parole, que sa famille réclama une intervention chirurgicale qui pût le soulager. Ayant constaté un aplatissement accentué de la moitié gauche du crâne, j'ai pratiqué l'hémi-craniectomie temporale gauche, suivie de quatre incisions libératrices curvilignes sur la dure-mère ; avant de réappliquer le lambeau ostéocutané, je réséquai deux centimètres d'os sur son bord supérieur.

Les suites opératoires furent des plus graves : aphasie complète, hémiplégie droite totale, prostration interrompue par des accès d'agitation. Je rouvris la plaie et évacuai quelques caillots sanguins.

Trois jours après, l'enfant reprend ses facultés et

revient à l'état normal. Le douzième jour il était complètement guéri et prononçait facilement les mots les plus longs ; cette guérison s'est maintenue.

Voilà le cas ; l'explication importe peu. Pourtant je crois que la compression cérébrale par soudure précoce du crâne a été la cause du bégaiement.

Je crois, pour ma part, que M. Jonnesco a fait une erreur de diagnostic et qu'il a donné le nom de bégaiement à je ne sais quel trouble de la parole, justiciable d'une intervention chirurgicale. En tous cas, je ne conseillerai jamais à un bègue d'essayer de la craniectomie.

Mais laissons les bistouris et revenons aux méthodes pédagogiques.

*
* *

Deux méthodes surnagèrent au milieu de ce naufrage général de 1841 : celle de Colombat et celle de Becquerel, et il est bon de se reposer un peu de cette période si agitée sur l'examen de ces deux procédés qui ont au moins l'avantage d'être inoffensifs.

Colombat s'était approprié la théorie de Rullier sur la cause du bégaiement. Il emprunta à Serre, d'Alais, sa classification du bégaiement et son isochrône, qu'il baptisa muthonome, à Cormack le meilleur de son traitement, c'est-à-dire l'inspiration initiale ; enfin, il n'est pas jusqu'à Itard, qui ne fut dépouillé de l'invention de sa fourchette. Colombat fit de tout cela un beau volume, le plus complet assurément qui eût paru jusqu'alors sur la matière et eut le tort grave de présenter le tout comme sien.

Je n'essaierai pas de rapporter les colères et les cris que poussèrent les dévalisés ; cela manquerait d'intérêt. Mais il paraît que tout n'était pas au mieux, car, en 1843, le Dr Alfred Becquerel adressa à l'Académie des sciences un rapport sur une nouvelle méthode inventée par un mécanicien du nom de Jourdan, et dont toute la théorie reposait sur cette phrase : « Le bégaiement est dû à ce qu'on use en souffle et non en son l'air qu'on a dans la poitrine ». Becquerel ajoutait qu'il avait été guéri après douze jours de pratique de la méthode Jourdan, tandis qu'il avait suivi pendant douze ans, sans succès, la méthode orthophonique de Colombat.

En quoi consistaient donc les exercices de cette merveilleuse méthode Jourdan-Becquerel qui agissait si promptement ? Malheureusement, la concision que nous avons remarquée dans la définition ne se retrouve pas dans la pratique. Voici, en effet, les précautions que le bègue devra prendre pour parler : « Inspirer légèrement comme dans l'état physiologique, faire une toute petite poussée, puis se mettre à parler en observant sans cesse de maintenir la poitrine dilatée et l'abdomen légèrement saillant et d'employer le moins d'air possible, puis, avant de recommencer la même série de phénomènes, chasser l'air restant par un expiration active. Toute la difficulté consiste donc à parler en maintenant la poitrine dilatée et l'abdomen légèrement saillant. »

Il n'y avait qu'un malheur dans tout cela, c'est que Becquerel affirmait sa guérison en bégayant d'une façon épouvantable, et ceux qui ont connu ce savant professeur de notre Faculté de Médecine de Paris m'autoriseront à conclure de tout ceci que la méthode Colombat, pas plus que le procédé Jourdan-Becquerel, ne donnèrent des résultats sérieux.

Avant de quitter cette période, qu'on me permette de reproduire ici l'observation curieuse d'un malade que j'ai soigné et guéri en 1873, ainsi qu'en témoigne le Dr Jules Godard, qui a vu et examiné ce sujet particulièrement intéressant ainsi qu'on va voir :

Constant P..., 57 ans. — Bégaiement mixte grimacé.
Traité il y a 39 ans par M. Colombat, qui s'exprime ainsi sur son compte (1) :
« Constant P..., âgé de 18 ans, de la Rivière, département du Doubs, qui nous avait été adressé par M. le docteur Bousson, affecté d'un bégaie-

(1) COLOMBAT. Traité de tous les vices de la parole et en particulier du bégaiement. Paris, 3e édition, 1840. t. 2, p. 534 62e observation).

ment gutturo-tétanique choréiforme excessivement pénible, a été délivré de ce vice de l'articulation. après avoir passé un mois à l'Institut orthophonique. »

Constant P... a été traité une première fois en 1834 par Colombat ; mais, un mois après avoir quitté son professeur, il était retombé dans son ancien défaut. Et en 1836, lorsqu'il fut l'objet de l'observation ci-dessus, c'était pour la seconde fois qu'il suivait le cours de Colombat. Cette nouvelle tentative ne donna pas plus de succès que la première. Ayant perdu alors toute confiance dans les procédés de Colombat, Constant P... fit le voyage de Berlin et alla trouver Dieffenbach, dont les opérations, sur les bègues, jouissaient alors de la plus grande vogue. Ce chirurgien lui fit la section horizontale transverse de la racine de la langue. La plaie fut cicatrisée au bout de dix jours, mais le bégaiement persista, sans même que l'opération eût apporté aucune amélioration.

Désireux cependant d'obtenir, à tout prix, la guérison de son bégaiement qui avait résisté aux efforts de Colombat et de Dieffenbach, il se fit faire par Froriep, professeur à la Faculté de Médecine de Berlin, la section sous-cutanée des génio-glosses par le procédé de Bonnet. L'opération, cette fois encore, n'apporta aucun changement dans la manière de parler, bien que Froriep ait prescrit à son malade quelques exercices de langage pour favoriser l'acte chirurgical.

Un fait important à noter, c'est que, bien qu'il ait subi la section des génio-glosses. M. P... peut néanmoins tirer la langue, ce qui prouverait que la section de ces muscles au niveau de leurs insertions aux apophyses génies supérieures n'est pas possible, car le recollement des aponévroses d'insertion se fait toujours.

Colombat avait rangé ce sujet dans la classe des gutturo-tétaniques choréiformes. Il nous paraît s'être mépris lui-même dans l'application de sa classification. Il nous semble, en effet, si nous en croyons la définition qu'il donne lui-même du bégaiement muet, et les phénomènes que nous a présentés le sujet, qu'il eût été bien mieux placé dans cette dernière variété.

Voici les symptômes que présente ce bègue le premier jour de son traitement :

Bégaiement très accentué dans la lecture et la conversation à haute voix, accusé par des troubles profonds dans le rythme respiratoire.

L'expiration est anticipée, saccadée, suspendue ; l'inspiration est entrecoupée, parfois même il y a suffocation momentanée. Au lieu de parler pendant le temps de l'expiration, il parle en inspirant.

Les consonnes lui sont plus difficiles que les voyelles, et c'est généralement au commencement des mots, que se présente l'obstacle qui l'arrête. La syllabe est alors butée, le plus souvent aspirée, quelquefois expirée, toujours suspendue.

Toutes les lettres sont rebelles; cependant les linguales et les gutturales le sont davantage que les labiales.

Lorsqu'une difficulté se présente, il reste la bouche béante, la langue contracturée reste fixée sur les arcades dentaires inférieures; le corps se porte en avant comme s'il s'agissait de peser de tout son poids pour faire sortir la parole. Il reste dans cette attitude jusqu'à ce que le mot soit expulsé, et le même fait se reproduit encore quelques mots plus loin.

Somme toute, c'est un bégaiement très accentué,

qui met le sujet dans l'impossibilité absolue de dire
un seul mot lorsqu'il est sous l'influence de la
gêne, de la colère. Le temps chaud et orageux augmente également l'intensité de son infirmité.

Ce sujet a suivi pendant vingt jours, en 1873, les
cours de la méthode Chervin : il a été bien guéri,
puisque actuellement, c'est-à-dire quatre ans après
son traitement, il ne présente plus·de trace de son
ancienne affection (1).

Les premières applications de la méthode
Chervin remontent à 1844. A cette époque,
mon père, Claudius Chervin, dit Chervin aîné,
eut l'occasion de rencontrer un jeune enfant
atteint d'un bégaiement prononcé. Il s'intéressa
au petit bègue d'autant plus qu'il était en butte
aux moqueries de ses camarades et aux rebuf-
fades de ses parents ; il se mit en tête d'essayer
de le débarrasser de son défaut. La littérature
scientifique sur la matière n'était cependant pas
bien encourageante à cette époque. On avait
tout essayé, sans succès : médicaments, opérations, orthophonie.

Mon père vit bien vite qu'il fallait laisser de
côté les sentiers battus et faire table rase du
passé. Il réussit où les autres avaient échoué,
parce qu'il sut démêler, dans une analyse com-

---

(1) GODARD. — *Du bégaiement et de son traitement physiologique* (Thèse de la Faculté de médecine de Paris, 1877,
p. 55-57).

parative exacte et perspicace, ce qui se produit chez le bègue et chez celui qui parle bien.

Au bout d'une année d'efforts persévérants, il eut la satisfaction d'obtenir une très réelle amélioration chez son jeune malade.

Des circonstances toutes fortuites le mirent en présence d'autres bègues qui furent pour lui de nouveaux sujets d'étude. Il prit goût à ces recherches, et, en peu d'années, il arriva à créer, de toute pièce, une méthode simple et pratique qui lui était bien personnelle, que nous avons perfectionnée depuis, sans doute, mais dont les bases fondamentales n'ont cependant pas varié.

Sans vouloir apporter ici un historique complet, je tiens à ajouter quelques noms à ceux que j'ai déjà cités. Il faut reconnaître, en effet, qu'aussi bien dans le passé que dans le présent, le sujet a intéressé bien des pédagogues et bien des médecins, sans parler d'une foule d'industriels qui ne valent pas l'honneur d'être nommés.

Je dois notamment citer l'article *bégaiement*, écrit par le docteur A. Guillaume (1868) dans le Dict. encyclop. des sciences médicales. L'auteur était atteint lui-même de bégaiement et a fait de sérieux mais vains efforts pour s'en corriger.

Cet article très étudié est plein de bonnes choses, que gâtent malheureusement des idées

préconçues et des contradictions surprenantes.
Quelques courtes citations le prouveront :

Une expérience de plus de dix ans (1) m'a permis d'accorder le plus de confiance aux trois moyens
suivants : 1º immobilisation de la langue en haut,
2º inspiration au commencement des phrases, et surtout 3º mouvement des lèvres, auquel nous attachons
une importance beaucoup plus considérable qu'on ne
l'a fait jusqu'ici. Notons aussi, sur un plan secondaire,
les plaques interdentaires, maintenant les dents dans
un léger état d'écartement.

Un peu plus loin (2) il ajoute :

Nous nous sentons à l'aise, d'ailleurs, en affir-
mant ici la réelle influence des moyens de traitement que nous avons plus spécialement signalés. Ces
moyens, en effet, ne sont pas nôtres. En les adoptant
de préférence, nous ne pouvons donc obéir qu'à la
conviction de leur utilité. Or, nous n'hésitons pas à
déclarer qu'ils n'ont, entre nos mains, amené la guérison complète du bégaiement ni sur nous-même, ni
sur aucun des sujets par nous traités.

Que de contradictions en peu de lignes !

Je mentionnerai encore, parmi les Anglais :
W. Abbot, Hunt, A. Melville-Bell, etc.; parmi
les Allemands : Coën, Denhardt, Guttmann, Gutz-
mann, Klencke, Lehvess, Schultless, etc., etc.

Tous se réclament de la *gymnastique de la
parole*. Mais j'ai déjà dit que cette expression

(1) Loc. cit., p. 729.
(2) Loc. cit., p. 730.

est trop vague pour qu'on puisse lui attribuer une portée thérapeutique précise et permettre de placer sur la même ligne tous ceux qui déclarent suivre cette voie.

Je ne considère pas comme une éducation respiratoire et vocale sérieuse, et surtout utile, la pratique qui consiste à faire exécuter aux bègues des exercices pulmonaires véritablement acrobatiques. Les moyens varient avec l'imagination des auteurs, mais le but est le même. Les uns font coucher le malade sur un tapis ou un sofa et lui placent sur la poitrine des poids qu'il doit soulever en faisant des efforts violents de respiration. D'autres obligent le malade à croiser les bras derrière le dossier d'une chaise et à s'efforcer de soulever la poitrine par des inspirations profondes. D'autres encore les font souffler, jusqu'à l'épuisement, dans des flacons plus ou moins bizarrement arrangés, etc., etc. J'en passe et des meilleurs.

Je ne puis véritablement pas reconnaître à ces procédés que leurs auteurs qualifient du nom de gymnastique respiratoire un caractère utilitaire et scientifique recommandable.

Il ne faut pas croire que la thérapeutique respiratoire et phonatrice, qui est un des éléments les plus importants du traitement du bégaiement — mais qui n'en est pas le seul — ait quelque ressemblance avec les exercices que pratiquent quelques-uns de ceux que je viens de citer.

De ce qu'on est d'accord maintenant pour reconnaître aux troubles respiratoires une grande importance, il ne s'ensuit pas qu'il faille développer cette fonction comme on développe les muscles chez les anémiques, par des exercices de force ou d'adresse.

La question n'est pas de transformer les bègues en virtuoses de la respiration, mais de les amener à la pratiquer normalement.

Combien j'ai vu de bègues dont la difficulté de parler avait été notablement augmentée par des exercices respiratoires inconsidérés ou mal conduits ! Et le plus souvent il s'agissait de maîtres, habiles d'ailleurs dans l'éducation du chant ou de l'articulation, mais ignorants des finesses du rythme respiratoire physiologique qu'il faut rétablir chez les bègues, de la limite qu'il faut atteindre et qu'il ne faut jamais dépasser.

Je considère pour ma part que rien n'est plus difficile à enseigner que l'articulation et la respiration nécessaires au traitement du bégaiement. Cette thérapeutique consiste en exercices physiologiques qui doivent avant tout être faciles, naturels, rationnels, sans aucune exagération, sans aucune fatigue, sans aucun adjuvant mécanique artificiel quelconque.

On comprendra donc les réserves que je formule expressément, sur l'assimilation qu'on est tenté de faire entre tous ceux qui pratiquent l'orthophonie.

Pour mémoire, je dois mentionner que la mécanique, elle aussi, a voulu dire son mot dans la matière.

On pouvait voir, à l'Exposition universelle de 1867, trois petits instruments très mignons destinés à parer à trois circonstances principales des difficultés propres aux bègues. Pour les gutturales, l'inventeur, M. Battes, de New-York, avait imaginé une cravate spéciale, qui avait pour but de presser sur le larynx lorsqu'il y avait une gutturale à faire sortir : vouliez-vous prononcer le mot *casque*, par exemple, vous portiez la main à votre cravate, vous pressiez sur une petite vis, et le K sortait tout seul. C'était ingénieux.

S'il n'y avait qu'une seule lettre difficile on aurait pu s'en contenter à la rigueur ; mais il y avait encore les labiales, qui sont quelquefois fort gênantes. M. Battes avait inventé un petit cure-dents qu'on plaçait dans un coin de la bouche, ce qui, disait-il dans son prospectus, est très à la mode. Lorsqu'une lettre labiale avait à se prononcer, on soufflait dans le cure-dents, la contraction disparaissait et on était sauvé. Il y avait enfin un troisième appareil qui se plaçait sous la langue pour les lettres linguales.

On voit d'ici ces trois appareils en fonctionnement, et le véritable doigté qu'il était nécessaire de posséder pour pouvoir parer à toutes
les circonstances voulues. C'était une éducation
de télégraphiste à faire.

HYPNOTISME

On sait que depuis quelques années on a
cherché à faire de l'hypnotisme une pana-
cée thérapeutique. Le bégaiement n'y a pas
échappé. Je dois dire que, à ma connaissance,
toutes les tentatives de guérir le bégaiement
par la suggestion hypnotique, tant sur des
hystériques que sur des non-hystériques, ont
échoué. J'avoue que, sur ce point, je suis obligé
de m'en rapporter à l'expérience des spécialistes en cette matière, car je me suis toujours
refusé, personnellement, à pratiquer l'hypnose,
même à l'époque où ses pratiques jouissaient
d'une faveur incontestée.

Il est reconnu aujourd'hui, d'une manière à
peu près unanime, que l'hypnotisme est une
arme dangereuse à manier et qu'il est, tout au
moins pour le système nerveux, un agent per-
turbateur d'une effrayante puissance.

Or, je suis convaincu que les bègues n'ont
rien à gagner à des pratiques qui tendent, cer-

tainement, à augmenter leur émotivité déjà trop grande et à diminuer leur volonté déjà trop faible.

Je m'efforce, au contraire, de diminuer, leur impressionnabilité, de l'endiguer, en les aguerrissant contre les émotions qui réagissent de la manière que l'on sait sur leur langage, et d'augmenter leur force volitionnelle, Donc, *à priori*, je ne pouvais pas être favorable à l'hypnotisme, et les insuccès constants et complets qu'il a rencontrés dans la guérison du bégaiement ne sont pas faits pour modifier ma manière de voir.

Je sais bien que M. Bernhein, de Nancy, a écrit cette phrase très encourageante : « La suggestion guérit souvent, soulage lorsqu'elle ne guérit pas, et est inoffensive lorsqu'elle ne peut soulager ».

Mais je ne suis pas aussi convaincu que M. Bernhein de l'innocuité absolue des pratiques hypnotiques ; je connais des faits absolument probants de leur danger.

Au surplus, la franchise de langage du Professeur Dejerine, qui, lui aussi, est un partisan de la thérapeutique hypnotique, est plutôt faite pour nous effrayer que pour nous rassurer.

« Quant à moi, — dit-il (1) — ma conviction

(1) *Sémiologie du système nerveux*, dans le Traité de pathologie générale de Bouchard, t. V., p. 390. Paris, Masson, 1901.

est faite depuis longtemps, et je crois que chez certains individus — je ne dis pas chez tous — on peut par la suggestion, soit pendant l'hypnose, soit plus rarement à l'état de veille, on peut, dis-je, détruire toute espèce de liberté, de personnalité, de volonté, en faire par conséquent de véritables automates, obéissant fatalement et aveuglément à l'ordre donné, et cela dans n'importe quel domaine. »

Le malheur c'est que lorsqu'on ordonne aux bègues de ne plus bégayer, ils n'en tiennent pas compte. Par contre, lorsqu'ils sont soumis à la thérapeutique pendant trois ou six mois, comme j'en ai vu des exemples, il se développe chez eux une émotivité et une diminution de leurs forces volitionnelles qui témoigne du danger du traitement auquel ils ont été soumis.

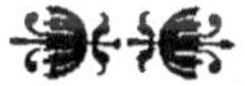

Chapitre VIII

Historique du traitement du bégaiement par la Méthode-Chervin

Début en 1844. — Table rase du passé : anatomie, physiologie, pédagogie. — Difficultés du début. — Cruel dilemme : se soumettre ou se retirer ; générosité du Dr Bonnet.— Le Dr Blanchet, les sourds-muets et Chervin. — Duruy et Chervin. — Fondation de l'Institut des Bègues de Paris en 1867.— Succès définitif.— Plus de 40 rapports officiels favorables.

Avant d'aborder l'exposé de la méthode de traitement du bégaiement par la *Méthode-Chervin*, il me paraît nécessaire de dire quelques mots sur les origines et le développement pris, peu à peu, par cette méthode.

J'ai déjà dit que les débuts de la méthode Chervin remontent à 1844.

A cette époque, mon père venait d'être nommé (1er juin 1844) instituteur communal dans le joli petit village d'Albigny (Rhône), sur les bords de la Saône. Mais laissons la parole à M. Vingtrinier, auquel nous empruntons tous ces détails (1).

(1) *Un homme utile*, esquisse biographique sur Claudius Chervin aîné, fondateur de l'Institut des Bègues de

* *

« Parmi ses élèves, Claudius Chervin aîné avait un jeune élève affligé d'un bégaiement des plus marqués. L'écolier était docile, appliqué, plein de zèle et d'ardeur; mais à quoi servaient ses excellentes qualités, puisque la langue refusait de faire connaître les pensées, et que la parole, pour être émise, demandait des efforts surhumains qui, le plus souvent, n'aboutissaient à rien de clair et de précis?

Troublé des rires de ses camarades, éperdu de ne pouvoir se faire comprendre, découragé devant son triste avenir, l'enfant dépérissait. Chervin aîné s'en émut et son cœur compatissant se demanda si on ne pourrait pas secourir le petit malheureux. Cette idée le troublait, le faisait rêver et, à lui aussi, donnait les plus noirs soucis.

Il s'en ouvrit à un ami.

Cet ami vénéré, ce guide bienveillant était le vieux docteur Duplat, délégué cantonal, médecin d'Albigny, praticien consommé, aussi honnête que savant et adoré dans le pays.

Dès l'arrivée de l'instituteur, il avait lu son homme sur sa figure, suivant l'expression ima-

Paris, par M. Aimé Vingtrinier, bibliothécaire en chef de la ville de Lyon, 1899.

6**

gée de Desbarroles, et avait été charmé de la
droiture, de la bienveillance, de l'intelligence
qu'il y avait découvertes. A l'œuvre, il vit bien
vite qu'il ne s'était pas trompé. Les élèves s'é-
taient donnés à leur maître et les habitants du
village avaient fait comme leurs enfants.

Charmé de cette nouvelle acquisition, le vieux
docteur trouvait continuellement un prétexte de
s'arrêter sur l'esplanade, au pied du vieux châ-
teau, afin de donner un bonjour amical au
maître en faisant sa tournée dans les environs.
Celui-ci était ravi et fier de pareille affection,
et bientôt le jeune homme et le vieillard furent
inséparables, heureux de se délasser de leurs
travaux dans les charmes d'une conversation où
la morale, la science, la littérature, l'enseignement avaient une si large part qu'ils en faisaient
presque tous les frais.

Assis sur un banc rustique, en face du ma-
gnifique spectacle qu'ils avaient sous les yeux;
gravissant les chemins qui grimpent vers la
montagne, ou suivant les sentiers qui descen-
dent vers la Saône, qui les eût vus, sans les
connaître, les eût pris pour le père et le fils.

L'instituteur demanda au savant si on ne
pourrait pas adoucir, sinon corriger l'infirmité
du petit écolier ? Il y revint à plusieurs reprises ; mais, pour l'honneur de la science, l'oracle ne répondait pas ou répondait peu.

Loin de se laisser abattre, plus les réponses étaient obscures ou évasives, quand elles n'étaient pas décourageantes, plus le vaillant professeur insistait pour avoir une solution.

Les hochements de tête n'étaient pas des réponses, et le jeune homme revenait irrésistiblement à son sujet.

« Je sais bien, lui dit un jour le vieillard, que des chirurgiens, tant en France qu'à l'étranger, ont essayé, il y a quelques années, de guérir le bégaiement au moyen d'opérations plus ou moins ingénieuses. Toutes leurs tentatives ont été vaines et sont aujourd'hui complètement abandonnées.

« Des médecins et même des professeurs, aussi entêtés que vous, ont poursuivi le même but par des procédés gymnastiques. Ils ont ressuscité le moyen si connu de Démosthène et mis des cailloux dans la bouche de leurs patients. Qu'ont-ils obtenu? Rien. Que n'a-t-on pas fait? On a essayé mille autres manières, mille autres engins. Le succès de l'orthopédie était là, ne pouvait-on pas suivre le même système d'éducation? Les médecins échouèrent comme les chirurgiens, et eux aussi abandonnèrent la partie.

« Faites comme eux, mon cher ami, et renoncez à un espoir qui ne se réalisera pas.

« Si vous voulez simplement vous occuper,

ne perdez pas votre temps à fouiller nos biblio-
thèques ; elles ne vous apprendraient rien.
Cherchez vous-même, essayez, tâtonnez. Observez en quoi votre petit bègue diffère de ses
camarades. Etudiez le fonctionnement normal
des appareils de la voix.

« Vous échouerez sans doute ; mais si, par
impossible, vous réussissiez, quels bienfaits
n'apporteriez-vous pas à l'humanité ! »

Malgré son opinion formelle, ses idées et ses
convictions, M. Duplat mit tous ses livres à la
disposition du professeur. Celui-ci, aiguillonné
par l'obstacle, ardent à le surmonter et animé
par le but qu'il entrevoyait, se plongea dans la
physiologie et l'anatomie, sans négliger d'étudier son élève, auquel son cœur aimant s'était
si vivement attaché.

Pendant deux ans, les essais se succédèrent,
sans décourager le professeur. Il se sentait sur
la voie et ne demandait qu'à persévérer. Il entrevoyait quelque chose, vaguement peut-être,
mais le système prenait corps. Déjà, il était
arrivé à sensiblement améliorer la prononciation de l'enfant ; déjà il recevait les félicitations
du docteur, lorsque, le 1er janvier 1847, il fut
nommé instituteur communal à Lyon.

A Lyon, il se mit, de suite, en devoir de répondre à la confiance qu'on avait en lui. La
charge était plus lourde qu'à son cher Albi-

gny ; mais il avait l'expérience acquise et une indomptable volonté.

Le hasard voulut qu'il y eût encore un bègue dans la nouvelle école, comme là-bas.

Ce fut pour le professeur une consolation et une joie. Il allait pouvoir appliquer sa méthode et perfectionner ses essais. Il se mit aussitôt à l'œuvre et, cette fois, il eut le bonheur de réussir parfaitement.

Il n'y avait pas à douter, le triomphe était complet. On vit l'enfant, on félicita le maître ; on acclama la découverte. Quels horizons ! Quel avenir !

Chervin se remit aux expériences, avec une ardeur qui tenait de la passion. Il voulait créer une règle, une méthode, établir des principes et ne rien laisser au hasard dans son merveilleux enseignement.

Tout marchait d'ailleurs à souhait.

Cet immense labeur, neuf en tous points et sans précédents, fut couronné du plus entier succès. Les élèves accoururent et la renommée du professeur se répandit dans toute la région lyonnaise.

Elle parvint aux oreilles du docteur Amédée Bonnet, le célèbre chirurgien, dont la haute intelligence et la sagacité n'étaient jamais restées étrangères à rien de ce qui pouvait intéresser la science et l'humanité.

Lui-même, en 1841, avait essayé de combattre le bégaiement au moyen d'une opération, et il avait complètement échoué.

Trop fier pour être jaloux, trop grand pour ne pas admettre le génie chez les autres, il voulut se rendre compte personnellement de la méthode nouvelle. Il se rendit chez le jeune professeur, le vit, fut satisfait, admit sa supériorité et lui confia aussitôt deux sujets soigneusement choisis.

Chervin les guérit, et le docteur Bonnet le remercia par le petit billet suivant :

Je soussigné, Amédée Bonnet, professeur de l'Ecole de médecine de Lyon, certifie avoir adressé deux bègues à M. Chervin. Ces bègues, âgés l'un de 12 ans, l'autre de 25, ont été complètement guéris en dix jours de traitement.

20 janvier 1853.

Que dire devant un pareil certificat signé d'un nom illustre, délivré par une des sommités de la science ? La lumière était faite ; elle brillait ; on ne pouvait plus la nier.

Mais l'administration universitaire de cette époque ne pouvait admettre qu'un instituteur s'élevât au-dessus de sa situation précaire.

Un prétexte pour le frapper fut bientôt trouvé. Il pensait mal.

Or Chervin aîné avait, en effet, accueilli avec enthousiasme les idées de liberté et de progrès acclamées par la Révolution de 1848. Au surplus, il appartenait à une famille républicaine, il fallait sévir. On n'y manqua pas.

Un jour, le recteur de l'Académie, qui était alors l'abbé Vincent, intima l'ordre à Chervin d'avoir à cesser tous ses travaux sur le bégaiement. Il avait le choix, il était libre ; il devait aussitôt se soumettre ou se retirer.

Avant de se résoudre, le malheureux instituteur courut chez le docteur Amédée Bonnet, qui était devenu son protecteur et son ami.

Le célèbre chirurgien lyonnais, homme de cœur et de liberté, n'hésita pas longtemps.

— Combien gagnez-vous par an? demanda-t-il à son visiteur.

— Dix-huit cents francs... C'est peu pour un ménage...

— Eh ! je le sais. Continuez vos leçons et vos cours ; j'en fais mon affaire. Guérissez les bègues ; allez sans crainte. Si on vous destitue, vous deviendrez mon secrétaire, et je vous garantis des appointements semblables.

Chervin aîné, confondu, ne trouvait pas de mots pour remercier. Il se voyait sauvé et le bonheur l'étouffait. Il se retira en balbutiant quelques paroles... Il savait que ce n'était point là une vaine promesse ; l'illustre chirurgien n'avait jamais manqué aux siennes et il était homme à tenir celle-ci.

Ce fut donc le cœur inondé de joie que Chervin aîné rentra chez lui. Seulement, pour ne pas abuser d'une telle générosité, il s'effaça,

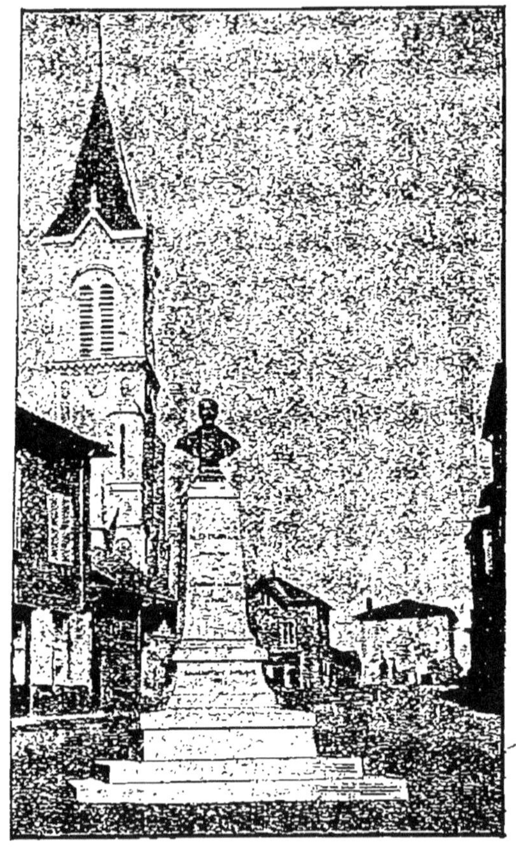

Monument de Chervin aîné, à Bourg-de-Thizy (Rhône).

courba la tête, mit une sourdine à ses succès et dissimula les guérisons qu'il obtenait.

Par une curieuse coïncidence, ces deux

hommes, qui s'étaient rencontré dans un même
sentiment humanitaire pour les pauvres bègues,
ont tous deux les honneurs du bronze! Amédée
Bonnet a sa statue dans une des cours de
l'Hôtel-Dieu de Lyon, et un monument sur-
monté du buste de Chervin aîné orne la place
publique de sa ville natale.

Quelques années passèrent ainsi ; le nuage
noir s'éloigna et les foudres universitaires ne
frappèrent pas le coupable.

Bien mieux, une réaction se fit peu à peu
en sa faveur, et le ciel finit par se rasséréner
tout à fait sur sa tête.

Un autre novateur, le docteur Blanchet, médecin en chef de l'Institution des sourds-muets de
Paris, avait résolu de compléter l'œuvre de l'abbé
de l'Épée et de ne plus se contenter d'apprendre
aux sourds-muets à parler avec des gestes,
mais de leur apprendre à parler à haute et intelligible voix, comme les entendants-parlants.

Non seulement, il poursuivait ce but, mais il
rêvait d'en faire profiter TOUS les sourds-muets.

Ecoutons le lui-même exposer, dans le dernier ouvrage sorti de sa plume, le caractère de
cette grande réforme humanitaire à laquelle
Chervin n'a pas tardé à s'associer :

Jusque dans ces derniers temps, dit Blanchet,
les efforts des bienfaiteurs des sourds-muets s'étaient

concentrés sur les moyens de leur donner l'éducation
à l'aide de divers systèmes et de méthodes plus ou
moins ingénieuses d'ailleurs. Mais toutes avaient le
grave inconvénient de les séparer de leurs familles,
du milieu dans lequel ils étaient nés, de les placer
dans des internats spéciaux, où ils n'avaient de rapports qu'entre eux, ne communiquaient qu'à l'aide
de signes de convention, incompris des entendants.
De sorte que, malgré le zèle et la capacité des
maîtres, ils pouvaient oublier le sentiment de leurs
devoirs envers leurs parents, prendre en méfiance
cette société dont ils étaient isolés, s'exalter dans le
sentiment de leur individualité, pour le plus souvent, à la sortie de leurs écoles, s'étioler et s'affais-
ser dans leurs luttes avec leurs besoins de la vie. Il
faut ajouter que ce genre d'éducation est tellement
dispendieux que, malgré les libéralités et les sacri-
fices de l'Etat, des départements et des communes,
un tiers à peine des intéressés est appelé à y parti-
ciper.

Donner l'éducation aux sourds-muets en les
conservant à leurs familles, afin d'y maintenir les
rapports d'affection et le culte des devoirs réciproques
que la loi naturelle et la loi divine imposent aux
parents comme aux enfants. La leur donner dans les
écoles communales, au milieu des entendants, de manière à ne pas s'exposer à rompre les liens sociaux
qui unissent tous les hommes et les portent à se
considérer comme frères. La leur donner par des
moyens qui mettent infirmes, parlants et entendants,
en communion constante, la leur donner à tous dès
le jeune âge et en quelque sorte sans frais exceptionnels.

Tel est le problème humanitaire que s'était

posé le savant médecin en chef de l'Institution des sourds-muets de Paris.

Vingt-cinq ans de sa vie furent consacrés à cette œuvre grandiose.

Lorsqu'elle devint une réalité, M. Delangle, ministre de l'Intérieur, qui avait pu par lui-même apprécier les résultats obtenus, adressait en 1858 aux Conseils généraux une circulaire recommandant chaleureusement la méthode régénératrice de Blanchet.

Le Conseil général du Rhône décida que quatre instituteurs lyonnais, deux laïques et deux congréganistes, seraient envoyés à Paris pour suivre la méthode Blanchet.

Chervin fut désigné des premiers par un arrêté préfectoral en date du 2 octobre 1858.

La tâche humanitaire et scientifique à laquelle on voulait l'initier enflammait son âme généreuse.

A Paris, Chervin devint bientôt le collaborateur préféré et l'ami intime de Blanchet.

Ces deux hommes étaient bien faits pour se comprendre !

De retour à Lyon, il fallait appliquer la méthode ; des quatre délégués, Chervin seul persévéra.

Il découvrit deux sourds-muets, un garçon et une fille, et, après huit ans d'efforts, de patience et de dévouement, il leur apprit complètement à parler.

Ajoutons, comme trait aussi beau que rare,
que, pour le premier, qui manquait de tout,
leçons, répétitions, et souvent nourriture, vête-
ments, furent à la charge du professeur.

Mais le résultat fut merveilleux. Les deux
petits muets d'autrefois savaient lire, écrire,
compter. Ils parlaient, se faisaient comprendre,
lisaient la parole sur les lèvres et se trouvaient
rendus à l'existence commune dont ils semblaient à jamais séparés.

La Société protectrice des sourds-muets de
Paris épuisa en faveur de Chervin toutes les
récompenses dont elle pouvait disposer. Elle
rêvait de mettre ce zélé professeur à la tête
d'une institution importante, mais la mort du
docteur Blanchet vint arrêter tous ces projets.

Chervin revint à sa passion première, aux
bègues, qu'il n'avait du reste pas un seul instant
perdus de vue.

Cette fois, il fut soutenu par ceux-là mêmes qui
l'avaient jadis le plus combattu. Les rapports
officiels favorables à sa méthode de traitement
du bégaiement affluaient de toutes parts.

Un jour, le Ministre de l'Instruction publique
Victor Duruy, qui a laissé une trace si profonde
dans la rénovation de l'Université, vient à Lyon
présider la distribution des prix des Ecoles

municipales. Le Préfet, le Recteur, lui présentèrent Chervin aîné.

L'entrevue est curieuse. « Je suis bien heureux d'apprendre que vous êtes arrivé à corriger le bégaiement, dit le Ministre à son subordonné. Je vous connais, en effet, un concurrent qui n'a pu obtenir autant de succès. » Chervin remercie le grand maître de l'Université de sa bienveillance et ne peut s'empêcher de lui dire, modestement, que d'autres peuvent faire, et mieux que lui, ce qu'il a tenté. « Oui, oui, réplique en souriant Duruy ; mais rassurez-vous, votre concurrent a renoncé à vous disputer la palme. Il a changé de profession. Il est maintenant... ministre de l'Instruction publique. » Et M. Duruy, avec beaucoup de bonhomie, raconte qu'au collège Henri IV, il avait fait, et en vain, tous ses efforts pour débarrasser un de ses meilleurs élèves d'un bégaiement préjudiciable à son avenir. Et il engage Chervin à venir s'établir à Paris.

L'année suivante, en 1867, Chervin fondait l'*Institut des Bègues de Paris*, avec le concours de M. Duruy, ministre de l'Instruction publique.

Cette création, dont la nécessité était démontrée par l'existence de plus de cent mille bègues en France, répondait aux vœux émis à différentes reprises, par des Commissions officiellement désignées pour examiner la méthode Chervin.

A côté des Institutions des Sourds-Muets et

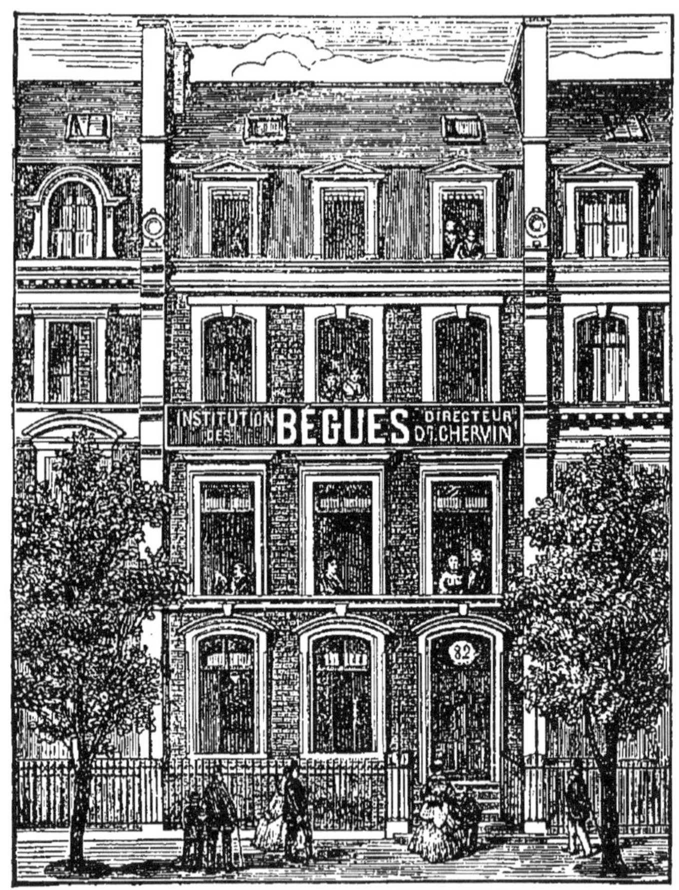

des Aveugles, n'était-il pas naturel de créer un Institut des Bègues ?

L'Institut fut installé, avenue Victor-Hugo, 82 (16e arrondissement), dans le quartier le plus sain et le mieux aéré de Paris, à proxi-

mité de l'Arc de Triomphe de l'Étoile, du Tro·
cadéro et du Bois de Boulogne, dans une élé-
gante et confortable maison entre cour et jardin.

Les malades arrivèrent rapidement; leur guérison fit grand bruit dans leur entourage, et
l'Institut, bien vite placé au premier rang dans
l'estime publique, fut subventionné par le Ministère de l'Instruction publique, le Ministère
de l'Intérieur, la Ville de Paris, le Département de la Seine et différents conseils généraux
et municipaux de la province.

Mais, si on jette un regard en arrière,
de quel étonnement n'est-on pas frappé en
voyant le chemin parcouru! Que de veilles,
de pensées, d'observations sagaces, d'intelligence, de volonté, n'a-t-il pas fallu pour arriver à ce résultat merveilleux!

Après vingt années d'un labeur opiniâtre,
d'une énergique persévérance qu'aucun sacrifice n'avait pu arrêter, Chervin aîné recevait
enfin la récompense de sa courageuse initiative.
Son œuvre était fondée; elle était officiellement
reconnue; sa méthode approuvée. Il allait
maintenant pouvoir marcher d'un pas ferme
et assuré.

Dès lors, la route est toute tracée; le succès
partout accompagne les pas de Chervin aîné.

Mais l'âge de la retraite sonna. Après
quarante années d'apostolat, Chervin céda, en

1878, la direction de l'Institut des Bègues de Paris à son fils et à son frère, qui étaient depuis longtemps ses collaborateurs dévoués.

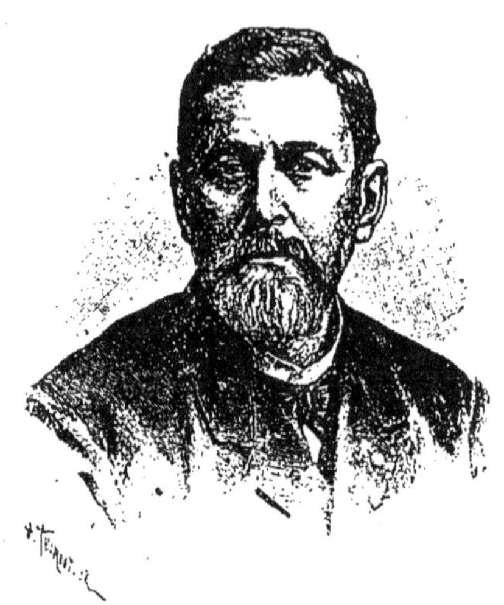

Chervin aîné (1824-1896)

Chervin aîné n'était pas de ceux qui peuvent se résigner à l'inactivité tant qu'il leur reste quelque force. Pendant plusieurs années, on le vit encore prendre une large part à la marche de son cher *Institut des Bègues de Paris*, faisant profiter ses dignes successeurs de son expérience et de sa sagacité.

Puis la mort vint assombrir cette laborieuse maison, et le 23 décembre 1896, Claudius Chervin aîné mourait à Paris, dans les bras des siens éplorés. »

* *
*

Voyons maintenant, en détail, l'exposé de la Méthode Chervin.

Chapitre IX

Traitement du bégaiement par la Méthode-Chervin

Chacun sait, aujourd'hui, que le bégaiement n'est justiciable que de certains exercices gymnastiques spéciaux des organes phonato-articulateurs.

Mais en quoi consistent ces exercices ?

Quelle en est la nature et le mode d'application ?

C'est ce qu'on ne sait généralement pas d'une manière bien précise, et c'est aussi ce que nous nous proposons d'exposer succinctement.

Il faut dire tout d'abord que par ces mots : *exercice gymnastique de la parole*, il ne faut pas entendre des exercices vagues et indéterminés, consistant, pour la majeure partie, dans la répétition de certaines phrases sacramentelles où l'on a accumulé, comme dans des chevaux de frise, les difficultés propres à tel ou tel bègue. Des exercices de ce genre seraient sans utilité.

On ne fait disparaître le bégaiment que si on l'attaque scientifiquement et méthodiquement.

La méthode que nous nous proposons de décrire ne consiste pas, en effet, à enseigner au bègue certains moyens pour éviter le bégaiement ou pour le dissimuler. Notre méthode repousse aussi bien l'intervention chirurgicale et médicamentaire que l'emploi d'appareils ou d'instruments quelconques placés dans la bouche, ou l'usage de certains artifices ou *trucs*, de quelque nature qu'ils soient. C'est une méthode rationnelle, basée sur l'observation précise et minutieuse des phénomènes physiologiques qui président à l'acte de la phonation, et elle n'a d'autre but que d'en étudier et d'en faciliter la mise en pratique. C'est une sorte de phonascie que nous avons créée spécialement à l'usage des bègues.

J'ai déjà montré que pour parler il faut exécuter une série d'actes qu'on peut ranger sous trois chefs principaux :

1° Élaboration de la pensée ;

2° Volonté de l'exprimer ;

3° Emission des sons réprésentatifs de cette pensée.

Chacun de ces actes doit être accompli d'une certaine manière, sous peine d'éprouver dans son exécution soit une impossibilité absolue, soit un obstacle plus ou moins grand.

Voyons donc quelle différence nous observons chez le bègue, comparé à l'homme dont la parole est libre et chez lequel la fonction s'exécute physiologiquement.

1° *Élaboration de la pensée.* — Il semble au premier abord que, chez le bègue, le travail d'élaboration de la pensée s'accomplit d'une façon normale. Il n'en est malheureusement pas toujours ainsi. Et il n'est pas très rare de rencontrer des bègues qui déclarent spontanément que, sous l'influence d'une émotion plus ou moins vive, provoquée par les motifs les plus insignifiants, il leur arrive de ne plus pouvoir parler, parce qu'ils sont tellement troublés qu'ils n'ont plus la faculté d'avoir des idées ; le mécanisme de la pensée ne fonctionne plus chez eux.

2° *Volonté de l'exprimer.* — D'autre part, i arrive souvent que le bègue reste bouche béante sans prononcer une seule syllabe. Il a conçu une idée, mais la volonté de l'exprimer est troublée, et l'ordre d'émission des sons représentatifs de l'idée conçue n'arrive pas aux organes phonateurs, qui naturellement restent au repos.

Mais, nous dira-t-on, quelle preuve avez-vous que ces troubles dans l'élaboration de la pensée

ou dans la volonté de l'exprimer soient l'origine
des désordres causés dans la phonation ?

Nous répondrons que nous faisons appel,
dans cette occasion, au témoignage des bègues
eux-mêmes. Ce sont eux, en effet, qui, lorsqu'ils
ont l'habitude de s'observer et de se rendre
compte des difficultés qu'ils éprouvent à parler,
nous ont dit qu'ils avaient parfaitement conscience des troubles psychiques dont ils étaient
victimes. « Je n'ai pas pu parler, m'a-t-on souvent répété, non parce que le mot était difficile,
mais parce que *je n'avais pas d'idées, — je ne
pouvais pas penser, — la nuit se faisait dans mon
cerveau.* — Je n'ai pu parler, me disaient
d'autres sujets, quoique je susse parfaitement
ce que je voulais dire, parce que *je n'avais pas
la force, je me sentais incapable de l'énergie suffisante pour commander à mes organes ; — ma
volonté était impuissante et comme paralysée.* »

3º *Émission des sons.* — Les troubles dans l'é-
laboration de la pensée et l'énergie volitionnelle
de l'expression de cette pensée manquent assez
souvent chez les bègues, tandis qu'ils éprouvent
toujours une grande gêne dans l'émission des
sons. C'est là, en effet, le signe en quelque sorte
pathognomonique du bégaiement Il est donc
nécessaire d'étudier avec soin le siège, la manière d'être et l'importance de cette difficulté.

Le trouble dans l'émission des sons se produit tantôt au commencement, tantôt au milieu, tantôt à la fin des mots ; le plus souvent il se présente sur la première syllabe de la phrase.

Mais doit-on s'arrêter particulièrement sur les manifestations extérieures du bégaiement ? Doit-on déclarer que le bègue qui répète indéfiniment la même syllabe et dont le visage est défiguré par des grimaces affreuses est plus gravement atteint que le bègue qui s'arrête plus ou moins, de temps en temps seulement, dont le visage est calme et dont le bégaiement présente des intermittences très marquées, au point de disparaître quelquefois complètement pendant assez longtemps ? Non, assurément, ce n'est pas ce qui doit retenir l'attention de l'observateur.

Lorsqu'un bègue se présente à nous, ce que nous devons noter c'est la manière dont il pratique le rythme respiratoire pendant la phonation. Il faut nous rendre compte s'il bégaye pendant l'inspiration ou pendant l'expiration, s'il lance le courant d'air expiré par la bouche ou par le nez, s'il ne laisse pas échapper, avant de parler, une partie de l'air destiné à la parole, soit par le nez soit par la bouche.

Voilà quels sont les points particulièrement instructifs à reconnaître Les autres phénomènes : grimaces, intermittences, difficulté plus ou moins grande de s'exprimer, sans être dépourvus d'intérêt et d'utilité, ne viennent qu'au second plan.

Ce sont les troubles respiratoires qui fixent le pronostic et décident du traitement.

Ce que nous venons de dire de la perturbation du rythme respiratoire est souvent tellement accusé que les bègues eux-mêmes le constatent. Ils se plaignent de ressentir une oppression très marquée lorsqu'ils parlent, et, pour peu qu'ils conversent longtemps, ils éprouvent une véritable fatigue provenant des efforts respiratoires qu'ils sont obligés de faire pour prononcer la moindre phrase.

Il se peut que le bégaiement se produise lorsqu'un seul des trois actes principaux de la parole est troublé dans son mécanisme ; mais le plus souvent il n'y a pas qu'un désordre isolé. C'est à un défaut d'harmonie entre ces différents actes qu'est dû le bégaiement.

Le but d'une méthode rationnelle est donc de chercher à rétablir la coordination nécessaire entre le cerveau qui commande et les organes vocaux qui doivent obéir.

Tel est le but de notre méthode.

Montrons maintenant comment notre méthode procède, montrons comment elle parvient à régler le travail d'élaboration de la pensée, comment elle fortifie l'énergie de la volonté, comment elle lutte contre les perturbations du rythme respiratoire et les désordres musculaires qui frappent la langue, les lèvres ou le larynx lui-même ; en un mot, comment on guérit le bégaiement, par la Méthode Chervin.

*
* *

Le traitement des bègues par la méthode Chervin se compose de deux parties : traitement mental, traitement fonctionnel. — Le plus souvent ces deux traitements se font simultanément ; mais, pour plus de clarté, nous allons les décrire séparément.

Traitement fonctionnel. — Il faut, tout d'abord, rétablir le rythme respiratoire. Et pour cela il faut apprendre au bègue à respirer et à utiliser sa respiration au point de vue de la parole. Il y a donc des exercices méthodiques de respiration dans lesquels on enseigne pratiquement au sujet comment on prend l'inspiration, comment se fait l'expiration, comment enfin ces deux temps doivent être précédés d'un repos pendant lequel la bouche doit rester fermée.

Ces exercices se font d'abord *à blanc*, c'est-à-dire en laissant échapper l'expiration comme dans un soupir, sans faire vibrer les cordes vocales. Nous utilisons plus tard l'expiration pour prononcer des sons séparés, puis des sons liés. Les voyelles étant plus faciles à prononcer que les consonnes, ce sont les voyelles que nous choisissons de préférence pour commencer.

Après les voyelles viennent les consonnes, et nous nous occupons de l'étude du mécanisme de la prononciation de chacune d'elles.

Lorsque les éléments de la parole ont été parfaitement étudiés, que les difficultés portant sur telles ou telles consonnes ont été vaincues par des exercices gymnastiques spéciaux, nous passons à l'étude des syllabes, puis des mots, enfin des phrases et des discours.

Nous ajouterons que nous attachons une très grande importance à ce que, dans ces exercices, toutes les syllabes des mots soient clairement et nettement prononcées. Ce n'est pas à dire que l'élève doive syllaber de telle manière que les mots soient pour ainsi dire désarticulés ; assurément non. Nous repoussons énergiquement cette manière de faire qui consiste à marquer la syllabation des mots par un geste de la main ou par l'oscillation réglée d'un pendule quelconque ; on obtient ainsi une diction saccadée, martelée, qui désagrège les mots et leur enlève leur unité. Nous pratiquons, au contraire une syllabation naturelle, une syllabation dans laquelle les syllabes des mots se succèdent lentement, sans intermittence, sans saccade. Et, de même que les syllabes sont liées les unes aux autres pour former les mots, de même nous exigeons que, dans nos exercices, toutes les syllabes d'un même mot soient liées entre elles par un léger traînement de la voix.

Tous ces exercices se font avec une excessive lenteur, surtout les dix premiers jours du traitement. Mais peu à peu la vitesse des exercices augmente, la diction s'accélère, et, lorsque le traitement est terminé, l'élève parle avec l'allure et le ton naturels à tous les gens qui parlent posément, nettement et sans bredouiller ni psalmodier.

Voilà pour la partie fonctionnelle du traitement. Il est bon d'ajouter que le rétablissement du jeu normal de l'appareil phonateur et articulateur est singulièrement facilité par plus de trois cents exercices mûrement réfléchis et appropriés aux difficultés que rencontrent les bègues dans les diverses phases de la phonation.

Traitement mental. — Quant à la partie mentale du traitement, voici comment nous la comprenons :

Ces exercices se font très lentement, avons-nous dit, et cela est indispensable non seule-

ment pour que les organes s'habituent à fonctionner d'une manière régulière et normale, mais
encore pour mettre de l'ordre dans le travail
d'élaboration de la pensée. Nous nous efforçons,
en même temps, de discipliner les organes, et
nous fortifions considérablement l'énergie du
commandement, en assujettissant le malade à
commencer en même temps que le professeur, à finir en même temps que lui ; en un
mot, à le suivre et à l'imiter servilement dans
toutes les variations de l'exercice. Car, notre
méthode étant basée sur l'imitation, le professeur fait lui-même l'exercice et l'élève le répète. Les bègues, en effet, ont plus besoin de
modèles que de critiques. En contraignant
l'élève à subordonner la manœuvre de sa respiration et de son articulation au commandement qu'il reçoit de son professeur, sa volonté
s'habitue à commander rapidement, à donner
aux organes les ordres précis pour l'exécution
des actes les plus variés et les plus différents
qui lui sont dictés par l'initiative raisonnée,
calculée et prévoyante du professeur.

Durée du traitement. — Il n'est pas inutile de
dire que le traitement institué par notre méthode ne dure que trois semaines.

La première semaine est consacrée à l'étude

des éléments de la parole et à l'exercice méthodique de la respiration. Pendant cette période,
le bègue doit rompre entièrement avec son
ancienne manière de parler et jeter les fonde-
ments de nouvelles habitudes phonatrices.
Nous considérons comme un puissant adjuvant
de ce travail le silence complet, absolu, que
nous imposons à nos malades pendant cette première semaine, — en dehors des heures d'exercice bien entendu.

Du jour où il a commencé le traitement, il
faut non seulement que le bègue ne bégaye plus,
mais encore qu'il oublie son bégaiement et
qu'il perde jusqu'au souvenir de la manière
dont il bégayait. Et voici comment nous parve-
nons à ce but. D'abord, nos exercices sont faits
et pratiqués de telle sorte que le bègue le plus
gravement atteint ne puisse pas bégayer en les
disant ; puis, pour ne pas compromettre les
résultats donnés par ces mêmes exercices, nous
lui recommandons avec soin de ne pas causer.
Il est évident, en effet, que, tant que les principes de la méthode ne sont pas suffisamment
connus de l'élève et qu'il n'est pas complètement rompu à leur pratique, il ne les appli-
quera pas dans la conversation. Donc, en lui
laissant la liberté de parler en dehors des exercices, on s'exposerait à le voir oublier d'un
côté ce qu'il aurait appris d'un autre : il s'éta-

blirait ainsi une balance qui ne se solderait jamais en sa faveur.

Ce silence rigoureux a encore un autre but. Il apporte le calme dans la pensée du bègue et, comme nous le disions plus haut, il lui fait oublier jusqu'au souvenir du bégaiement. C'est là un effet sédatif qui n'est pas à dédaigner et que nous voyons pratiquer tous les jours, avec succès, dans la médecine mentale.

La seconde semaine, le malade recouvre la liberté de la parole. Le moment est venu pour lui de faire usage des principes qui lui ont été enseignés. Désormais il peut parler, car il ne bégayera plus, pour peu qu'il veuille s'astreindre à parler très lentement et en mettant en pratique les observations qui lui ont été faites sur la respiration, sur les mouvements réguliers de la langue et des lèvres, sur la syllabation naturelle, etc., etc.

L'ère des difficultés commence pour lui ; mais c'est aussi le moment où, voyant ses progrès s'affermir de jour en jour, heureux de pouvoir parler sans bégayer, il comprend qu'il n'arrivera à se guérir que par une attention soutenue à ne rien négliger des recommandations de son professeur.

C'est en effet au travail persévérant du sujet, à son attention continuelle, à sa volonté énergique de se contrôler, de s'écouter parler, que sont dus les résultats vraiment merveilleux que nous constatons dans cette seconde semaine et qui, malgré l'habitude que nous avons de ce spectacle, sont toujours pour nous la cause d'une nouvelle émotion, d'une nouvelle surprise.

Et cela n'est-il pas surprenant, en effet, de voir, en huit jours de traitement, les grimaces, les spasmes, les hésitations, les répétitions les plus accusées, disparaître comme par enchantement sous l'influence de la méthode, pour faire place à une parole claire, nette, facile, qui deviendra bientôt naturelle, agréable et harmonieuse lorsque l'extrême lenteur méthodique imposée pendant la seconde semaine aura fait place à l'allure et au ton plus dégagés qui doivent être pratiqués pendant la dernière semaine du traitement ?

La troisième semaine est employée à consolider l'habitude nouvelle qu'a prise le sujet de parler avec précaution et méthode, et à perfectionner sa diction en la débarrassant de tout ce qu'elle pourrait avoir de choquant. Nous faisons en même temps une étude approfondie des coupures de la phrase et des inflexions de la voix. Nous remplaçons enfin la syllabation très marquée des premiers jours par une diction posée, mais légèrement accentuée, dans laquelle toutes les syllabes sont prononcées sans précipitation et surtout sans saccade. Il nous est facile d'arriver à ce résultat, parce que, dès le principe, nous avons habitué notre élève à traîner un peu la voix en syllabant les mots, et non à marteler les mots en détachant brusquement chaque syllabe. Il n'a donc qu'à diminuer peu à peu le traînement de la voix pour arriver à la diction naturelle d'une conversation ordinaire.

Pendant cette dernière semaine, nous conseillons à notre malade d'imiter les personnes qui parlent bien, dont la diction, sans être d'une lenteur pédante, est calme et réfléchie, dont les inflexions de voix sont naturelles et variées, dont les phrases, bien coupées au double point de vue de la respiration et du sens, sont faciles à comprendre et agréables à entendre. En un mot, nous nous efforçons, par l'étude raisonnée et minutieuse de l'art de bien dire, de transformer le bègue d'autrefois en un lecteur et un causeur élégant, habile et expérimenté.

Convalescence. — Mais, dira-t-on, lorsque les trois semaines de traitement sont écoulées, les élèves n'ont-ils plus besoin de s'observer, de s'exercer, et la nouvelle habitude est-elle suffisamment enracinée en eux pour qu'ils puissent, sans danger, laisser de côté toute espèce d'exercices, parler sans précaution et se fier uniquement et complètement aux résultats acquis pendant le traitement ?

Loin de moi une pareille prétention !

Lorsque notre malade nous quitte, nous le considérons comme un convalescent qui a encore besoin de soins et de précautions pour achever son complet rétablissement.

Aussi, laissons-nous entre ses mains les instructions spéciales pour qu'il puisse continuer chez lui l'application de la méthode. Combien de temps doivent durer ces exercices de *convalescence ?* Il est bien difficile de leur assigner un terme exact et précis ; leur durée varie, en effet, avec l'assiduité que le sujet apporte dans ce petit travail de persévérance. Toutefois, pour une personne attentive et sérieuse, il suffit le plus souvent de travailler, pendant un mois, deux ou trois heures par jour.

On nous objectera peut-être que, puisque les trois semaines du traitement suivi dans notre Institut ne sont pas toujours suffisantes pour obtenir une cure radicale et certaine, mieux vaudrait déclarer tout de suite qu'il faut deux mois pour guérir le bégaiement et, par conséquent, garder nos malades pendant tout ce temps sous notre direction.

Une expérience déjà longue nous permet de répondre avec assurance que ce délai de trois semaines de traitement, qui paraît trop court au premier abord, est complètement suffisant et qu'une prolongation serait absolument et certainement inutile. Tout ce que le sujet peut acquérir sous notre direction, c'est-à dire la régularisation du mécanisme de la phonation et le rétablissement de l'harmonie entre l'organe cérébral et l'appareil phonato-articulateur, est toujours obtenu dans les vingt jours de traitement. Au bout de ce temps, le malade est en quelque sorte saturé de la méthode. Il a besoin de voler de ses propres ailes, de se retrouver dans un milieu moins spécial que celui dans lequel il a vecu pendant ces trois semaines ; il a besoin d'être abandonné à lui-même. Cet abandon lui est absolument indispensable pour donner de la fermeté à sa guérison. Mais, pour le mettre en garde contre les écueils qu'il pourrait rencontrer sur sa route, il est bon qu'il continue à vivre quelque peu en communauté d'idées avec la méthode, et c'est pour cela que nous lui conseillons de faire quelques exercices de convalescence qui lui sont parfaitement suffisants pour achever sa guérison.

Voilà, expliqué en quelques mots, comment nous arrivons à corriger le bégaiement.

Qu'il me soit permis d'ajouter que, depuis 1844 que la Méthode Chervin est pratiquée, elle a été jugée par plus de quarante commissions officielles, dont les rapports aussi élogieux que désintéressés proclament à la fois ses résultats sérieux et l'excellence de ses principes. On trouvera des *Extraits* de chacun d'eux à l'annexe placé à la fin de ce volume.

Il nous suffira pour ménager le temps du lecteur pressé, d'en citer ici deux seulement qui les résument tous.

Le 19 mai 1874, M. le Préfet de la Seine écrivait la lettre suivante au Président de l'Académie de Médecine :

J'ai besoin d'être éclairé par une autorité dont la compétence ne puisse être contestée, sur la nature de la méthode suivie par M. Chervin, et sur les services que cet enseignement peut rendre aux enfants et aux adultes de nos Ecoles.

Pour répondre à ce désir, l'Académie nomma une Commission composée de MM. Baillarger, Bouvier, Hervez de Chégoin et Moutard-Martin. Cette Commission déposa son rapport dans la séance du 25 août 1874 ; en voici les conclusions qui furent votées à l'unanimité par l'Académie.

En présence des faits dont elle a été témoin, votre Commission vous propose de répondre à M. le Préfet:

1° *Au point de vue scientifique, la méthode de traitement des bègues de M. Chervin est rationnelle ;*

2° *Elle produit des résultats très remarquables et peut rendre des services signalés ;*

3° *Un de ses avantages importants est la promptitude des résultats qui paraissent se maintenir, comme la Com-*

mission l'a constaté sur un certain nombre de sujets ;
4° Il y a lieu de l'encourager et de l'aider dans le
bien qu'elle est appelée à accomplir.

Enfin, le 24 juin 1875, M. le Ministre de la
guerre nous adressait la lettre suivante :

Monsieur, sur la demande que vous m'en avez faite,
j'ai invité le Conseil de santé des Armées à examiner
votre méthode curative du bégaiement, et à se prononcer sur sa valeur.

Le Conseil de santé, après avoir suivi l'enseignement de vos Cours et constaté l'état des malades
avant et après le traitement, n'a pu s'empêcher de
reconnaître les remarquables résultats que vous avez
obtenus, et il s'associe pleinement aux éloges accordés à votre méthode par diverses Sociétés savantes,
et notamment par l'Académie de Médecine de Paris.

Je suis heureux d'avoir à vous faire part de l'avis
favorable de ce Comité, et de vous en exprimer mes
sincères félicitations.

RÉSULTATS ÉLOIGNÉS ET DÉFINITIFS
DU TRAITEMENT PAR LA MÉTHODE CHERVIN

On prévoit déjà, d'après les explications
que nous venons de donner, que les résultats
définitifs du traitement dépendent presque uniquement du plus ou moins de persévérance apportée par le sujet dans la pratique de la méthode.

On a vu que le traitement se compose de deux
parties distinctes, formant un tout inséparable.

1° Le grand travail de guérison fait sous notre
direction et qui dure exactement trois semaines ;

2° Le petit travail de *convalescence*, qui doit être prolongé pendant un mois environ, et que le sujet doit faire seul, après nous avoir quitté.

S'il veut se mettre à l'abri de toute rechute, il faut que le malade travaille sérieusement et surtout d'une manière persévérante, pendant la durée de ces deux périodes.

Nous avons vu — trop souvent, hélas ! — des malades qui, avant de commencer leur traitement, nous avaient promis la plus grande assiduité et la plus grande attention, oublier rapidement leurs promesses, se montrer peu attentifs pendant les exercices et se négliger davantage encore dans la mise en pratique des principes étudiés dans les leçons.

D'autres sujets, ceux-là bien disposés au travail, mais à l'esprit inquiet et dans des dispositions psychiques mauvaises, sont persuadés que leur défaut est absolument extraordinaire et unique. Ils se figurent que les exercices que nous leur recommandons et la manière dont nous les leur faisons exécuter, peuvent être bons pour d'autres, mais qu'ils seraient inefficaces pour eux, s'ils n'avaient soin de les adapter à leur état. Ils dénaturent ainsi les exercices, les font à leur manière ou plutôt suivent leur inspiration, si bien que nos exercices deviennent quelquefois méconnaissables pour nous-même.

Ces deux catégories de sujets, bien que pla-

cés dans des circonstances absolument différentes, se trompent tous deux et suivent tous
deux une mauvaise voie. Tous deux, en effet,
arrivent à la même inexécution de nos prescriptions et n'obtiennent conséquemment qu'une
amélioration, amélioration passagère même
quelquefois, au lieu de la guérison complète
qu'ils auraient pu obtenir.

Est-ce la faute de la méthode ou du malade ?

D'autres encore, grisés par le succès obtenu
si rapidement dans les trois semaines du Cours,
se laissent aller à la joie de parler librement,
abondamment, trop vite même : ils deviennent
d'une confiance exagérée dans leurs forces et
ne se rendent pas assez compte qu'ils sont encore des convalescents. Ils croient inutile ou
tout au moins superflu de continuer les exercices de convalescence prescrits.

Chez quelques-uns de ces malades, le bégaiement est parfois revenu peu à peu N'est-ce pas
aussi de leur faute ?

Nous devons dire que tous ceux qui se sont
mis dans ce triste cas, se reconnaissent coupables, et lorsqu'ils nous écrivent pour nous
communiquer cette mauvaise nouvelle, ils n'accusent que leur négligence ou leur témérité.
Toujours confiants dans l'efficacité de la méthode, ils demandent de se soumettre de nouveau à nos exercices, se promettant bien, cette

fois, de suivre plus scrupuleusement et avec plus de persévérance le traitement.

L'Académie de médecine de Paris, ainsi que toutes les Commissions officielles qui ont examiné nos malades, ont signalé la permanence des bons résultats, pour peu que le sujet veuille bien se plier à la pratique rigoureuse du traitement.

Donc, nous le répétons, le résultat définitif dépend du malade : s'il travaille, il se guérit ; s'il ne travaille pas, il ne se guérit pas.

On peut donc dire en toute conscience, que le succès du traitement est toujours certain pour les sujets dociles, attentifs, laborieux, persévérants, mais ces qualités sont indispensables. Nous ne pouvons donc prendre aucune responsabilité dans les insuccès. On sait, en effet, qu'il n'en est pas de même d'une méthode pédagogique et d'un procédé thérapeutique ordinaire ; si le médicament et le bistouri peuvent se passer du concours du sujet, il n'en est malheureusement pas de même pour un traitement orthophonique. Le succès de notre méthode dépend exclusivement du sujet, qui doit suivre, presque aveuglément, les prescriptions de son médecin, qui sait, par expérience, où il le conduit.

Chapitre X

Consultation médicale.

Quelque soin que j'aie pris à résumer l'état de la question du bégaiement, je crois devoir la condenser encore. En effet, pour répondre à un désir qui m'a souvent été exprimé, je tiens à donner à mes Confrères quelques conseils pour les guider dans leur pratique journalière. J'indiquerai donc, sous la forme d'une *consultation médicale*, quelle conduite le médecin doit tenir en présence d'un cas de bégaiement soumis à son appréciation.

Lorsqu'un bègue est présenté à l'examen d'un médecin, celui-ci ne doit pas en être réduit à dire à son client : « Prenez patience, ce n'est rien ; c'est nerveux ; cela passera avec l'âge ».

En règle générale, un défaut quelconque de prononciation, et le bégaiement en particulier, ne sont pas choses négligeables. Il faut attendre rarement un bénéfice de l'action du temps. De plus, en dehors de la gêne matérielle que le bégaiement apporte dans les relations sociales,

il détermine chez la grande majorité de ceux
qui en sont atteints une aggravation d'un état
nerveux (congénitalement à l'état latent) qui,
parfois, ne va pas sans inquiéter le malade lui-
même et son entourage.

S'il s'agit d'un enfant, il faut donc ne pas
tarder à lui faire suivre un traitement orthophonique. Aussitôt qu'il sait lire, qu'il est raisonnable, discipliné, qu'il comprend l'importance d'une cure à entreprendre, qu'il a souf-
fert de son défaut, assez pour en désirer la disparition, et qu'il se déclare prêt à faire un effort
pour cela, il faut le soumettre à un traitement
spécial et profiter de la souplesse des organes,
de la facilité d'assimilation que présentent les
enfants et surtout de l'absence de complications
mentales sous forme de phobies verbales, etc.
Sauf des cas très exceptionnels, il est difficile
de songer à commencer un traitement avant
l'âge de dix ou douze ans.

Mais le médecin est souvent consulté pour
des enfants beaucoup plus jeunes. J'ai dit que
le bégaiement apparaît de 3 à 7 ans. Beaucoup
de familles attentives à la santé de leurs enfants consultent leur médecin aussitôt que le
bégaiement commence à s'affirmer. On lui
amène un bébé de 3, 4, 5 ans, qui bégaye
depuis peu et qui bégaye quelquefois beaucoup.
La famille est désolée. Que faire?

C'est dans ces circonstances seulement que le médecin doit temporiser. Mais il n'est pas complètement désarmé : car, si un traitement orthophonique sérieux est impossible, il n'en est pas réduit à une expectation absolument passive. Quelques soins médicaux d'une part, une bonne hygiène verbale d'autre part, peuvent apporter non seulement une diminution du bégaiement, mais même sa guérison complète.

Au premier rang des conseils que le médecin doit donner, il faut placer la douceur envers le petit malade. Il faut recommander strictement à la famille de ne jamais se moquer de l'enfant, de ne jamais le brusquer et de ne jamais se départir de la patience la plus inébranlable. Cela ne veut pas dire qu'il faille le gâter et lui passer tous ses caprices. Loin de là. Je veux dire seulement qu'il ne faut pas exciter l'émotivité excessive dont il est ordinairement doué. Il faut au contraire le calmer de toutes manières ; on y arrive toujours avec une ligne de conduite à la fois ferme, prudente et douce. Il faut tout faire pour amener ce bébé à parler lentement, et, lorsqu'il commence à réciter de petites fables, il devra le faire très lentement, presque syllabiquement.

A ce petit traitement prophylactique, on fera bien de joindre un traitement anti-nerveux approprié à l'état du sujet.

Pour les adultes, il n'y a pas de limite d'âge. Avec de l'énergie et une volonté persévérante, on vient à bout du bégaiement, même à un âge assez avancé. J'ai eu, en effet, des guérisons complètes chez des sujets âgés de 60 ans.

La question d'âge réglée, le médecin doit se préoccuper, d'une part, des antécédents du malade, et, d'autre part, de la manifestation du bégaiement en recherchant tout particulièrement les 4 signes pathognomoniques que j'ai indiqués (début dans l'enfance, troubles respiratoires, intermittence, disparition totale dans le chant).

Le petit tableau sémiologique suivant, page 248, l'aidera dans l'observation du malade.

Le diagnostic une fois établi, le médecin fera bien de préparer le malade au traitement orthophonique qu'il devra suivre, le plus tôt possible, en remédiant à son état nerveux par une thérapeutique appropriée.

Je rappelle que seul un traitement psychique et fonctionnel, bien conduit, peut amener la guérison du bégaiement.

Il ne faut donc conseiller ni l'électricité, ni l'hypnotisme, ni l'emploi des petits cailloux dans la bouche, ni aucune opération chirurgicale, pas même la section du frein de la langue.

On sait qu'il est de tradition séculaire dans beaucoup de régions de couper le frein de la

langue aux enfants, non seulement comme
moyen curatif des défauts de prononciation
existant, mais encore et surtout sur des nouveau nés, comme mesure préventive destinée
à amener dans l'avenir une élocution parfaite.

Il y a dans cet ordre d'idées une série de légendes (1) bien connues, sur lesquelles on trouvera aux annexes tous les renseignements dési-
rables. Il me suffira ici d'un mot pour mettre
en garde les médecins contre l'inutilité de la section du frein. Ils ne doivent pas se laisser entraîner par la facilité relative de l'opération et les
habitudes traditionnelles invoquées par les parents. Ils ne doivent recourir à la section que
lorsqu'il s'agit de cas d'ankyloglosses bien dé-
montrés empêchant, par exemple, la succion
chez des nouveau-nés et par conséquent mettant ces enfants en danger de mort. Mais, il faut
bien le reconnaître, ces cas sont trè srares.

J'ai vu, pour ma part, des familles s'alarmer
de ce que leur bébé tétait mal, et croire que
l'enfant avait, comme ils disaient, la *langue
nouée*, alors qu'il s'agissait simplement d'enfants
malhabiles dans la succion. Avec un peu de patience et quelques exercices de succion sur le
doigt, de façon à apprendre à l'enfant à placer

(1) Voir aux annexes le chapitre : Faut-il couper le
frein de la langue ?

sa langue, l'émotion de la famille était dissipée et l'opération qu'on croyait inévitable était dé·clarée inutile par tout le monde.

En résumé, en matière de bégaiement, rien à faire en dehors d'une orthophonie médicale progressive et raisonnée.

TABLEAU SÉMIOLOGIQUE

›RENSEIGNEMENTS GÉNÉRAUX

Sexe, âge.

Maladies héréditaires dans la famille.

Etat de santé actuel du sujet.

Nature des maladies antérieures qu'il a eues.

Etat mental : calme ? emporté ? émotif ?

CARACTÈRE { Gai ? confiant ? énergique ?
Triste ? inquiet ? déprimé ? phobique ?

Tics, manies.

Influence professionnelle.

Idiosyncrasies.

Éducation première.

MILIEU OÙ VIT LE MALADE { Calme ? intelligent ? dévoué ?
Brutal ? manque d'encouragement ?
Excentrique ?

Époque de l'apparition du bégaiement.

CAUSES PROBABLES { Hérédité.
Chute, frayeur, colère.
Maladie : coqueluche, fièvre typhoïde, convulsions etc.
Imitation.
Mauvaise récitation.
Cause inconnue.

ÉVOLUTIONS { Apparition subite ou peu à peu.
En augmentation depuis ?
Stationnaire.
En diminution depuis ?
Intermittent.

Exempté du service militaire pour cause de bégaiement ?

INFLUENCES MORALES ET PHYSIQUES

<table>
<tr><td rowspan="7">INFLUENCES MORALES</td><td>Timidité.</td></tr>
<tr><td>Surprise.</td></tr>
<tr><td>Colère.</td></tr>
<tr><td>Ivresse.</td></tr>
<tr><td>Satisfaction.</td></tr>
<tr><td>Peine.</td></tr>
<tr><td>Rêve.</td></tr>
<tr><td rowspan="8">INFLUENCES PHYSIQUES</td><td>Chaud.</td></tr>
<tr><td>Froid.</td></tr>
<tr><td>Humide.</td></tr>
<tr><td>Orage.</td></tr>
<tr><td>Matin.</td></tr>
<tr><td>Soir.</td></tr>
<tr><td>A jeun.</td></tr>
<tr><td>Après repas.</td></tr>
</table>

TROUBLES RESPIRATOIRES

Inspiration entrecoupée.
    —   nasale.
    —   humée.
    —   brusque.
Expiration anticipée
    —   nasale.
    —   brusque.
    —   saccadée.
    —   suspendue.
Suffocation momentanée.
Constriction à la glotte.
Fatigue à la poitrine.

PHÉNOMÈNES PATHOLOGIQUES

Face enluminée. (colorée ; rouge)
Yeux hagards.
Strabisme.
Tics permanents (en dehors de l'acte de parler). mouvement
Veines jugulaires gonflées. lévre et del cols.
Agitation des membres supérieurs
—   —   inférieurs.
Corps penché en avant.
    — à droite, à gauche.
    — renversé.
Hochement convulsif de la tête.
Clignotement des paupières.
Dilatation des narines.
Mâchoire à ressort.
Lèvres rétractées à gauche, à droite.
Lèvre inférieure pendante à gauche, à droite
Lèvres collées.
    — agitées convulsivement.
Langue projetée hors de la bouche.
    — tremblotante.
    — contracturée.
Bouche béante.
Salivation extra-buccale et aérée
Sifflement.
Jappement. aboyer.
Coprolalie. V. note.
Echolalie. V. note.

MANIFESTATION DU BÉGAIEMENT

MANIFESTATION DU BÉGAIEMENT DANS
{
Lecture à haute voix.
—   à voix basse.
Récitation à haute voix.
—   à voix basse.
Conversation à haute voix.
—   à voix basse.
—   familière.
—   surveillée.
Chant.
Langue étrangère.
}

ÉMISSION DE LA PAROLE CARACTÉRISÉE PAR
{
Consonne prolongée.
Voyelle aspirée.
—   expirée.
—   prolongée.
—   butée.
—   répétée.
Syllabe aspirée.
—   expirée.
—   suspendue.
—   brusque.
—   saccadée.
—   butée.
—   aboyée.
}

Bégaiement moins (ou plus) fréquent dans les voyelles que dans les consonnes.

LETTRES PARTICULIÈREMENT DIFFICILES

LINGUALES	Dentales.	Soufflées. . . .	Z. S.
		Demi-explosive .	N.
		Explosives . . .	D. T.
	Palatales.	Soufflées. . . .	J. CH.
		Demi-explosives.	L. R.
		Explosives . . .	Gue. K.

LABIALES	Dentales. .	Soufflées.	V. F.
	Nasale. . .	Demi-explosive .	M.
	Orales . . .	Explosives . . .	B. P.

CONSONNES DOUBLES	Où se trouve L.	BL. PL.
		VL. FL.
		GL. CL.
	Où se trouve R.	BR. PR.
		VR. FR.
		DR. TR.
		GR. CR.

OBSERVATIONS SPÉCIALES

Chapitre XI

Le bégaiement au point de vue Médico-légal

J'ai dit au chapitre statistique que le bégaiement est considéré dans tous les pays comme un cas d'exemption du service militaire. D'où nomination d'un jury qui, sous le nom de conseil de révision, est chargé de s'assurer de l'existence réelle des cas d'exemption invoqués par les conscrits.

Voyons donc dans quelles conditions se fait cet examen médico-légal, au point de vue particulier de la constatation du bégaiement, et quels sont les moyens employés pour reconnaître la simulation si elle se produit.

I. — Conseil de révision

La statistique m'a montré que 1000 conscrits environ sont exemptés complètement, chaque année, du service militaire ou versés dans le service auxiliaire ; cela fait une proportion de 7,50 p. 1000 examinés.

C'est une moyenne déjà assez élevée, mais je dois dire qu'elle ne représente qu'un minimum, car les instructions ministérielles, et notamment les dernières, des 17 mars 1890 et 13 mars 1894, ne prescrivent l'exemption que dans les conditions suivantes :

Article 117. — « Le bégaiement est compatible avec le service actif et n'entraîne l'exemption que quand il est assez prononcé pour empêcher de crier *Qui vive* ou de transmettre intelligiblement une consigne. Dans le cas contraire, il est classé dans le service auxiliaire. »

Suivent quelques considérations sur les moyens de le reconnaître et sur lesquelles je reviendrai plus loin.

En général, le bégaiement n'est pas difficile à diagnostiquer, mais le bégaiement *assez prononcé* me paraît délicat à déterminer devant un conseil de révision, qui est obligé de statuer très rapidement.

Le bégaiement étant essentiellement intermittent et variable dans son intensité, il en résulte que nombre de bègues sont déclarés bons pour le service parce qu'ils ont peu bégayé devant le conseil de révision, alors qu'en réalité ils sont très bègues. D'autres, au contraire, atteints d'un bégaiement peu marqué, n'ont pas pu prononcer une syllabe devant le conseil et sont exemptés.

Il y a des bègues incorporés qui sont très malheureux au régiment à cause de leur infirmité, on en verra tout à l'heure un exemple ; quelques-uns même font une partie de leur temps à la salle de police avec la mention de simulateurs.

On comprend que la découverte des agents anesthésiques ait provoqué de nombreuses recherches sur leurs applications à la médecine légale. Dans l'enthousiasme du premier moment, les expérimentateurs ont même quelquefois dépassé les bornes permises de l'expérimentation scientifique. On ne craignit pas, en effet, de recommander, sans le consentement du malade, l'emploi de l'éther ou du chloroforme pour dépister des fraudes supposées dans certaines maladies qu'à tort ou à raison, on regardait comme simulées. Le bégaiement des conscrits rentrait naturellement dans ce cas.

J'en veux citer deux observations anciennes, mais intéressantes à plus d'un titre.

*
* *

C'est d'abord M. Bougarel d'Evreux, qui écrit la lettre suivante au Directeur de l'Union médicale, à la date du 10 avril 1847 (1).

Monsieur le Rédacteur. Sachant avec quelle bienveillance vous voulez bien accueillir tout ce qui porte

BOUGAREL FILS. *Union médicale*, n° du 21 décembre, 1847, p. 628.

un cachet de nouveauté, je vais vous donner l'exposé
de la contre-partie des expériences de **M.** Baudens
sur l'emploi de l'éther dans le diagnostic des contractures musculaires simulées.

Deux faits dont j'ai été témoin me semblent on ne
peut plus concluants.

Il y a quinze jours environ, dans le service de mon
honorable confrère M. Duhordel, un soldat du 9°
régiment d'infanterie légère fut opéré d'un ongle
incarné, par le procédé du renversement. Ce militaire,
qui compte quatre ans de présence sous les drapeaux,
était soupçonné de simuler le bégaiement, bien qu'il
eût résisté à toutes les épreuves usitées en pareil cas.

Pour pratiquer l'opération, qui, quoi qu'en dise
l'inventeur, doit être fort douloureuse, le malade fut,
sur sa demande, soumis à l'inhalation et tomba assez
rapidement dans l'éthérisme, d'où résulta l'état
d'insensibilité le plus complet que dans notre pratique nous ayons pu constater jusqu'à présent.

Aucun mouvement, aucun cri ne vinrent gêner
l'opérateur, qui put agir comme sur un cadavre. Au
moment du réveil, Maille, sous l'influence du
délire éthéré, se leva en chancelant, balbutia quelques
paroles incohérentes et rendues complètement inin-
telligibles par la nouvelle intensité qu'avait acquise
son infirmité.

Ce fait, qui se passait en présence de MM. les docteurs Baudry, Leport et Boulard, fut pour MM.
Baudry, Duhordel et moi un trait de lumière.
Au même instant nous ne pûmes nous empêcher
d'échanger toutes les réflexions que nous suggéra ce
fait et de nous promettre de saisir toutes les occa-
sions possibles de rechercher de nouveaux sujets,
afin de juger toute la portée que pourrait avoir notre

découverte, due (nous l'avouons en toute humilité)
uniquement au hasard.

Une nouvelle preuve ne tarda pas, comme vous
allez voir, à corroborer celle que nous avions déjà
par devers nous.

Deuxième fait. — Le mardi 30 novembre, à l'issue
d'une revue de départ et en présence de M. le maré-
chal-de-camp commandant le département de l'Eure,
et de la Commission militaire d'examen composée
somme suit : MM. le sous-intendant militaire, le
capitaine de gendarmerie, le capitaine de recrutement ; trois médecins, MM. Baudry, Duhordel et moi,
le nommé Roy, appartenant au corps du train des
équipages militaires, compagnie des ouvriers d'administration, fut soumis à notre contre-visat.

Ce jeune homme était renvoyé devant nous par le
chirurgien-major de son corps et était muni d'un
certificat de visite qui concluait à la réforme pour
bégaiement. Cet homme, incorporé depuis six mois,
avait subi, ainsi que Maille, toutes les épreuves
usitées en pareil cas et en était sorti victorieux.

Tout en ajoutant la plus entière confiance à l'opinion émise par notre confrère militaire, nous crûmes
devoir, pour l'acquit de notre conscience, soumettre
Roy à notre épreuve.

La proposition que nous en fîmes à M. le général
de Bruck fut accueillie avec empressement, plutôt
peut-être par le motif de satisfaire un peu de curiosité que par intérêt pour ce pauvre garçon.

L'épreuve eut lieu. Je ne m'étendrai nullement
sur les phénomènes que présenta Roy et qui furent
absolument identiques à ceux observés sur Maille.

Le bégaiement naturel et congénital parut tellement
hors de doute que la réforme fut immédiatement
prononcée par la Commission, et ce à l'unanimité.

Voilà, Monsieur et très honoré confrère, les deux faits que je prends la liberté de vous transmettre au nom de mes collègues et au mien. Nous aurions tous les trois cru manquer à un devoir sacré, si nous n'avions publié ces résultats, qui sont tous, en effet, dans l'intérêt des jeunes soldats.

Quoi de plus terrible, en effet, pour un malheureux qui, comptant sur une infirmité bien et dûment valable, est obligé, comme Maille, de servir pendant quatre ans, avant de pouvoir se faire rendre justice.

Que dans un conseil de révision, où l'on est obligé d'examiner dans une seule séance un nombre considérable de jeunes gens appelés, le chirurgien chargé de la visite ne tienne aucun compte de l'infirmité dont il est question, je le conçois, et encore jusqu'à un certain point ; mais que, dans une revue de départ où un bègue se présente, on ne tente pas ce moyen si simple et si victorieux en même temps, voilà ce que je ne saurais concevoir et ce qu'il serait, je crois, on ne peut plus opportun de livrer par tous les moyens possibles à l'appréciation de MM. les chirurgiens militaires.

Si donc, Monsieur et cher confrère, les faits que j'ai l'honneur de mettre sous vos yeux vous paraissent dignes de quelque intérêt, veuillez bien leur accorder la place que je vous demande pour eux, et excuser en même temps la longueur de cette lettre.

Recevez, etc.

Dr C. BOUGAREL fils.

*
* *

A la suite d'un mémoire publié par M. F. Bouisson, professeur à la Faculté de médecine de Montpellier, sur les applications possibles de l'éthérisation à la médecine légale, M. le Dr Henri Boyard (1) fit un article sur le même sujet, dans lequel nous lisons ce qui suit :

Les maladies simulées par imitation qui exigent le concours constant de la volonté, seront dévoilées si l'on détermine chez les sujets qu'on suppose intéressés à la simulation une légère ivresse qui les mette dans l'impossibilité de conserver l'idée fixe de la simulation, et qui les excite à des propos ou à des réponses propres à révéler leur feinte.

Le bégaiement simulé se révélerait probablement aussi, quoique l'ivresse, en déterminant par elle-même un léger embarras de la parole, ne détruise pas toutes les difficultés du diagnostic. Mais cet embarras, provenant à la fois de la formation incomplète des idées et de la paresse musculaire de la langue, ne ressemble pas au bégaiement ordinaire, dans lequel l'hésitation de la parole a quelque chose de caractéristique et de nerveux qui la différencie du bégaiement symptomatique de la torpeur cérébrale. Au reste, tous les sujets éthérisés ne bégaient pas, il en est un grand nombre, au contraire, qui se font remarquer par une extraordinaire volubilité de langage, qui est le signe d'une vive excitation des centres nerveux.

On voit que M. Henri Boyard propose une expérience, sans y attacher beaucoup de

(1) H. BOYARD. *Ann. d'hyg. et de méd. lég.* 1re série, t. 42, 1849, p. 208.

valeur. Mais il y a plus, il se pose une question préjudicielle :

Un médecin a-t-il le droit, même pour découvrir une simulation, de provoquer l'ivresse éthérée et de la continuer jusqu'à ce que l'individu, perdant la conscience de sa volonté, divague et fasse des révélations? Quant à moi, je dis hautement que de pareils moyens ne doivent pas être employés.

Mettre en usage de semblables moyens, ce serait faire renaître, non pas les tortures, mais les conséquences de la question ordinaire et extraordinaire.

*
* *

Ces opinions appellent quelques courtes réflexions. Je ne m'arrêterai pas sur l'hypothèse de Boyard, l'auteur lui-même a pris soin d'en condamner le principe et même l'application.

En ce qui concerne Bougarel, il faut excuser son enthousiasme, qui part d'un bon naturel. Mais on remarquera que ses deux expériences ne sont nullement démonstratives. Elles montrent seulement qu'au réveil le malade « balbutia quelques paroles incohérentes ». Cela n'est évidemment pas suffisant pour conclure péremptoirement. Si on exemptait du service tous ceux qui, au réveil du sommeil chloroformique, prononcent des paroles incohérentes, il ne resterait pas beaucoup de soldats au régiment.

Outre que ces opinions ne reposent sur aucun fait probant, j'aime à croire qu'il ne viendrait à l'esprit d'aucun expert d'expérimenter, à l'heure actuelle, un pareil moyen.

* *

Au surplus, voyons ce que disent les auteurs classiques en matière d'examen médical des recrues.

M. le D^r Ed. Boisseau a publié, en 1870, les leçons qu'il a faites au Val-de-Grâce sur les maladies simulées et les moyens de les reconnaître (1). C'est un ouvrage qui fait loi en la matière, et voici ce que nous lisons :

Dans le cas de bégaiement suspect, pour découvrir la fraude, il faut faire observer avec soin l'individu à toute heure de la journée, lui faire adresser la parole par des personnes dont il ne se défie pas, le faire lire ou réciter en accompagnant chaque mot, chaque syllabe, d'un geste, d'un mouvement bien accentué, et si, pendant ces épreuves, la difficulté de la parole augmente, on peut être à peu près certain qu'on a affaire à un simulateur.

Bien souvent l'individu qui cherche à nous trom

______

(1) Des maladies simulées et des moyens de les reconnaître. Leçons professées au Val-de-Grâce par le Dr Edm. Boisseau. Paris, J.-B. Baillière, 1870.

per est réellement bègue, mais il cherche à exagérer cette infirmité, et dans de semblables cas la vérité n'est pas toujours facile à dévoiler (p. 308).

Lorsqu'on est obligé de prendre une décision immédiate, qu'il est impossible de soumettre l'individu suspect à une surveillance un peu prolongée, au conseil de révision, par exemple, il faut s'en rapporter à la notoriété publique et, pour obtenir l'exemption, le conscrit qui allègue cette infirmité doit fournir un certificat dit de notoriété publique.

On a conseillé, pour dévoiler la supercherie, de provoquer l'ivresse ; il est vrai que l'excès de liquides alcooliques, qui détermine toujours un certain embarras de la parole augmente souvent le bégaiement chez ceux qui sont atteints de cette infirmité, mais souvent aussi la fait cesser ; par conséquent, on ne saurait se fier aux résultats fournis par une semblable expérience.

Je dois ajouter toutefois que Boisseau dit quelque part, dans sa leçon sur les *simulations en général* :

Les anesthésiques, le chloroforme en particulier, bien que pouvant rendre de réels services dans certaines maladies douteuses (aphonie, paralysies, contractures, bégaiement, etc.), doivent être complètement rejetés (p. 61.)

Ainsi donc, voici un auteur classique qui cherche à surprendre les intermittences du bégaiement chez un conscrit dans la pensée de démontrer ainsi la supercherie alors que l'intermittence est la règle chez les bègues véritables.

Nous trouvons les mêmes erreurs, plus graves encore, dans un autre volume dû à un médecin autrichien et qui fait également autorité dans son pays.

Je veux parler du livre intitulé :

Des maladies simulées dans l'armée et des moyens de les reconnaître, par le docteur W. Derblich, médecin d'état-major dans l'armée autrichienne (1).

L'auteur conseille d'envoyer les conscrits bègues en observation à l'hôpital, où l'on peut les examiner plus à son aise et plus tranquillement qu'au conseil de révision.

Un bègue à un haut degré salive beaucoup quand il essaie de prononcer les consonnes labiales : le bégaiement cesse ou s'amoindrit considérablement quand le bègue se trouve dans l'obscurité ; il diminue dans les moments de joie, dans la colère, dans le chant et dans la déclamation, ce qui n'existe pas chez le simulateur.

C'est dans ces cas qu'il faut surtout de la sévérité et une observation attentive. Quand on soupçonne une simulation ou une exagération, il ne faut pas s'épargner la peine de faire parler l'individu suspect plusieurs fois pendant le jour et dans la nuit, de l'interroger soi-même et de lui faire raconter ou réciter aux autres quelques histoires. S'il sait lire, on l'oblige à le faire lentement, quelquefois aussi rapidement,

(1) Traduit de l'allemand et annoté par le Dr A. Schmidt. Paris, chez Asselin et Cie, 1883.

mais toujours avec une intonation élevée. Il ne peut manquer d'arriver qu'une fois ou l'autre, le simulateur ne sorte de son rôle et qu'il ne prononce facilement sans balbutier et sans bredouiller certaines paroles ou certaines consonnes, qu'il ne réussissait autrefois à prononcer qu'au prix des efforts les plus pénibles (pp. 227, 228).

Pour démasquer la fraude dans ces troubles de la parole, l'on a eu recours à différents moyens, tels que l'ivresse, la narcose, la privation de la nourriture et la surprise. Le dernier moyen conduit plus souvent au but sans illusions pour soi-même, et sans conséquence préjudiciable pour l'individu (p. 229).

Le Dr Derblich partage donc l'avis du Dr Boisseau et je pourrai ajouter que la même opinion est manifestée par un médecin militaire italien, le Dr Tommelini, dans un livre qui a également pour titre : Des Maladies simulées ou provoquées des Conscrits (Rome, 1895).

On voit que l'erreur capitale de tous ces auteurs consiste à ignorer que le bégaiement est essentiellement intermittent.

Voyons maintenant où nous en sommes en France à l'heure actuelle.

Voici ce que nous lisons dans la dernière instruction ministérielle en date du 13 mars 1894, à la suite de la note que j'ai reproduite plus haut :

Cette infirmité (le bégaiement), souvent simulée ou exagérée, *doit toujours être confirmée par une en-*

quête publique. L'examen auquel on soumet les sujets qui s'en disent atteints ne conduit généralement qu'à des probabilités et ne permet pas d'affirmer que le bégaiement soit vrai ou simulé.

Dans le bégaiement, l'hésitation porte principalement sur les consonnes K, T, G, L ; mais cette particularité n'est pas constante et peut être imitée avec de l'exercice. Il en est de même de l'agitation convulsive des muscles vocaux qui se propage à la face ; mais le simulateur l'exagère, tandis que le véritable bègue s'efforce, au contraire, de la maîtriser. Pour découvrir la fraude, il faut observer l'individu pendant plusieurs jours, le faire surveiller à son insu par des personnes qui le font parler. On le soumet à différentes épreuves, à la lecture ou à la récitation, d'après une des méthodes employées pour la guérison du bégaiement, on le fait chanter, et on juge s'il est sincère à ses efforts pour corriger le vice de sa prononciation.

Je ferai remarquer que cette instruction aurait gagné, sous tous les rapports, à être considérablement abrégée. Il suffisait de dire que le bégaiement doit toujours être confirmé par une enquête de notoriété publique.

Tout le reste est sujet à caution. Car il faut retenir, avant tout, que le bégaiement étant essentiellement intermittent et variable, je déclare qu'il est absolument impossible de se déterminer, même par un examen attentif et une surveillance à l'insu du malade, pour ou contre l'existence réelle du bégaiement.

J'ai indiqué, au chapitre VI, que les signes pathognomoniques du bégaiement sont au nombre de quatre, savoir : 1º Début dans l'enfance ; 2º Troubles respiratoires ; 3º Intermittence ; 4º Disparition totale dans le chant.

Mais il est facile de voir que ces signes, qui sont scientifiquement suffisants pour établir un diagnostic chez des gens de bonne foi, sont absolument insuffisants en présence de simulateurs possibles.

Il n'est pas même jusqu'à la disparition totale dans le chant qui ne soit sujette à caution. En effet, j'ai déjà dit (p. 171) qu'il y a nombre de gens auxquels il est matériellement impossible de chanter l'air le plus élémentaire, *Au clair de la lune*, par exemple. Il est évident que des bègues, dans ce cas, ne sauront pas rythmer et, par conséquent, pourront bégayer plus ou moins, sans pour cela qu'on soit fondé à dire qu'on a affaire à un simulateur. Le bégaiement disparaît dans le chant chez ceux qui savent chanter ou tout au moins rythmer, mais chez ceux qui en sont incapables, les paroles ou la chanson sont des syllabes ordinaires sujettes, par conséquent, à être bégayées.

On voit que l'Administration de la guerre fait bien de réclamer l'enquête de notoriété publique, et que c'est même sa seule et unique base de sérieuse conviction.

Cette enquête est faite par la gendarmerie
auprès des autorités locales pour savoir s'il est
de notoriété publique que le sujet est réellement bègue. Il va sans dire que les intéressés
cherchent à accumuler les preuves, et leur
premier soin est de joindre à leur demande un
certificat.

Les médecins civils sont souvent sollicités de
délivrer des certificats constatant le bégaiement.

C'est un certificat médico-légal d'une nature
très délicate. Je demande à montrer dans quelle
condition je suis arrivé à pouvoir, en toute conscience, délivrer ce certificat.

II. — CERTIFICAT MÉDICO-LÉGAL

Je ne veux pas aborder ici la question du certificat médico-légal en général. La chose en vaudrait certes la peine, car elle a pour le médecin
un intérêt pratique considérable ; mais cela
m'entraînerait beaucoup trop loin.

Je veux seulement, sans sortir de la question
du certificat de constatation du bégaiement, en
vue de l'obtention de l'exemption du service militaire, montrer en face de quelles difficultés on
peut se trouver et comment on a chance de s'en
tirer. Au surplus, comme toutes les affections
susceptibles de simulation ont des points

communs, le petit point spécial que je veux traiter sera, par cela même, moins étroit et d'une application plus générale qu'il ne parait au premier abord.

Lorsqu'un conscrit s'adresse à son médecin habituel pour lui demander de certifier qu'il est atteint de bégaiement, la chose ne présente aucune difficulté. Le médecin n'a qu'à certifier dans les formes voulues ce que sa longue fréquentation de son client lui a permis de constater.

Mais lorsque, pour des raisons diverses, on s'adresse à un médecin qui ne connaît pas le sujet, je dis qu'à cause de l'extrême facilité avec laquelle le bégaiement peut être simulé, il ne doit pas délivrer de certificat en s'appuyant seulement sur la constatation pure et simple du bégaiement.

Je suis, pour ma part, très fréquemment consulté sur ce sujet, et voici quelle est la règle de conduite que je me suis imposée.

Dans l'impossibilité absolue de démasquer d'une manière péremptoire l'imposture d'un simulateur quelque peu exercé dans la pratique du bégaiement, je me suis longtemps refusé à délivrer tout certificat.

Mais je me suis heurté quelquefois à des dificultés d'une nature toute particulière.

Un malade se présentait à moi en me priant

de l'examiner et de lui dire ce que je pensais de sa manière de parler.

Après un examen attentif, je faisais le diagnostic bégaiement. Le malade se déclarait alors prêt à se confier à mes soins.

J'acceptais de me charger du traitement, mais le malade me demandait, sous un prétexte quelconque, de lui écrire sous la forme de certificat ce que je venais de lui affirmer : à savoir qu'il était bègue.

La situation était délicate et j'avais beau chercher des motifs plus ou moins plausibles pour refuser le certificat, le malade insistait toujours pour l'obtenir.

J'ai eu, à différentes reprises, de la peine à me débarrasser des pressantes instances de familles qui attachaient, à tort ou à raison, une importance prépondérante à mon certificat.

J'ai tranché, d'une manière très simple, la difficulté en déclarant au malade que j'étais tout disposé à délivrer une attestation, d'accord avec le médecin de la famille qui me renseignerait d'une manière précise sur les antécédents du malade.

Je demande donc au malade de m'apporter un certificat dûment légalisé de son médecin traitant habituel ou du médecin de sa famille, et je corrobore le dire de ce confrère par l'examen spécial que je fais du malade.

Dans ces conditions je donne toute satisfaction aux malades sincères et j'écarte en même temps les simulateurs.

Un certificat donné dans ces conditions présente donc toutes les garanties morales pour permettre à nos confrères de l'armée de proposer au conseil de révision une solution équitable au sujet du conscrit soumis à leur examen.

Pour terminer, je veux répondre à ceux qui pensent que le bégaiement pourrait être rayé de la liste des cas d'exemption du service militaire, et cela sans désavantage pour les bègues eux-mêmes.

Je rappellerai que mon père avait pris lui-même, à différentes reprises, l'initiative de réclamer cette mesure, et notamment dans une pétition adressée à l'Assemblée nationale le 10 juin 1873 et dont voici les conclusions :

En présence des nécessités, pour la France, de redevenir la première puissance armée, je prends la liberté respectueuse de renouveler, devant l'Assemblée nationale, le vœu que j'émis à la Sorbonne, en 1865 et 1870, à savoir : *que le bégaiement ne soit plus considéré comme un cas d'exemption du service militaire.*

Ce vœu est fondé :

1° Sur ce que le bégaiement peut être corrigé.

2° Sur ce que le bégaiement coûte à l'armée plus de 1000 hommes chaque année, soit plus de 20,000 hommes dans la période militaire.

3° Sur ce que le bégaiement, qui est une infirmité aussi préjudiciable sur les bancs de l'école que dans le monde, est souvent entretenu par les familles, en vue de l'exemption du service militaire.

On lui répondit fort justement qu'on ne pouvait pas plus accepter les bègues que les teigneux, bien qu'il fût possible de les guérir les uns et les autres. Car il n'est pas possible d'imposer à un homme un traitement obligatoire quelconque, soit avant, soit après son incorporation.

Au surplus, le vent ne souffle pas de ce côté. On sait que sous l'empire des craintes que faisait concevoir, il y a quelques années, la diminution des contingents par suite de l'abaissement de la natalité, une instruction ministérielle, en date du 13 mars 1894, prescrivait des difficultés plus grandes pour les exemptions.

Il fallut bientôt renoncer à exécuter à la lettre cette instruction, car l'armée aurait fini par ressembler plutôt à la cour des miracles qu'à une réunion d'hommes valides. Les choses en sont arrivées à ce point que notre savant confrère, M. Kelsch, médecin-inspecteur de l'armée, disait à la tribune de l'Académie de médecine (séance du 3 mai 1898) :

L'ancienne loi avait une portée essentiellement militaire ; elle sacrifiait le nombre à la qualité physique et imposait une sélection sévère du contingent.

L'idée directrice de la loi nouvelle est la consécration du principe absolu de l'égalité au profit de la valeur numérique des effectifs.

La nécessité, depuis 1872, de forcer ceux-ci et le désir patriotique de rendre le service obligatoire pour tous en viennent à introduire dans l'armée, malgré la vigilance apportée au choix, des sujets que leur insuffisance d'aptitude devrait en tenir éloignés. Par nécessité et par *principe*, on accepte tout ce qui ne présente pas une tare manifeste. Comme l'écrit un de nos collègues de l'armée avec un sentiment profond de la vérité, ce n'est point sur un maximum mais sur un minimum d'aptitude que l'on délibère ; il s'agit moins d'un choix à exercer que d'une élimination à faire et l'élimination ne se fait pas, du moins ne peut se faire, avec une largeur suffisante.

Souhaitons que l'application prochaine du service de deux ans n'aggrave pas la situation !

TROISIÈME PARTIE

TROUBLES DIVERS NON ORGANIQUES

Chapitre XII

La Blésité et ses Variétés

Je viens de parler du bégaiement, et je crois avoir démontré que c'est une véritable maladie de la parole dont les symptômes sont nets et précis.

Il me reste à dire quelques mots de certains vices de prononciation, qui, en dépit d'une symptomatologie très simple, apportent cependant dans les obligations quotidiennes des relations sociales, une gêne et une infériorité notoire pour ceux qui en sont atteints.

Faut-il ajouter que, pour tous ceux qui doivent paraître en public, la blésité constitue en quelque sorte un vice rédhibitoire ?

Au théâtre, par exemple, il faut beaucoup

d'indulgence de la part du public, pour accepter, sans protestation, que Faust dise à Marguerite :

Lai*che*-moi, lai*che*-moi contempler ton vizaze!

Quelle influence un avocat pourrait-il avoir sur le jury s'il venait défendre un inno*ch*ent accu*j*é d'a*chach*inat ?

Il importe donc de se corriger de ce défaut, puisque la chose est possible.

On désigne sous le nom générique de *blésité* une foule de défauts de prononciation caractérisés par la substitution, la déformation ou la suppression d'une ou de plusieurs consonnes.

Il est à peine besoin de dire que ces défauts se rencontrent aussi bien en français que dans les autres langues. Je ne m'occuperai naturellement ici que de ce qui se passe en français.

La blésité n'est pas le résultat d'un défaut organique. Elle ne provient pas, comme le croient certaines personnes, de ce que la langue est trop courte, trop longue, trop épaisse, trop faible, ou encore de ce que le filet n'a pas été bien coupé. Il ne faut pas davantage en accuser l'implantation vicieuse des dents. Sans doute, ces causes peuvent produire des défauts de prononciation analogues à la blésité ; mais ce ne sont que de très rares exceptions. Dans la très grande majorité des cas, — on peut presque dire quatre-vingt-dix-neuf fois sur cent, — la blésité est le résultat d'une fausse manœuvre ou de l'inexpérience de la langue dans la prononciation de la consonne.

Ce n'est pas toujours sous le nom de blésité que ces défauts de prononciation sont connus. Leur nom varie avec les régions ; on les nomme : zézaiement, sigmatisme, clichement, blésement, sesseyement, grasseyement, jotement, jotacisme, chuintement, lambdacisme, lallation, gammacisme, mytacisme, accent auvergnat, picard, gascon, allemand, parler phœbus, charabia, etc., etc.

C'est à tort qu'on considère ces défauts de prononciation comme étant sans importance, et que trop souvent on les encourage sous prétexte qu'ils ajoutent à la grâce de l'enfance et donnent de la mignardise au langage. Ils donnent au contraire, à tous ceux qui en sont atteints, et qui ne sont plus des bébés, un air de niaiserie qui expose fort au ridicule.

En voici une preuve curieuse que nous empruntons à M. Legouvé (1). « M. Régnier était jeune ; il fut chargé d'un rôle de niais, mais il ne savait comment exprimer ce caractère. Le hasard le

______

(1) *L'Art de la lecture*, par Ernest Legouvé, de l'Académie française. Ch. VI, p. 58. — Paris, chez Hetzel, 14ᵉ édition.

conduit chez un marchand où se trouvait un acheteur qui blésait ; les commis eux-mêmes souriaient en l'écoutant : Je tiens mon rôle, se dit M. Régnier, cet homme a l'air d'un imbécile, je n'ai qu'à l'imiter. » Vous voyez, ajoute M. Legouvé, que ce défaut vaut qu'on le corrige.

Dans le même ordre d'idées, je dirai que de Courchamps, dans les « Souvenirs de la marquise de Crequy » (1), raconte que « la duchesse de Chaulnes zézayait *pour se rajeunir* ».

La blésité donne en effet à la parole un caractère d'infantilisme tout à fait marqué.

Je pourrais conter de nombreuses anecdotes à ce sujet, je n'en citerai qu'une ; elle est historique, et mérite d'être rapportée.

Mˡˡᵉ de Ludres, chanoinesse et fille d'honneur de la Reine, et deux autres dames de la Cour, mesdames de Coetlogon et de Rouvray, avaient été mordues par un chien enragé. Suivant la thérapeutique du moment (et qui est bien loin de celle de M Pasteur), on devait, pour se guérir de la rage, se jeter par trois fois à la mer. Ces dames partent donc, sur l'ordre du roi, pour Dieppe, afin d'y suivre le traitement indiqué.

Mᵐᵉ de Sévigné, toujours railleuse, écrit la nouvelle à Mᵐᵉ de Grignan et en profite pour

____
(1) T. II, ch. ı.

tourner en ridicule Mlle de Ludres, qui était atteinte d'un zézaiement très prononcé, dont la Cour se moquait.

« *Ah ! zézu, Madame de Grignan, l'étranze zoze d'être zetée toute nue dans la mer !* » écrit Mme de Sévigné à sa fille (13 mars 1671), parodiant ainsi la manière de parler de Mlle de Ludres.

La blésité est plus fréquente dans le sexe féminin que dans le sexe masculin, à l'inverse de ce qui se produit pour le bégaiement.

Et, de fait, il est rare de trouver un couvent, un pensionnat de demoiselles, un salon mondain, sans une ou plusieurs jeunes filles ayant une prononciation défectueuse.

Remarquons que toutes ces jeunes filles ont été parfaitement élevées. Non seulement leur instruction a été soignée, mais encore leur éducation physique et morale n'a rien laissé à désirer. Elles savent se présenter dans le monde, elles dansent avec élégance, jouent du piano, chantent avec goût. Et tandis qu'on surveillait très attentivement leur maintien, qu'on attachait de l'importance à leur vêtement, à leur parure, qu'on se préoccupait de dissimuler quelques petites imperfections physiques souvent légères et insignifiantes, personne n'a paru s'intéresser à leur prononciation si défectueuse !

Personne n'a eu la charité de leur dire

qu'elles tirent la langue en parlant, ce qui est fort laid; qu'elles tordent la bouche en prononçant certaines lettres, ce qui, indépendamment du défaut de langage, nuit à la régularité de leur visage ; qu'elles dénaturent tellement les mots qu'elles semblent parler une sorte de patois, ce qui contribue peu à l'agrément de la conversation.

Il faudrait réagir contre cette insouciance d'une prononciation correcte. Et, à mon avis, il me paraît aussi utile — pour ne pas dire davantage — de surveiller avec soin l'orthographe des mots écrits que la prononciation des mots parlés.

Je me suis souvent demandé la raison de ces négligences, et je n'en vois d'autre explication que dans la persuasion erronée où se trouvent les familles du peu d'importance de ces défauts de prononciation. Je dois dire, cependant, qu'il y a des parents qui non seulement n'en sont pas choqués, parce qu'ils se sont peu à peu habitués à ces manières de parler, mais encore qui, par suite d'un véritable défaut d'éducation auditive, ne s'en sont jamais aperçus. Ils sont tout surpris lorsqu'on leur apprend que leurs enfants ont un défaut de prononciation qui éclate à toutes les oreilles, mêmes les moins délicates.

Les amis et connaissances n'osent pas toujours

en parler, ou bien redoutent quelquefois l'excès
de tendresse qui rend aveugles les parents et
les porte à dire, avec le hibou de la Fontaine :

> . . . . mes petits sont mignons,
> Beaux, bien faits et jolis sur tous leurs compagnons.

Mais les vrais coupables, ce sont les maîtres
qui tolèrent, comme une chose naturelle, que
des élèves atteints de blésité récitent des leçons
d'une manière incompréhensible. En négligeant
d'appeler l'attention des familles sur l'imperfection de la prononciation de leurs enfants, ils ne
remplissent pas tout leur devoir, qui est de travailler à faire des enfants qui leur sont confiés
des êtres capables de tenir leur place dans la
société.

Or, il est bien certain que ceux qui ont une
défectuosité quelconque de la parole ne sont
pas dans les conditions favorables pour affron-
ter les nécessités de la vie. Tôt ou tard, ils auront à souffrir de leurs défauts de prononciation
et ils en viendront à regretter le manque de vigilance de leur famille et de leur maître.

La mode a naturellement joué son rôle dans
cette affaire. On se rappelle, en effet, l'époque
des incroyables et des merveilleuses, où il était
de bon ton de zézayer horriblement. Non seulement les incroyables avaient banni la lettre r de
leur vocabulaire, mais ils remplaçaient aussi le

ch par un *s* et le *j* par un *z*, ce qui leur faisait dire : *Paole d'honneu panassée* ; *visaze anzélique* ; les *sarmes d'une belle.* Si nous n'avions mieux à faire, nous donnerions un passage du *Journal des incroyables* qui est complètement écrit dans ce langage ridicule.

J'ajoute que les raffinements de la mode avaient fait déjà commettre la même sottise aux Romains de la décadence. En effet, si l'on en croit les historiens, les jolies femmes de Rome avaient adopté la mode de substituer dans leur prononciation le *z* au *g* ou à l's et disaient, par exemple : fizere ozcula pour figere oscula (donner des baisers). Non seulement elles affectaient de zézayer, mais encore elles apprenaient à leurs perroquets à en faire autant :

> Non fuit in terris vocum simulantior ales,
> Reddebas *blæso* tam bene verba sono.

OVIDE, II; VI, 23.

Faut-il rappeler, enfin, qu'Alcibiade remplaçait les *r* par des *l* et que les Athéniens trouvaient cette prononciation charmante dans la bouche de leur enfant gâté ? Il faut avouer qu'au témoignage de Suidas, c'était un défaut assez commun à Athènes. « Nous appelons τραυλοι, dit-il, ceux qui prononcent λ au lieu de ρ, et ψελλοι ceux qui, en parlant, suppriment une lettre ou même une syllabe. »

*
* *

Les variétés de la blésité peuvent toutes se rattacher à l'un des groupes suivants :

1º blésité portant sur les consonnes z, s, j, ch ;

2º   —   d'autres consonnes ;

3º mauvaise prononciation des voyelles.

La blésité portant sur les consonnes linguales z, s, j, ch, est de beaucoup la plus fréquente.

Il semble assez curieux, au premier abord, que la blésité soit, en quelque sorte, localisée sur ces quatre consonnes.

Mais la chose s'explique lorsqu'on considère leurs affinités et les caractères communs qui les lient étroitement.

Non seulement, en effet, elles ont eu une grande ressemblance dans le mécanisme de leur prononciation, mais on sait de plus qu'elles ont fourni des permutations linguistiques innombrables dans la formation ou la transformation des mots.

On ne saurait méconnaître, également, que la blésité correspond, en bien des points, aux phénomènes qui ont présidé à la transformation du latin en français. Il ne faut pas s'en étonner, puisque ces dernières proviennent en grande partie de l'inexpérience des peuplades de l'ancienne Gaule lorsqu'elles eurent à adapter leurs habitudes phonatrices à la prononciation des consonnes latines.

Nous en trouvons la trace dans l'histoire des anciens dialectes français et, plus près de nous, dans l'étude des patois parlés actuellement encore dans les différentes provinces.

Il faut ajouter que, par suite d'habitudes locales de prononciation, la blésité est pour ainsi dire à l'état endémique dans certaines provinces: en Auvergne, en Provence, en Gascogne, en Picardie et dans les Flandres. Enfin, on sait que le *th* anglais et le *z* espagnol ont une prononciation vicieuse qui se rapproche de la prononciation blésée de l'*s* français.

Disons encore que, dans les noms propres conservés jusqu'à nos jours, nous avons de nombreuses preuves qu'à l'époque mérovingienne, l'*s* sonnait *ch* dans les pays mêmes où cette prononciation règne encore aujourd'hui.

Ces permutations ont eu lieu quelquefois entre consonnes de même nature par substitution d'une consonne sonore à la muette correspondante, par exemple, entre *z* et *s*, ou entre *j* et *ch*. D'autres fois elles ont eu lieu entre consonnes présentant un caractère phonétique semblable ; par exemple, entre les consonnes sonores *z* et *j*, ou entre les muettes *s* et *ch*.

Ces transformations linguistiques qui appartiennent à l'histoire de la formation de la prononciation sont les effets des permutations successives éprouvées par les mots, soit par l'action de la Cour, du Parlement ou plus simplement encore de la mode, soit par une tendance naturelle qui nous pousse à adoucir la prononciation, en remplaçant les lettres dures par les douces correspondantes.

Rappelons que vers la fin du XVIIIe siècle, lorsque la prononciation commençait à être à peu près fixée, les permutations étaient moins à la mode. Un grammairien de valeur (1), J.-B. Roche, dit avec raison que « *toutes ces altérations de consonnes qu'on propose comme des lois ne sont bonnes qu'à perpétuer des vices de prononciation* ».

M. Charles Thurot a consacré deux gros volumes, bien connus des érudits, à *la prononciation française depuis le commencement du* XVIe *siècle, d'après les témoignages des grammairiens* (2). Un autre érudit, M. Ferdinand Talbert, a fait mieux encore. A notre demande, il a écrit une série d'articles très documentés *sur l'influence de la blésité sur la formation et la*

---

(1) Entretiens sur l'orthographe française et autres objets analogues. Nantes, 1777, in-8º.
(2) Paris, Imprimerie Nationale (1881-83).

prononciation du français (1). Ceux que la question intéresse trouveront exposées chez ces deux auteurs, dans le plus grand détail, les phases diverses par lesquelles a passé la prononciation des mots et des lettres, et notamment des consonnes qui nous occupent.

Au surplus, la question n'est pas seulement localisée au français, puisque nous trouvons des exemples de blésités dans toutes les langues parlées ; elle n'est pas non plus nouvelle, puisque les auteurs latins signalent la substitution de certaines lettres à d'autres (in locum aliarum). Cicéron se moque d'un témoin qui ne pouvait pas prononcer la lettre initiale du nom propre *Fundanius*. Ces défauts de prononciation (vitia oris et linguæ) n'ont pas de nom spécial en latin, mais les Grecs, si habiles à forger des mots, les appellent *iotacismes*, *lambdacismes*, et quelques-uns de ces mots sont restés dans la langue technique des orthophonistes.

Il est juste de dire que ces permutations de consonnes, qui constituent, de nos jours, des défauts de prononciation, n'impliquent pas toujours une difficulté véritable d'articulation. C'est, souvent, une simple négligence de prononciation, une sorte de survivance d'une prononciation ancienne, qui est restée dans la

(1) V. La revue mensuelle, *La Voix parlée et chantée.* — Paris, 1897, n°s 87 et 88.

langue vulgaire. Dans ces cas très simples, une légère surveillance peut suffire pour donner la prononciation correcte.

Mais, le plus ordinairement, il ne s'agit pas seulement d'une simple négligence. Il y a une impossibilité véritable de prononcer correctement la lettre, par suite d'inhabileté fonctionnelle de la langue, qui ne se place pas spontanément au point d'élection de la consonne. Dans ces cas, il faut, pour corriger la blésité, une éducation spéciale de l'organe.

Mais il y a plus. Il m'arrive souvent de rencontrer des enfants et même des adultes qui ne distinguent pas une consonne correctement prononcée de la même consonne incorrectement articulée. Je prononce, par exemple, la syllabe SA, et le sujet répond CHA, ou quelque chose dans ce genre. Je répète un certain nombre de fois SA, SA, SA en l'invitant à dire comme moi ; il essaye vainement et ne peut arriver qu'à prononcer CHA. Comme je lui demande s'il perçoit la différence entre SA et CHA, il m'avoue que non. Mais ce n'est pas seulement sur les consonnes soufflées que le fait se produit, je l'ai constaté également pour toutes les lettres. C'est ainsi qu'un sujet qui prononçait *tanif* pour *canif* ne saisissait pas la différence qu'il y a entre *ta* et *ca*, même lorsque je répétais l'une après l'autre et un grand nombre de fois ces deux syllabes : *ta, ca, — ta, ca — ta, ca*, etc.

On comprend que, chez ces sujets, le traitement de ces défauts de prononciation présente des difficultés plus grandes que lorsqu'il s'agit de quelqu'un ayant parfaitement conscience qu'il prononce mal. Mon premier soin, dans ces cas de blésité compliqués de l'imperfection de l'ouïe dont je viens de parler, est donc de faire préalablement l'éducation de l'oreille. C'est seulement lorsque le malade distinguera un son pur d'un son incorrect, que je pourrai aborder 'étude des lettres mal prononcées.

Si je poursuivais mon examen dans le domaine du chant, je pourrais rappeler qu'il y a une foule de personnes qui, non seulement ne sont pas capables de chanter un air, auss[i] simple soit-il, sans chanter faux ou détonner, mais encore qui n'ont pas l'oreille désagréablement impressionnée lorsqu'elles entendent chanter ou jouer faux ou qu'elles chantent faux elles-mêmes.

A quelle cause faut-il attribuer cette imperfection de l'ouïe ?

Y a-t-il là une lésion organique ?

Je ne le crois pas. Et jusqu'à présent, du moins, la chose ne paraît pas démontrée.

Je crois qu'il s'agit là d'une imperfection native, souvent héréditaire de l'oreille, pour l'analyse des sons, imperfection qu'une éducation raisonnée peut faire disparaître. La preuve qu'il s'agit là d'une sorte de prédisposition héréditaire, c'est que ce ne sont pas seulement les porteurs du défaut de prononciation qui sont atteints de cette imperfection de l'ouïe, mais encore leur entourage. Voici, par exemple, des faits dont je suis assez souvent témoin et avec la mise en scène que j'indique.

Je reçois la visite d'une grand'mère qui m'amène sa petite fille (les différentes formes de blésité sont beaucoup plus fréquentes chez les filles que chez les garçons ; c'est le contraire pour le bégaiement), en me demandant mon avis sur la manière de parler de l'enfant.

Mon examen terminé, je déclare que la fillette est atteinte, quelquefois même à un haut degré, de zézaiement ou de toute autre blésité. Et la bonne grand'mère de s'écrier : « Enfin ! je suis contente de constater que vous partagez mon avis. Figurez-vous, Monsieur le Docteur, que ma fille, qui est la mère de cette enfant, prétend qu'elle parle parfaitement ! J'ai beau affirmer qu'elle zézaye horriblement, ma fille hausse les épaules en prétendant que c'est une idée de ma part. Je vous ai amené l'enfant, en cachette, pour en avoir le cœur net. Mais je reviendrai avec les parents de l'enfant, afin qu'ils entendent de votre bouche l'affirmation

que la fillette prononce mal et qu'elle est atteinte d'un défaut de prononciation qu'on peut
corriger. »

A quelque temps de là, je reçois, en effet, la
visite de la persistante grand'mère, accompagnée de l'enfant et de ses parents, lesquels se
présentent chez moi avec l'air résigné et de
mauvaise humeur de gens qui ne viennent que
contraints et forcés. « Ma mère m'a dit que
vous *prétendez, à ce qu'il paraît*, que ma fillette
aurait un défaut de prononciation. Je dois vous
dire que ni mon mari, ni moi, nous ne nous en
apercevons. » Par une série d'expériences de
prononciation je m'efforce de faire, pour ainsi
dire, toucher du doigt aux parents l'imperfection de langage de leur fillette. Quelques-uns
finissent par se rendre compte de la vérité et
reconnaissent leur erreur. D'autres, plus enté-
tés, ne veulent avouer, ni à eux-mêmes, ni aux
autres, qu'ils ne s'étaient pas aperçus de la mauvaise prononciation de leur enfant. Mais, dans
la plupart des cas, je vois bien que j'ai affaire
à des gens parfaitement sincères lorsqu'ils déclarent ne pas s'apercevoir du défaut de leur
enfant.

Cela tient à l'insuffisance de l'éducation de
l'oreille chez ces personnes, et je crois qu'il y
aurait de ce côté quelques réformes à tenter
dans l'éducation des enfants. D'autant plus que

beaucoup d'entre eux non seulement sont inhabiles dans l'appréciation des finesses des sons de la voix parlée ou chantée, mais finissent par mal entendre et mal comprendre ce qu'on leur dit, ce qui leur porte préjudice à eux et aux autres. Il en est même qui écrivent comme ils parlent.

Pour me résumer, je dirai que l'*absence de l'ouïe*, cause la surdi-mutité ; la *finesse de l'ouïe*, donne naissance aux accents locaux et aux inflexions de voix héréditaires, et enfin *l'imperfection de l'ouïe* amène les défauts de prononciation tels que le zézaiement, le clichement, etc.

On voit donc combien sont nombreuses et délicates les relations qu'il y a entre les perceptions auditives et les fonctions du langage.

J'appelle toute la compétence des otologistes sur ce point de pédagogie spéciale, qui est de leur compétence.

Pour en revenir à la blésité, on voit qu'un examen attentif du sujet est indispensable pour orienter le traitement.

Quant au pronostic, il est toujours favorable. Je ne fais d'exception que pour certains amnésiques verbaux qui oublient, d'une leçon à l'autre, ce qu'on leur apprend.

Nous allons étudier maintenant la blésité et ses variétés, selon qu'il s'agit de la substitution,

de la déformation ou de la suppression des consonnes.

1° Zézayement, Clichement

J'ai dit que la blésité portant sur les consonnes
linguales soufflées *z*, *s*, *j*, *ch*, est, de beaucoup,
la plus fréquente. Ordinairement, ces quatre
lettres sont mal prononcées ; il y a cependant
des cas où le vice de prononciation porte uniquement sur *z*, *s*, ou sur *j*, *ch* ; mais une quelconque de ces quatre consonnes est rarement
atteinte toute seule de malformation.

On donne le nom de zézaiement lorsque le
défaut porte sur *z*, *s*, et de clichement lorsqu'il
est localisé sur *j*, *ch*.

*
* *

LA SUBSTITUTION d'une consonne à une
autre a lieu, le plus souvent, par la permutation
d'une des quatre consonnes avec l'une quelconque des autres.

Exemples : *chauchichon*, pour *saucisson*.
      céro,   — *zéro*.
      sien,   — *chien*.
      zouzou,   — *joujou*.

C'est cette forme qui se rapproche de l'accent
auvergnat et gascon.

La substitution de l's au *ch* est très commune chez les enfants (*sien* pour *chien*) ; elle se retrouve dans la langue populaire, surtout à propos des mots savants : *cirúgien* pour *chi*rurgien.

D'autres fois, la substitution a lieu par n'importe qu'elle consonne, mais de préférence par une autre linguale.

> Exemples : *toliton*, pour *saucisson*.
> *léro*, — *zéro*.
> *tien*, — *chien*.
> *doudou*, — *joujou*.

Mais, dans tous ces cas, la substitution se fait par des lettres assez bien prononcées, qu'on substitue à d'autres ; le défaut existe principalement dans la permutation et dans l'impossibilité de dire l'une ou l'autre des consonnes *z*, *s*, *j*, *ch*, ou toutes les quatre.

Le *T* est une des consonnes que les enfants prononcent le plus facilement et qu'ils substituent le plus communément à celles qui leur offrent quelques difficultés d'articulation (*totiton* pour *saucisson*, *tien* pour *chien*). Faut-il voir un lien entre la prédilection des enfants pour cette lettre et la prédilection que semble lui avoir vouée la langue française? Toutes les fois qu'il s'agit d'éviter un hiatus ou une cacophonie dans la formation d'un mot, nous intercalons un t euphonique (voilà-t-il, aime-t-il, ma-t-ante au lieu du vieux mot français *ma ante*, etc).

*
* *

LA DÉFORMATION de ces consonnes se produit par une position vicieuse de la langue ou des lèvres pour la prononciation des consonnes *z*, *s*. *j*, *ch*. L'émission de la consonne est accompagnée d'une sorte de sifflement, qu'il est très difficile de reproduire exactement par écrit, mais qui ressemble à l'adjonction d'une sorte de *ll* mouillée.

Exemples : *sllausllissllon*, pour *saucisson*.
        zlléro,   — *zéro*.
        chllien,   — *chien*.
        zllouzllou,   — *joujou*.

Dans ces cas, la parole est généralement accompagnée de grimaces plus ou moins accentuées de la bouche qui ajoutent encore à la laideur du vice de prononciation lui-même.

*
* *

ELISION. — Il arrive quelquefois que la blésité n'est caractérisée ni par la substitution, ni

par la déformation d'une de ces quatre con·
sonnes, mais par sa suppression complète.

Exemples : *o..i..on,* pour *saucisson.*
in..o..lin, — *zinzolin.*
er..er, — *chercher.*
ou..ou, — *joujou.*

Ce défaut de prononciation rend la compré-
hension des mots très difficile, et empêche souvent les personnes qui en sont atteintes d'être
comprises par d'autres que par leur entourage
habituel.

*
* *

2° Blésité portant sur d'autres consonnes.

La blésité portant sur les consonnes autres
que les quatre consonnes linguales soufflées
dont il vient d'être parlé, varie à l'infini. Elle
atteint indistinctement toutes les consonnes.

ACCENT ALLEMAND

Lorsque la substitution se fait entre lettres
de la même nature, la consonne muette se
substituant à la consonne sonore correspondante, cette forme se rapproche un peu de
l'accent allemand.

« En France, on s'étonne souvent de ce que
beaucoup d'Allemands (et surtout les Alsaciens),

qui pourtant possèdent le *d* et le *t*, le *b* et le *p*, le *g* et le *k* dans leur alphabet, les confondent sans cesse en parlant français, ou semblent même les intervertir à plaisir. Pourquoi disent-ils : Voici une *pelle belle*, au lieu de une *belle pelle* (1)?

« Il y a là une erreur : ils n'intervertissent pas les lettres, mais ils les prononcent, à bien peu de chose près, l'une comme l'autre, d'une façon intermédiaire entre *b* et *p*, *d* et *t*, *g* et *k*. Le Français qui entend un *b* ou un *d* un peu trop dur croit qu'on a prononcé un *p* ou un *t* ; et quand il entend un *p* ou un *t* un peu adouci, il croit entendre un *b* ou un *d*. Les poètes allemands font rimer *Tod* ou *Brod* avec *Noth* ou *Roth* ; dans les écoles primaires, le maître dira à un élève : ce mot s'écrit par un *delta* ou un *weiches d*, ou bien cela s'écrit par un *hartes t* (un *d doux*, un *t dur*), et il prononce les deux lettres à peu près de la même manière. »

« Il faut ajouter (2) que certaines de nos articulations françaises n'ont pas d'équivalent en allemand. C'est ainsi que le son J est aussi étranger à la langue allemande que les sons NG et le CH le sont à la langue française (3). Dans certaines grammaires françaises à l'usage des

---

(1) Général Parmentier. *Intermédiaire de l'Afas.*— 1898, p. 18.

(2) Dr P. Gallois. *Ibid.*, 1897, p. 290 et suivantes.

(3) Ch Berdellé. *Ibid.*, 1897, p. 305.

Allemands, on voit imprimé que le son ɟɪ français se prononce ſchü.

« Un Allemand aura de grandes chances de
mal prononcer le ɟ . De même un Français, en
Allemagne, est reconnu assez facilement à ce
qu'il prononce incorrectement le ch allemand,
auquel il donne le son du sch allemand.

« Il en est à peu près de même pour la lettre P,
qui est à peine une lettre allemande. Si l'on
prend, en effet, un dictionnaire allemand à la
lettre P, on constate que plus de la moitié des
mots est d'origine étrangère. A part les mots
qui commencent par la diphtongue PF, comme
pferd (cheval), les autres sont presque toujours
des mots importés. Le son P est donc peu fami-
lier aux Allemands, qui prononcent plutôt B.
Pour ces deux raisons, un Allemand qui voudra
dire un *pigeon,* prononcera *bichon.*

« La lettre v en allemand se prononce toujours
F, le son v étant représenté par la lettre w.
Rien d'étonnant à ce que, dans un mot francais
prononcé par un Allemand, v soit remplacé par
le son F.

« De même en allemand le son français z est
représenté par la lettre s, tandis que le son
ç est représenté par le TZ, ou par simplification
par z. Ainsi *place* est devenu *platz,* Ignace est
écrit Ignaz.

« Mais ces différences dans la valeur des lettres

dans les deux langues tient à une cause plus générale. C'est qu'en réalité la distinction des consonnes fortes et des consonnes faibles est peu accentuée en Allemagne. Quand un Allemand prononce le mot *brod* (pain), le D terminal n'a pas franchement le son D ni le son T, mais a une valeur intermédiaire. Cette indécision dans la prononciation a permis à l'orthographe nouvelle *brot* de s'établir. Quand un Allemand prononce le mot *sie* (ils), il ne dit franchement ni *ci*, ni *zi*, mais il produit un son intermédiaire que nos lettres françaises ne peuvent reproduire. Quand, par suite, un Allemand ou un Alsacien veut prononcer le mot français *moisissure*, il nous semble toujours dire *moissizure*. Les deux sifflantes sont en réalité presque d'égale force : la première nous paraît trop forte pour un son z, la seconde trop faible pour un son ç. »

Une dame de nos amies, demeurant *rue de la Boëtie*, étant allée à Strasbourg, a donné son adresse de vive voix à un monsieur qui devait lui envoyer un renseignement à Paris. Ce monsieur qui, sans doute, ne connaissait pas l'ami de Montaigne, lui adressa sa lettre *rue de la Poésie* : elle l'a reçue, ce qui fait honneur à la perspicacité de la poste...

Il va sans dire que ces prononciations vicieuses si répandues et si choquantes pour nos oreilles

françaises, peuvent se corriger et disparaître
complètement.

Elles occasionnent souvent des coq-à-l'âne
par suite de la substitution, dans un mot, d'une
consonne douce à la forte correspondante ou
vice-versa, ce qui dénature le mot et lui donne
quelquefois un sens tout à fait différent.

Voici quelques exemples de cette permutation :

Substitution du F *au* V :

    *f*alloir au lieu de valoir.
    *f*aux   —   veau.
    *f*élin   —·   vélin.

Substitution du P *au* B :

    *p*ont au lieu de bon
    *p*as   —   bas.
    *p*eau   —   beau.

Substitution du T *au* D :

    *t*einte au lieu de dinde.
    *t*oge   —   doge.
    *t*oit   —   doigt.

Substitution du K (c dur, Q *et* K) *au* Gue

    *c*age au lieu de gage.
    *c*ou   —   goût.
    *q*uérir   —   guérir.

En dehors de ces faits, il y a une variété infinie d'autres substitutions de consonnes. Elles se font souvent sans règle précise, bien que, dans la majorité des cas, il s'agisse de substitution entre consonnes de la même famille : une linguale se substituant à une autre linguale ou une labiale se substituant à une autre labiale.

Nous ne donnons que quelques exemples des cas les plus fréquents, pour ne pas allonger outre mesure, cette énumération.

1° PERMUTATION ENTRE LABIALES

Ces permutations sont assez rares. Les plus fréquentes ont lieu entre V et F, B et P et constituent l'accent allemand et enfin *J* et CH ; nous nous sommes suffisamment expliqués sur ces lettres pour n'y pas revenir.

Reste donc les permutations avec la lettre M ; en voici quelques exemples :

V remplacé par *M* :

    *m*alheur au lieu de valeur.
    *m*érité   —   vérité.
    *m*ain   —   vin.

B ou *P* remplacé par *M* :

*m*ain au lieu de bain.			*m*ère au lieu de père.		
*m*alle	—	balle.	*m*ain	—	pain.
*m*ien	—	bien.	*m*assif	—	passif.

B devant S se change souvent en P dans le langage populaire : apsoluement pour absolument; apstenir pour abstenir; apsence pour absence. Quintilien atteste que cette prononciation existait chez le peuple de Rome.

Au point de vue étymologique, M. Talbert fait remarquer (1) qu'on trouve en français le V latin remplacé par B ou par F, mais jamais par M. Au contraire, *m* est remplacé par *v* dans *duvet* pour dumet, lequel serait arrivé à duvet en passant par l'intermédiaire *dubet*. Quant à *b* remplacé par *m*, il n'y a pas d'autres exemples que *samedi* pour *sabedi* (sabbatidiem).

2° PERMUTATION ENTRE LINGUALES EXPLOSIVES

Ces permutations se rencontrent fréquemment.

En voici quelques exemples :

Gue remplacé par *D* :

*d*arçon au lieu de garçon.		
*d*ent	—	gant.
*d*aim	—	gain.

(1) Loc. cit., p. 165.

Gue remplacé par *T* :

> *t*ar*t*an*t*ua au lieu de Gargan*t*ua.

K remplacé par *T* :

> tar*t*assonne au lieu de Carcassonne.
> *t*anon   —   canon.
> *t*anif   —   canif.

3° PERMUTATION ENTRE LES LINGUALES LIQUIDES

Les permutations entre les liquides *n*, *l*, *r*, sont des plus communes, soit dans le langage, soit dans l'étymologie. Exemples :

L remplacé par *N* ou réciproquement :

> *n*ier au lieu de lier.
> *n*oix   —   loi.
> *n*ouer   —   louer.

N remplacé par *R* ou réciproquement :

> *r*avir au lieu de navire.
> *r*eine   —   naine.
> rente   —   Nantes.

R remplacé par *L* ou réciproquement :

> *l*ame au lieu de rame
> *l*ampe   —   rampe.
> *l*avage   —   ravage.

Au point de vue linguistique, M. Talbert dit que (1) sans chercher des exemples de permutation entre liquides dans le langage populaire,

(1) Loc. cit., p. 130.

on en trouve d'innombrables dans le français le plus pur.

	Latin	*Français*
N = R	diac*n*us	diac*r*e
N = L	orpha*n*us	orphe*l*in
L = N	*l*ibellun	*n*iveau
R = L	pe*r*egrinus	pe*l*erin
L = R	navi*l*ium	navi*r*e

***
** **

Il existe encore un grand nombre d'articulations vicieuses, spéciales à certaines contrées et qu'on peut ranger dans la catégorie des blésités diverses. De ce nombre se trouvent les prononciations suivantes : campa*ne* pour campagne; fi*le* pour fille; bout*èle* pour bouteille ; *qu*eval pour cheval ; mou*k* pour mouche, etc.

DÉFORMATION. — Lorsque l'articulation est accompagnée de grimaces ou de positions vicieuses de la langue ou des lèvres, il en résulte, comme pour les soufflées, une sorte de sifflement qui vient se surajouter à la consonne fondamentale en produisant un son rappelant celui de la double *ll* mouillée.

Exemples : *fllatal,* pour *fatal*
blleau, — *beau.*

ÉLISION. — Enfin, quelquefois, les consonnes sont purement et simplement supprimées.

Exemples : *ar..antua,* pour *Gargantua.*
on..on, — *bonbon.*

3° **Prononciation vicieuse des voyelles.**

Les voyelles sont très souvent mal prononcées, soit du fait de prononciation locale vicieuse, soit par suite d'une imperfection verbale individuelle. La chose ne date pas d'hier.

Cicéron accusait un jour ses amis Sulpicius et Cotta d'imiter, en faisant disparaître les *i* et en appuyant si fort sur les *e*, non pas l'accent des orateurs anciens, mais celui des moissonneurs.

Non seulement la valeur prosodique des voyelles pures est altérée (*a* long pour *a* bref, etc.), mais encore celle des voyelles nasales et celle des diphtongues. On sait que dans le parler patois notamment, la prononciation de certaines diphtongues est considérablement modifiée (*toué, moué, roué*, pour *toi, moi, roi*, etc.).

Les sons voyelles sont rarement bien prononcés par les personnes atteintes d'une blésité portant sur une consonne quelconque. Ce sont généralement les voyelles *in, an, on, un, eu, ou*, qui sont mal prononcées.

Exemples :   *in jour*, pour *un jour*.
　　　　　 onfont　　–　*enfant*.
　　　　　 chaquin　　–　*chacun*.

CONCLUSION

On vient de voir combien sont nombreuses les variétés de la blésité.

Il en est d'autres encore qui échappent à toute classification ; c'est un véritable langage spécial, une sorte d'*idioglossie* imaginée de toutes pièces par le malade et qui ne se rapporte à rien.

Mais, quels qu'ils soient, tous ces défauts de prononciation peuvent toujours disparaître, sans crainte de récidive, en dix ou quinze jours d'un travail assidu et attentif.

Aucun appareil, aucun *truc* n'est nécessaire pour cela. Comme pour le bégaiement, c'est à la physiologie qu'il faut faire appel.

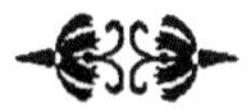

Chapitre XIII

Grasseyement

Le grasseyement, parler gras (du latin crassus, épais, gras) ou rhotacisme, est un défaut de prononciation consistant à prononcer la lettre R du fond du gosier, avec un caractère guttural et étouffé, alors que, normalement, elle doit se prononcer dans la partie antérieure de la bouche et être très vibrante.

Donders, qui a fait des recherches particulières sur la consonne R, en distingue quatre variétés. Sans entrer dans les détails de cette très intéressante étude, nous dirons que, d'après ce savant, le nombre des vibrations simples caractérisques de l'R normal varie entre 60 et 70 par seconde, tandis que l'R du grasseyement ne correspond qu'à un nombre de 38 à 56 vibrations simples par seconde.

J'ajoute que le grasseyement existe non seulement en français, mais aussi dans toutes les langues. « L'un des défauts d'articulation les plus répandus en anglais, dit le Dr J.-Benj.

Hellier, de Leeds (1), c'est l'incapacité de prononcer correctement (*Rattling*, *Burring*) la
consonne *r*, notamment dans les mots *orrery* ou
arrowroot. Le vers suivant sert de criterium à
ce sujet :

Round the rugged rocks the ragged rascals ran.

Kussmaul (2) dit, d'un autre côté, que « dans
beaucoup de villes et d'États allemands, le
grasseyement (*Schnarren*, *Lorbsen*, *Lorken*,
Ratschen) est presque général ».

Le grasseyement ne constitue un défaut de
prononciation dans le langage courant que
lorsqu'il est véritablement très accentué. A
Paris, par exemple, on grasseye légèrement,
c'est-à-dire qu'on ne roule généralement pas
les R du bout de la langue comme on le fait en
Italie ou en Espagne. Mais on ne peut pas dire
que cette manière de parler soit vicieuse et
constitue un défaut de prononciation à l'état
endémique, comme cela a lieu, par exemple,
pour le parler auvergnat.

Je serais presque tenté de dire avec Palsgrave:
« *Il grassie un petit, mais cela luy sied bien* ».
« *Faut-il grasseyer?* dit un personnage dans la

(1) V. *La Voix*. La prononciation défectueuse de la
consonne R. Paris, 1899, p. 38.
(2) Troubles de la parole, traduit par Rueff. Paris,
1884, p. 314.

comédie de Ninette, de Favart, *cela ne fait pas mal*. »

Il n'en est pas de même dans le midi de la France, en Provence notamment, où l'on parle gras, où l'on grasseye très fortement, au point que cela constitue un véritable défaut de prononciation qui, tout général qu'il est, n'en est pas moins choquant. Il ne faut pas confondre le grasseyement proprement dit avec d'autres manières vicieuses de prononcer qui affectent également la consonne *R* et que l'on nomme *pararhotacisme*.

De ce nombre se trouve la substitution de la lettre *l* à l'*r*, qu'on rencontre souvent dans le babil des petits enfants, qui disent volontiers : *plête*-moi cela, pour : prête-moi cela. Enfin, la suppresion pure et simple de l'*r*, mis à la mode par Garat, au temps de nos incroyables, et dont j'ai déjà parlé.

Toutes ces substitutions rentrent dans la catégorie des blésités et doivent être traitées comme telles.

Le grasseyement, même le plus léger, n'est pas toléré au théâtre, soit dans la déclamation, soit dans le chant. Il ne faut donc pas s'étonner de voir tous les professeurs de déclamation, et le grand Talma lui-même, donner des conseils pour la correction de ce défaut de prononciation, qui est comme un vice rédhibitoire pour tous ceux qui veulent aborder la scène.

La méthode de Talma, qui est enseignée encore à l'heure actuelle dans les Conservatoires de déclamation, est absolument artificielle. Elle consiste à substituer à la consonne R une consonne analogue et peu à peu d'essayer de passer de la consonne substituée à la lettre R cherchée.

M. Legouvé, dont le talent poétise les plus vulgaires choses, l'a décrite de la manière suivante (1) : « Figurez-vous une jeune fille qui se cache au bal dans un coin, que deux de ses amies appellent et qu'elles entraînent dans leur ronde ; mais bientôt une des deux danseuses s'éclipse, puis l'autre, et voilà la dernière venue forcée de danser seule. Ainsi faisait Talma. »

La méthode Talma est très connue dans ses grandes lignes ; mais, pour la juger, il faut la considérer dans les détails de son application. Nous ne croyons donc mieux faire que d'en reproduire la description complète — bien qu'un peu longue — donnée par un de ses plus fervents défenseurs et un de ceux qui l'ont le plus et le mieux pratiquée avec Talma lui-même.

Voici donc, textuellement, l'exposé fait par le

(1) *L'Art de la lecture*, l. c., p. 60.

Dr F. Fournier dans le *Dictionnaire des Sciences médicales* (1).

« Il conviendra de choisir pour les premiers exercices un mot dans la composition duquel il n'entre qu'un seul *r* : la première lettre de ce mot sera un *t*, et précédera l'*r* : par exemple le substantif *travail*. L'on écrira *tdavail*, en substituant un *d* à l'*r* ; alors l'élève, auquel il aura été recommandé d'effacer de sa pensée l'idée de la lettre *r*, prononcera plusieurs fois le *t* et le *d* séparément, en unissant toujours la fin du mot, ainsi : *t, d, avail*. Insensiblement il ajoutera un *e* muet entre *t* et le *d*, et divisera ce mot nouveau en trois syllabes : *te-da-vail*. Cet exercice ayant été fait à diverses reprises, le même mot sera prononcé dans une seule impulsion de la voix, mais lentement : *tedavail*. Successivement on le prononce plus rapidement; dans la vitesse de l'articulation, l'*e* qui avait été introduit se retranche et laisse *tdavail*. L'on continue à faire prononcer le mot le plus précipitamment possible, en unissant intimement le son du *t* avec celui du *d* et en imprimant plus de force à l'articulation de la première lettre. Déjà l'élève, par ce nouveau procédé, donne à l'auditeur, et sans s'en douter, l'idée de la lettre *r*, dont le son semble résulter de l'union rapide du

(1) Edition Panckoucke, 1817. Article *grasseyement*.

t et du *d*. Insensiblement l'*r* s'articule, et la consonne *d*, que l'on pourrait appeler ici génératrice, disparaît, pour que la lettre créée tout récemment prenne son essor. Dans cet exercice l'*r* s'articule d'une manière naturelle : car le *t* et le *d*, beaucoup plus faciles à former, sont cependant produits par le même mécanisme que l'*r*, du moins quant aux positions relatives des mâchoires et de la langue.

« Après avoir obtenu le *succès* (*sic*) dont nous venons de faire mention, il convient d'expliquer à l'élève et de lui démontrer le mécanisme de l'articulation naturelle de la lettre que, pour la première fois, il vient de prononcer correctement. On lui fait placer ensuite sa langue dans la position nécessaire pour prononcer les R ; il essaye d'articuler l'*r* seul, et il est incessamment surveillé, afin qu'il n'emploie aucun son guttural. Lorsqu'il devient famillier avec ses premiers exercices, il lui en est prescrit un autre par lequel on commencerait vainement ; son objet est de produire la syllabe *re*. Voici comme l'élève procédera : il articulera plusieurs fois les lettres *t* et *d ;* la première se prononce d'une voix ferme, et le *d* plus doucement et après une inspiration. Quelques moments après, l'élève ajoute à la suite de *td* le son *re*, articulé doucement et pendant la même expiration que le *d*, comme si le *re* était uni à la consonne précédente. Ce n'est pas tout encore ; bientôt ce monosyllable *re*, toujours en suivant le même procédé, se transforme en une consonne, et ce sera un *r* que l'élève articulera. La durée de cette prononciation pendant l'exercice qui vient d'être exposé doit être graduée, comme si le *t*, le *d* et l'*r* formaient une mesure musicale, le *d* valant une noire et les deux autres lettres chacune une croche. D'abord la syllabe *re* s'articule imparfaitement, puis l'*r* s'y fait sentir un peu ; et enfin cette consonne sort avec une certaine force, qui donne déjà une idée de sa rudesse et des progrès de l'élève, auquel il convient de faire redire le mot *travail* et d'autres de même structure, tel que *trône*, *trompé*, etc. Ces expériences ayant donné des résultats satisfaisants, il faut se hâter de profiter des dispositions favorables des organes de la parole, afin de les soumettre à des exercices plus compliqués et par conséquent plus difficiles encore. L'on choisira donc un mot privé de la lettre *t*, comme : *ordre*. Ici il faut user d'une autre espèce d'artifice : le mot étant écrit n'a plus d'*r* ; un *t* et un *e* ont été substitués à cette consonne, et l'élève lit *otede* ; après avoir prononcé, à plusieurs reprises, ce mot comme il vient d'être écrit, la voyelle *e* sera retranchée ; le *t* et le *d* devront être articulés ensemble, comme dans la première leçon. En suivant la même marche, la même gradation,

l'élève parviendra à faire sentir le son de l'*r* ;
le son augmentera par degrés, jusqu'à ce qu'il
sorte régulièrement. Après qu'un individu,
grasseyant, aura acquis la faculté d'articuler
les *r* qui, dans les mots, sont précédés et suivis
d'autres lettres, il lui restera encore la tâche,
difficile, d'arriver à la formation correcte et suivie de celles de ces consonnes harmoniques disposées au commencement et à la fin des mots,
comme *rhétorique*, *plaisir*. Il faut employer,
dans ces circonstances, la méthode dont on
vient de faire l'analyse : ainsi *te*, *dé torique*, puis
t, *d*, *torique*, et enfin *rhétorique*. La consonne finale s'obtiendra par plaisir-*te-de*, puis *plaisit*,
de, et définitivement le mot correct s'articule
sans grasseyement ».

Le Dr Fournier ajoute : « La méthode *simple*
qui vient d'être exposée suffit pour guérir le
grasseyement. » J'avoue, pour ma part, que je
trouve cette méthode extrêmement *compliquée*.
Et j'ajoute que lorsque cette gymnastique linguale (qui me fait l'effet d'un dressage de haute
école) donne des résultats, c'est l'exception, et
encore après des années d'un travail fastidieux.

Colombat avait trouvé, lui également, que la
méthode Talma était très lente dans ses résultats et difficile à appliquer. Aussi, en avait-il
imaginé une autre qu'il trouvait plus rapide

et surtout plus facile à comprendre. Le lecteur
va en juger par l'extrait suivant (1) :

Nous faisons, d'abord, porter la langue vers la
voûte palatine, à peu près à trois ou quatre lignes
plus en arrière que la partie postérieure des dents
incisives de la mâchoire supérieure, de manière que
la face dorsale de l'organe phonateur soit *concave* et
que sa *pointe élevée* soit libre et puisse seule vibrer.
Ce résultat est obtenu sans beaucoup de difficulté, si
on a le soin de dire à la personne de laisser l'arrière-
bouche dans l'inaction, et surtout de ne pas vouloir
d'abord articuler l'R, mais seulement se contenter
de chercher à faire osciller la pointe de la langue en
chassant une grande masse d'air, comme pour imiter l'espèce de ronflement des chats, ou encore mieux
le bruit sourd produit par le mouvement de la corde
et de la grande roue d'un émouleur. Lorsque par le
moyen de cette gymnastique on est parvenu à faire
vibrer *seulement* le sommet de la langue, il résulte
alors un son naturel qui imite à peu près celui de la
syllabe *Re*, à laquelle on fait ajouter une autre syllabe, *tour* par exemple, ce qui donne le mot *retour* ou
tout autre, selon la syllabe ajoutée.

Lorsqu'on a obtenu ce résultat, il s'agit de faire
prononcer l'R, précédée d'une autre consonne
comme dans le mot *français*. Pour y parvenir, on fait
prononcer l'F seule, et l'on dit d'imiter ensuite le
bruit dont nous venons de parler, et enfin d'ajouter
les deux dernières syllabes *ançais*, ce qui donne
fe..... rrr..... ançais, français, que l'on prononce bien-

(1) COLOMBAT. — *Traité de tous les vices de la parole
et en particulier du bégaiement.* 3ᵉ édition, Paris, 1840,
T. 1, p. 207.

tôt convenablement. Il en est de même pour toutes les autres lettres qui peuvent se trouver avant l'R.

J'avoue que la perspective d'employer son temps à imiter le ronflement des chats ou le bruit de la corde et de la grande roue d'un émouleur ne me paraît pas très pratique pour arriver à corriger le grasseyement.

La méthode que j'emploie est à la fois plus expéditive et plus rationnelle. Elle consiste tout simplement — comme pour toutes les blésités — à enseigner *d'emblée*, dès la première leçon, la position naturelle et physiologique de la langue pour la prononciation de l'*r*. C'est ce que faisaient Talma et Fournier, mais après de longs mois d'un travail ridicule et de dénaturation successive des lettres d'un mécanisme plus ou moins similaire.

Il faut donc abandonner la méthode Talma, ainsi que celle de Colombat, pour pratiquer la méthode plus scientifique, et par cela même plus vraie, que j'ai exposée.

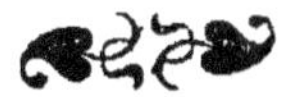

Chapitre XIV

Voix eunukoïde

On désigne sous le nom de *voix eunukoïde*, *voix de châtré*, *voix de fausset*, *voix de soprano*, *voix de tête*, *voix infantile*, etc., un trouble particulier de la voix parlée caractérisé par une exagération d'une octave environ sur le timbre habituel de la voix normale.

Ces appellations diverses viennent de l'assimilation de cette voix avec celles des eunuques, castrats et falcetti qui, pendant des siècles, ont été recherchés comme chanteurs dans les églises d'Orient et d'Occident, à cause de leurs voix au timbre clair et perçant comme celui des enfants, mais d'une sonorité infiniment plus grande.

Le Président Charles de Brosses, dans ses lettres sur l'Italie (1738), nous dit que « ces voix ont presque toujours quelque chose de sec, d'aigre, éloigné de la douceur juvénile et moelleuse de l'organe féminin ; mais qu'elles sont brillantes, légères, pleines d'éclat, très fortes et très étendues ».

Je me hâte de dire que les sujets à voix eunukoïde dont je veux parler n'ont pas les qualités vocales énumérées par le Président de
Brosses. Par contre, ils ont non seulement des
organes génitaux parfaitement conformés, mais
encore tous les attributs de la virilité et de la
fécondité.

Je ne veux pas entrer ici dans les considérations diverses et dans les développements
scientifiques auxquels cette question pourrait
donner lieu. Je me borne à dire que la voix eunukoïde n'est pas, à mon avis, le résultat d'un
arrêt de développement ou d'un défaut organique
des organes laryngiens ou génitaux, mais d'un
trouble fonctionnel danr l'émission et la pose
de la voix. J'ajoute qu'elle paraît se rattacher,
d'une manière assez étroite, au phénomène de
la mue.

Malheureusement, les lois d'acoustique et de
physiologie de la voix sont encore trop mal
connues pour qu'on puisse tracer, d'une manière
précise, la pathogénie de la voix eunukoïde, ni
même la manière dont se comporte le larynx
pendant l'émission de cette voix absolument
spéciale.

Voyons cependant ce qu'en pensent les laryngologistes qui se sont particulièrement occupés
de ce trouble vocal.

Le Dr Edouard Fournié, dans une commu-

nication faite au Congrès de laryngologie de
Milan en 1880, dit : « Tandis que dans les conditions ordinaires on voit au moment de la production du son les rubans vocaux se rapprocher
l'un de l'autre, laissant entre eux un espace
elliptique, dans lequel le souffle devra passer ;
chez l'eunukoïde, les rubans se rapprochent
également, mais sans se toucher complètement
en arrière, et circonscrivent dès lors, au lieu
d'un espace elliptique, un espace triangulaire
en forme de V, dont le sommet est en avant. En
même temps, on voit que les rubans sont très
tendus d'arrière en avant et que l'ensemble de
l'organe se porte en haut et en arrière. En faisant émettre des sons plus élevés, la disposition
que nous venons de signaler reste la même, avec
cette seule différence qu'il y a un peu plus de
tension et que l'ouverture du V diminue en
arrière. »

M. le Dr Edouard Fournié ajoute que la
cause réside dans un manque d'harmonie dans
le développement des différentes pièces du squelette laryngien : les uns se développent d'une
manière trop prompte, les autres trop lentement.

L'opinion d'Edouard Fournié a servi de base
de discussion à tous les laryngologistes venus
après lui.

La lecture des quelques observations et mémoires publiés sur la question montre que si

les auteurs commencent à se mettre d'accord sur le traitement à suivre,ce qui est évidemment le plus important, ils sont loin d'avoir la même unanimité au point de vue des causes de l'affection et des signes laryngoscopiques observés. Les divergences constatées trahissent l'embarras où les place l'opinion de Fournié adoptée par tous, relativement à la théorie du développement inharmonique des éléments anatomiques du larynx.

Ces divergences se sont particulièrement fait jour à la Société française de laryngologie (1), lors de la discussion de deux mémoires de MM. Labit et Castex sur la voix eunukoïde, et à laquelle ont pris part nombre de spécialistes les plus qualifiés. En rendant compte aussi succinctement que possible de cette intéressante séance, nous ferons du même coup connaitre les opinions de chacun.

M. le Dr Garel, de Lyon, a résumé tout d'abord son opinion,qui n'est autre en somme que celle de Fournié. Son élève, M. Cadot, nous l'a fort bien exposé dans sa thèse inaugurale.

Le type eunuchoïde, dit-il (2), peut être attribué, au moment de son apparition, à un défaut de synchronisme entre le développement de l'appareil sque-

---

(1) Séance du 6 mai 1896 (*Rev. hebd. de laryng.*, 1896, pages 863 et 864).

(2) Dr A. CADOT. *De la voix eunuchoïde.* Lyon,1893, p.61.

lettique et de l'appareil musculaire du larynx. Cette
infirmité persiste après le développement complet de
l'appareil musculaire laryngé du fait de l'habitude
contractée.

Un peu avant, M. Cadot avait fait au nom de
M. Garel deux déclarations importantes :

Chez l'eunuchoïde, le larynx ne présente pas la
petitesse du larynx de l'eunuque, ni même celle du
larynx du tenorino. Il est normal, parfaitement développé et en rapport avec la taille et l'âge de l'individu. Généralement, et nous reviendrons plus loin
sur cette particularité, le larynx présente de grandes
dimensions (1).

Enfin, un peu plus loin (2) il dit :

Dans tous les examens laryngologiques pratiqués
par M. Garel chez des sujets présentant le type de
voix eunukoïde, il a toujours trouvé que les cordes
vocales prenaient, pendant l'émission des sons, la
position de la voix de fausset, et jamais cet auteur
n'a trouvé la glotte en V signalée par Fournié.

Pour notre compte personnel (3), il nous reste à
signaler ce fait que, dans plusieurs des observations
que nous rapportons, le malade présentait un certain
état parétique des muscles du larynx. Ce phénomène,
qu'on peut attribuer à de la fatigue vocale ou à un
peu de pharyngite très fréquente chez les sujets
atteints de voix eunuchoïde, ne peut servir de point
de départ à une théorie qui ferait résulter ce type de

(1) Loc. cit., p. 30.
(2) Loc. cit., p. 32.
(3) Loc. cit., p. 33.

voix d'un trouble parétique des muscles du larynx, car il est loin d'être constant.

M. Castex, ayant très généralement rencontré cette voix chez des tuberculeux du larynx, a pensé qu'on pouvait l'expliquer par une contraction symptomatique des tenseurs des cordes vocales. Ces cordes, contracturées à l'excès, fournissent des sons d'une hauteur anormale.

M. Joal a dit que la thèse soutenue par M. Garel lui paraissait un peu exclusive, car il a observé un malade présentant une voix eunuchoïde dont les cordes avaient les dimensions que l'on rencontre chez les ténors et qui actuellement parle en ténor; aussi est-il plutôt porté à croire que les accidents vocaux sont dus à une cause nerveuse, probablement de nature spasmodique.

M. Gellé a déclaré avoir observé un fait typique du même genre, ce qui le conduit à la même conclusion que M. Joal. Dans une même famille, le père et le fils avaient tous deux la voix eunuchoïde et un tic nerveux.

Pour terminer, nous rappellerons que M. Lermoyez a très justement fait remarquer que, pour arriver à s'entendre, il faudrait d'abord établir trois types bien définis : 1° les voix eunukoïdes ; 2° les voix de fausset ; 3° les voix catarrhales vagues.

La voix eunukoïde, en effet, ne doit pas être confondue avec la voix de fausset, et si l'on me permet un mauvais jeu de mot qui n'a d'autre mérite que de rendre ma pensée, la voix eunuchoïde serait une voix de fausset faussée.

C'est le moment d'ajouter que si les divergences furent aussi tranchées que possible sur le terrain théorique, le côté thérapeutique paraît déblayé. Car tout le monde fut d'accord pour proclamer que ni l'électricité, ni le massage, ni aucune cautérisation quelconque ne peut faire disparaître la voix eunukoïde ; les exercices vocaux donnent un résultat satisfaisant.

Je dois dire cependant que depuis la séance de la Société de laryngologie dont j'ai parlé, un travail nouveau a paru, et l'auteur, M. Krauss, ne partage pas cette opinion.

On a constaté la contradiction qu'il y avait chez les partisans de la théorie de Fournié, attribuant le trouble *permanent* de la voix eunuchoïde à un trouble *passager* dans le développement des appareils laryngiens, et leurs conclusions thérapeutiques. M. le Dr Eugène Krauss paraît plus conséquent avec lui-même : pour un trouble permanent, il veut une lésion permanente.

M. le Dr Eugène Krauss attribue lui aussi la voix eunuchoïde à une hypertension des cordes vocales, comme le fait M. Castex.

Au moment de la mue, dit-il (1), les tissus du larynx se développent rapidement. Mais nous croyons, et c'est spécialement sur ce point que nous voulons insister, que la charpente cartilagineuse se développe d'abord sous une forme plus allongée dans son diamètre antéro-postérieur et moins évasée, bref sous la forme que nous lui donnerons plus tard passagèrement lorsque nous émettrons des notes de tête. Cette forme crée au début une disproportion entre les dimensions dans le sens antéro-postérieur du larynx cartilagineux et celles des cordes vocales. Cette disproportion a pour effet de maintenir les cordes vocales tendues même au repos. *Cette tension n'est donc pas l'effet d'une action musculaire, elle est permanente et dépend uniquement de la forme des cartilages.* Au moment de la phonation, les contractions les plus légères des muscles augmenteront alors la tension permanente et produiront cette hypertension qui est la cause de la voix eunuchoïde.

Notre théorie, se basant sur l'hypothèse d'un développement excessif du diamètre antéro-postérieur du larynx cartilagineux, nous indiquait tout naturellement le chemin à suivre pour instituer le traitement de cette affection restée jusqu'ici rebelle à toutes les méthodes thérapeutiques (??). Il fallait achever l'évolution physiologique du larynx qui

(1) La voix eunuchoïde; interprétation pathogénique et traitement. (*Rev. de thérap. médico-chirurg.*, 1er janvier 1898.)

s'était arrêtée en route, il fallait aplatir le larynx dans le sens antéro-postérieur, afin de permettre aux cordes de se tendre au moment de repos.

M. Eugène Krauss a donc imaginé un appareil pour *aplatir* le larynx de la quantité nécessaire (quelques millimètres), pour amener la suppression de l'hypertension des cordes vocales.

*
* *

La vérité c'est que si la cause est si difficile à dégager, même pour les auteurs si compétents en pathologie laryngée que je viens de citer, c'est qu'elle ne réside pas dans le développement anatomique où ils l'ont voulu placer à la suite d'Edouard Fournié, mais tout simplement dans un trouble fonctionnel.

D'où la conclusion qu'une éducation fonctionnelle appropriée doit y remédier le plus ordinairement.

Il me paraît inutile de mettre en pratique l'ingénieux appareil de M. Krauss, puisque des leçons orthophoniques suffisent.

En effet, une expérience déjà longue m'a montré que cette manière de parler, aussi désagréable que ridicule, disparaît, et pour toujours, en quelques jours d'exercice phonateurs bien conduits. J'ajoute que nombre d'eunukoïdes

sont tentés de se croire des contralti *exagérés*,
et ils s'attendent qu'une fois débarrassés de
leur exagération d'acuité vocale, ils vont sûrement retrouver une voix de ténor. Or, non seulement le sujet retrouve une voix normale et
bien timbrée, mais chose intéressante autant
qu'inattendue, aussi bien pour les malades que
pour leur entourage, ce n'est pas une voix de
ténor qu'ils retrouvent, mais plus souvent une
voix de baryton et quelquefois de basse. Bref,
c'est une transformation radicale et complète.

Je termine en disant que l'hypérémie des
cordes vocales et la pharyngite qu'on note
dans la plupart des cas de voix eunukoïde dis-
paraissent rapidement, et en quelque sorte
ipso facto, dès que les malades ont récupéré une
voix normale.

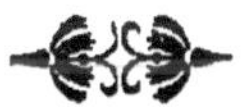

Chapitre XV

Nasillement, Nasonnement
(Rhinolalie)

On désigne sous le nom de *nasillement* ou de *nasonnement* le timbre nasal avec lequel parlent certaines personnes.

Kussmaul avait groupé sous le mot de *rhinolalie* ou dyslalie nasale (1) tous les désordres d'articulation qui peuvent subvenir lorsque le « nez est ouvert quand il doit être fermé et fermé quand il doit être ouvert ». Il distingue : 1° la *rhinolalie ouverte*, comprenant les dyslalies palatines résultant de fissures congénitales ou acquises du palais osseux ou musculaire, et aussi la paralysie diphtéritique du voile ; 2° *la rhinolubie fermée*, qu'il définit de la manière suivante (2) :

Quand l'accès de l'air aux fosses nasales est entravé par une hypertrophie des amygdales, une

(1) Kussmaul. *Les troubles de la parole*, traduction Rueff. — Paris, 1884, p, 323.
(2) Kussmaul. — Loc. cit., p. 326.

adhérence du voile du palais avec la paroi du pharynx, des polypes, etc., ou bien quand les fosses nasales sont oblitérées par un gonflement inflammatoire, des mucosités, des polypes, des corps étrangers, il survient *un ton* qu'on appelle *ton de la bouche pleine*. La nuance du son devient incorrecte et la phonation nasale est défectueuse à différents degrés, suivant l'étendue et le point de l'obstruction.

Il y aurait beaucoup à redire à cet exposé.

Si le mot rhinolalie peut être accepté sans difficulté, comme synonyme de nasillement, je ne trouve pas, pour ma part, que la classification empirique de Kussmaul soit très heureuse pour grouper des choses aussi dissemblables que le nasillement dû aux fissures palatines et celui de la paralysie diphtérique d'une part ; ou le gonflement inflammatoire de la muqueuse nasale et l'adhérence du voile palatin d'autre part.

J'accepte donc ce mot, dont la création ne se faisait pas impérieusement sentir, mais qu i peut être utile dans la terminologie internationale. Par contre, je ne vois pas l'utilité de la classification imaginée par Kussmaul et acceptée un peu vite par quelques auteurs, peut-être en l'absence de tout autre.

Du reste, Paul Raugé (1), dans un intéressant

(1) PAUL RAUGÉ, Les fosses nasales dans la phonation (*Ann. des mal. de l'or. et du larynx*, Paris, 1894, p. 254.)

travail inspiré de l'étude de Kussmaul, en critique, lui aussi, la classification. Paul Raugé
partage les dyslalies produites par la perversion
de la résonnance nasale en trois catégories :
1° *troubles phoniques dus à l'intervention continue
ou intempestive du timbre nasal* groupés sous
la rubrique : *Excès de résonnance nasale, rhinolalie*, nasillement vrai (rhinolalie ouverte de
Kussmaul),et dans laquelle il place les rhinolalies
par lésions congénitales ou acquises de la voûte
osseuse ou du voile du palais, ainsi que les insuf-
fisances vélo-palatines et les paralysies.

2° *Les troubles phoniques dus à la suppression
ou à la diminution de la résonnance nasale* groupés sous la rubrique : *défaut de résonance nasale*
auxquels il donne le nom de *stomatolalie* (rhinolalie fermée de Kussmaul); il place les troubles: *a* — par occlusion permanente de l'orifice,
dus à l'adhérence du voile ou à des tumeurs du
pharynx nasal, *b* — par oblitération des cavités
due à des sarcomes,à l'hypertrophie des cornets,
au gonflement inflammatoire, ou à des croûtes
ou mucosités.

3° Enfin *les formes mixtes* dues à des causes
anatomiques produisant à la fois l'occlusion des
cavités nasales (stomatolalie) et l'insuffisance
du voile (rhinolalie).

La modification de Paul Raugé, si elle enri-
chit la langue d'un mot nouveau, ne nous paraît

pas beaucoup plus satisfaisante que celle de Kussmaul, dont elle procède directement.

Espérons que l'acoustique ou la clinique nous fourniront un jour une classification plus scientifique ; d ici là, mieux vaut ne pas s'embarrasser d'un cadre nosologique qui ne donne pas satisfaction.

*
**

La plupart des auteurs qui se sont occupés du nasillement en général et des voyelles nasales en particulier ne nous fournissent que des explications aussi insuffisantes qu'embarrassées sur le mécanisme de production de ce timbre spécial. Les opinions les plus contradictoires se sont fait jour. Les uns soutiennent qu'un son devient nasal quand il passe par le nez ; d'autres qu'il est encore plus nasal quand il ne peut pas passer par le nez, et d'autres enfin, qu'il a besoin de passer en partie par le nez pour acquérir du brillant (1) et rien de nasal.

Edouard Fournié, qui a longtemps fait autorité dans la matière, considère trois catégories.

En résumant (2) les explications que nous avons

(1) *La voix, le chant et la parole*, par Lennox Browne et Behnke, traduit sur la 14e édition anglaise par P. Garnault, Paris, 1893, p. 220.
(2) *Physiologie de la voix et de la parole*, par le Dr Edouard Fournié. Paris, 1866, p. 482.

données sur les différents timbres qui reçoivent leurs qualités sonores dans les fosses nasales, nous dirons que : 1° le *timbre nasal* est produit par la résonnance exclusive des sons dans les fosses nasales ; 2° que le *nasonnement* est l'effet d'un obstacle apporté à l'écoulement facile du son par les fosses nasales pendant la formation de certaines lettres ; cet obstacle force le son à retentir plus qu'il ne le devrait dans ces cavités, et le résonnement qui en résulte constitue le nasonnement ; 3° le *nasillement* est une voix particulière qui retentit particulièrement dans les fosses nasales et à laquelle la juxtaposition de la base de la langue et du voile du palais communique le timbre criard qui le caractérise.

Il est bien certain que les explications de Fournié n'expliquent rien, en dépit de leur apparence subtile. Le professeur Gavarret, de la Faculté de médecine de Paris, donne une explication meilleure, bien qu'incomplète.

On a beaucoup discuté sur l'origine du timbre nasillard de la voix, M. Biot en a fourni une explication inacceptable : il admet que, dans l'émission ordinaire de la voix, l'air *s'échappe seulement par la bouche* tandis que, chez les sujets qui *parlent du nez*, l'air s'échappe à la fois par la bouche et par les fosses nasales. Mais, comme le fait observer Muller, d'une part, on peut à volonté *parler du nez* avec les narines bouchées comme avec les narines ouvertes ; d'autre part, que les narines soient ouvertes ou bouchées, la voix peut conserver son caractère normal. Quand on parle du nez, la cavité nasale est transformée en chambre de résonnance séparée.

Dans ce cas, la disposition de l'orifice supérieur du larynx, du voile du palais et de ses piliers impriment aux ondes sonores une direction qui détermine la prédominance de la résonnance nasale (1).

Enfin M. Guillemin, dont on connaît les beaux travaux, a essayé de nous fournir une explication basée sur sa théorie aérodynamique et que nous acceptons pour notre part. Voici ce qu'il dit :

A). Rappelons d'abord et précisons le rôle des cavités *traversées par un courant d'air* : 1° elles deviennent sonores par des *anticyclones* ; 2° leur tonalité et leur timbre dépendent de leurs dimensions absolues et relatives par rapport aux tubes adducteurs et abducteurs.

Par exemple, si nous avons affaire à une dilatation de 3 centimètres de diamètre greffée sur un tube de 1 centimètre, avec un courant d'air déterminé, nous obtiendrons un son également déterminé.

Or, le dit son s'éteindra et toute sonorité disparaîtra : 1° si l'on élargit le tube de façon à le porter à 3 centimètres comme l'ampoule ; 2° si l'on rétrécit l'ampoule de façon à la ramener à 1 centimètre comme le tube. — D'ailleurs, si l'élargissement du tuyau ou le rétrécissement de l'ampoule se fait graduellement, il y aura de même décroissance graduelle jusqu'à zéro de l'intensité sonore.

B). Rappelons, en second lieu, les propriétés des

____

(1) *Phénomènes physiques de la phonation et de l'audition*, par le Prof. Gavarret. Paris, 1877, p. 348.

(2) *Génération de la voix et du timbre*, par le Dr Auguste Guillemin. Paris, chez Alcan, p. 222 et suivantes.

cavités *non traversées par un courant d'air* et munies d'un ou de deux orifices : elles deviennent sonores par des *cyclones de Lootens*, quand un de leurs orifices est frôlé au passage par un courant d'air ; et la sonorité augmente quand le courant d'air est plus vif et sa direction plus pénétrante.

En résumé : 1° le *frôlement externe* devant l'embouchure rend sonores par des *cyclones directs* toutes les cavités quelles que soient leurs formes, et 2° l'*écoulement interne* rend sonores par des *anticyclones* les seules cavités qui méritent le nom de *dilatations*; mais il laisse aphones les cavités tubulaires à section uniforme.

Appliquons ces principes au son prolongé *h m*, que l'on émet bouche fermée, c'est-à-dire en faisant passer tout le vent par le nez, et qui peut être *nasal* ou pas *nasal*.

1° Il n'est pas nasal si le voile du palais est appliqué contre la langue, et celle-ci appliquée contre le palais ; alors les cavités pharyngienne et nasale ne forment pour ainsi dire qu'un seul tube large, le long duquel les *dilatations relatives* sont insignifiantes et par conséquent aphones : c'est la forme qu'on donne au conduit pharyngo-nasal quand on veut respirer *sans bruit*.

2° Mais la respiration devient *bruyante* et le son devient *nasal*, s'il y a création de rétrécissements ou dilatations par la présence d'obstacles volontairement ou accidentellement placés le long du canal d'écoulement aérien, s'il y a, par exemple, bombement postérieur de la langue qui rétrécit le milieu du pharynx, ou sécrétion de mucosités nasales qui obstruent les cornets du nez (cornets moyens, inférieurs ou supérieurs), etc.

3° Le même son prolongé *h m,* bouche fermée,

devient encore *nasal* si, gardant les lèvres bien fermées, on écarte les mâchoires de façon à créer une cavité en avant de la langue qui se recule. Le changement est cette fois double : les cavités nasales deviennent sonores parce que leur orifice d'entrée est rétréci, et la cavité buccale résonne par le courant d'air qui frôle son orifice interne.

Celle ci peut même sonner assez distinctement pour que le *h m* ait un timbre *buccal* plutôt que *nasal*, suivant que le son se rapproche de OUM ou de OUN, suivant que la pointe de la langue est abaissée ou relevée, etc.

On pourrait faire des remarques analogues sur les autres voyelles nasales ON et AN, IN et UN, qui peuvent être fortement nasales : 1° quand beaucoup de vent passe par le nez, ce qui correspond à un vigoureux *anticyclone*, ou 2° quand aucun vent ne passe par le nez, dont on peut pincer les ailes avec les doigts, ce qui correspond à un *cyclone direct ;* la sonorité différente du cyclone et de l'anticyclone est très prononcée avec la voyelle ON.

En sens inverse les voyelles A et O, qui ne sont pas nasales, peuvent être prononcées avec les narines ouvertes ou fermées, et dans les deux cas, elles peuvent être *rendues nasales* soit par des cyclones (narines fermées), soit par des anticyclones (narines ouvertes).

Il y a, du reste, la même relation entre la première et la seconde voyelle des quatre groupes

$$\left.\begin{array}{ccc} A & et & O \\ AN & et & ON \end{array}\right\} \text{ puis } \left\{\begin{array}{ccc} I & et & U \\ IN & et & UN \end{array}\right.$$

La première voyelle se prononce avec la bouche largement ouverte, et la deuxième avec l'orifice buccal très étroit, alors que l'orifice nasal peut être ouvert ou fermé ; et les huit voyelles deviennent nasales lorsqu'on renforce soit le cyclone nasal, ce qui crée au moins *quatre* timbres pour chacune de ces *huit* voyelles.

*
* *

Quoi qu'il en soit de la théorie, voyons la clinique.

Le nasillement est le fait d'une mauvaise habitude, ou la conséquence d'un état pathologique.

Le nasillement par mauvaise habitude est assez fréquent, surtout dans la voix chantée ; on voit trop souvent d'excellents artistes, très bien doués, gâter leur talent par un timbre nasal qui témoigne d'une mauvaise éducation dans la pose de la voix. Il est souvent aussi héréditaire dans certaines familles qui *parlent du nez*, sans cause connue, et l'imitation joue certainement un rôle important dans l'espèce.

On sait, d'autre part, que le nasillement est, en quelque sorte, à l'état endémique chez les Yankees. La *voix américaine* se distingue de la *voix anglaise* par un timbre nasal assez marqué et que quelques Américains affectent même d'accentuer.

Le nasillement pathologique se rattache toujours à des causes locales faciles à diagnosti-

quer et auxquelles il faut remédier tout d'a-
bord pour avoir chance de le faire cesser.

De ce nombre se trouvent les *fissures palatines*
dont je parlerai, plus loin, avec détail et qui
forment une catégorie bien distincte et dont, au
surplus, le nasillement ne constitue qu'un des
éléments d'un problème très complexe. ..

Dans un ordre d'idée non identique mais analogue, se trouvent les cas d'insuffisance *vélo-
palatine* si bien décrits par M Lermoyez (1).

Le savant laryngologiste confirme l'explication que j'avais déjà donnée moi-même (2) sur la
cause de la persistance du nasillement chez
certains opérés d'uranoplastie ou de staphylorrhaphie.

Voici, du reste, comment M. Lermoyez décrit
les signes qui permettent de faire le diagnostic
de l'insuffisance vélaire (3).

Un nasillement intense ayant commencé avec la
vie, voilà ce qui la caractérise fonctionnellement. Bien
que cela doit faire écarter toute idée de maladie et
suggérer d'emblée la pensée d'un vice de conformation, mais cette malformation quelle est-elle?

(1) *L'insuffisance vélo-palatine*, par M. Lermoyez (Ann.
des malad. de l'oreille et du lary. 1892, p. 161-205).
(2) Traitement méthodique des troubles de la parole
causés par les divisions congénitales palatines (Procès
verbaux du *Congrès français de chirurgie*, séance du
12 octobre 1889)
(3) Loc. cit., p. 187.

10*

Faites ouvrir la bouche des malades et à première
vue vous n'y trouverez rien qui explique la dyslalie ;
or ne vous étonnez pas, c'est justement cette symptomatologie paradoxale qui doit nous mettre sur le
chemin de la vérité. Le palais n'est pas perforé, le
voile est normal et mobile, le cavum est libre. Cependant observez attentivement ; l'espace naso-pha-
ryngien est trop grand et le voile n'arrive pas à le
fermer. Touchez du doigt : il y a, cachée par la
muqueuse, une profonde échancrure de la voûte
osseuse palatine. Mesurez avec soin les parties ; le
palais est trop court, le cavum est trop profond. Enfin
la bifidité de la luette, stigmate constant, témoigne
d'un trouble dans l'évolution buccale. Voilà un signa-
lement assez précis et essentiellement individuel.

A côté de l'insuffisance vélaire, il faut placer
l'exagération de sa longueur, au point que non
seulement la luette disparaît dans le pharynx,
mais encore le bord libre du voile du palais
n'est pas perceptible ou, tout au moins, est diffi-
cilement perceptible, même lorsque l'examen est
accompagné de traction de la langue en dehors.
J'ai eu l'occasion de voir une douzaine de ces cas
types de rhinolalie fermée suivant la classification de Kussmaul ; ils causent un trouble de la
parole absolument semblable à celui des fissures palatines avec un nasillement très prononcé.

La pathogénie est semblable à celle de l'insuffisance vélaire. Seulement, au lieu d'avoir une
diminution de la longueur de la voûte osseuse

du palais, c'est une diminution congénitale du diamètre antéro-postérieur du pharynx avec aplatissement de la voûte palatine, ce qui diminue la hauteur de la cavité buccale.

M. Lermoyez fait observer avec raison qu'il n'est pas désirable d'intervenir chirurgicalement dans le cas d'insuffisance vélo-palatine; une opération auto-plastique, pas plus que la *Staphylopharyngorrhaphie* de Passavant, ne peuvent donner un résultat favorable. Il faut s'attendre à un semblable insuccès de la prothèse ou de l'électrisation. L'orthophonie seule peut être utile.

Il en est de même dans les cas d'exagération vélaire dont je viens de parler. On pourrait être tenté de rogner ce que la voile palatin a de trop long. Cette opération n'a pas été tentée, à ma connaissance du moins, et je ne la conseillerai pas. Les cas que j'ai vus portaient généralement sur de jeunes enfants de 8 à 10 ans. Or j'ai été agréablement surpris de constater chez quelques-uns d'entre eux, revus plusieurs années après, qu'avec le temps et la croissance générale cette malformation s'était très sensiblement amendée. A mesure que l'enfant avait grandi, la voute palatine s'était élevée et l'espace rétro-vélo-palatin avait pris des dimensions plus normales. Un traitement orthophonique approprié avait fait le reste, si bien que le langage s'était amélioré au point de devenir

compréhensible, et le nasillement avait presque
disparu.

*
* *

En ce qui concerne les obstacles matériels :
polypes du nez, végétations adénoïdes, etc., la situation est toute différente; il faut naturellement
procéder à leur enlèvement pour faire dispa-
raitre, généralement *ipso facto*, le nasillement.

Quelquefois cependant le nasillement persiste
et on peut l'attribuer à deux causes agissant
ensemble ou séparément:

1° La présence des végétations adénoïdes
dans les cavités pharyngo-nasales peut y causer
des déformations osseuses qui modifient suffisamment ces cavités de résonnance pour provoquer le nasillement. D'autres fois, c'est le voile
du palais qui, longtemps encore après la disparition des adénoïdes, garde une certaine impo-
tence.

2° Un certain nombre de sujets ne savent pas
reconnaître un son bien prononcé d'un son mal
prononcé, soit par une longue accoutumance à
la mauvaise prononciation antérieure, soit par
une défectuosité dans le travail d'analyse des
sons.

Enfin on sait que, par suite de paralysie diphtéritique du voile du palais, un nasillement
passager ou permanent s'établit quelquefois.

*
* *

En résumé, je pense que lorsque le nasillement est dû à des obstructions nasales faciles à enlever, il faut d'abord opérer. Lorsque, malgré l'opération, on n'obtient pas immédiatement une prononciation irréprochable, il faut, de toute nécessité, soumettre les patients à un traitement orthophonique.

Je conseille, pour ma part, des études respiratoires rationnelles et méthodiques. Le solfège, le chant, la lecture à haute voix, la déclamation, viennent ensuite. Enfin, s'il y a des difficultés particulières dans la prononciation de certaines consonnes, il faut faire l'étude spéciale du mécanisme de leur articulation.

J'ai eu souvent à faire des éducations de ce genre, et je suis généralement arrivé assez rapidement à un bon résultat.

Dans les cas de déformations osseuses considérables des cavités pharyngo-nasales, je ne suis pas toujours arrivé à faire disparaître le nasillement d'une manière absolue, mais j'ai toujours obtenu, en quelques semaines, une amélioration très importante.

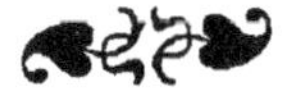

QUATRIÈME PARTIE

TROUBLES ORGANIQUES

CHAPITRE XVI

Aphasie. — Parésie labiale et linguale

Les troubles organiques de la parole sont nombreux et variés. Quelques-uns sont justiciables d'exercices orthophoniques et font par conséquent l'objet d'un traitement spécial à *l'Institut*, telles sont les aphasies motrices, certaines parésies légères de la langue ou des lèvres et les divisions accidentelles ou congénitales palatines.

Dans tous ces cas, le traitement ne peut être suivi que dans des leçons particulières.

APHASIE

Les aphasies sont quelquefois améliorées, dans une certaine mesure, à l'aide d'un trai-

tement pédagogique et médical pour la rééduca-
tion de la parole Les exercices employés varient
naturellement avec l'état général du malade
et avec la modalité du langage qu'il faut rétablir.

Il s'agit là d'un travail long et délicat, dont
la durée ne peut être déterminée, même approximativement.

PARÉSIE LABIALE ET LINGUALE

Certaines parésies légères de la langue et des
lèvres cèdent à des exercices de gymnastique
orthophonique combinés avec un traitement
médical approprié, dont la durée varie entre
deux ou trois mois.

DIVISION PALATINE

Enfin, nous allons montrer dans le chapitre
suivant (XVII) comment il est possible de remédier au trouble de l'articulation consécutif aux
divisions palatines.

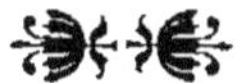

Chapitre XVII

Fissures Palatines

Les divisions palatines congénitales ou acquises ont pour conséquence d'altérer considérablement la prononciation. On remédie à ce trouble en supprimant d'abord la fissure, soit au moyen d'appareils prothétiques, soit au moyen d'opérations chirurgicales, et en procédant ensuite à une éducation orthophonique appropriée, indispensable.

Je n'ai pas l'intention de m'occuper de la technique opératoire ; je me propose d'envisager uniquement les conséquences orthophoniques de l'acte chirurgical. Mon intervention spéciale me paraît d'autant plus nécessaire qu'elle est souvent demandée et qu'il ne me paraît pas qu'on ait toujours tenu un compte suffisant des indications à remplir pour que les besoins de la phonation fussent satisfaits.

Je vais donc essayer de combler cette lacune, en me plaçant uniquement au point de vue des meilleurs moyens de remédier aux troubles phonateurs résultant des fissures palatines.

FISSURES CONGÉNITALES

Les pères de la médecine n'avaient pas parlé de l'origine congénitale des lèvres fendues et s'étaient occupés surtout des divisions accidentelles.

C'est Franco qui, le premier, a signalé l'origine congénitale des *bouches ou lèvres fendues*. Il donne une description assez longue de cette difformité qu'A. Paré désigne sous le nom de bec-de-lièvre.

De l'aveu de Malgaigne, les passages où A. Paré a parlé du *bec-de-lièvre* sont bien maigres à côté de ce qu'en dit Franco, qui donnait sa description en 1556, tandis que le chapitre correspondant de Paré est de 1568.

Voici ce que dit Franco (1) :

Des bouches ou lèvres fendues de la nativité ou autrement.

LIVRE HUITIÈME

Or le palais estant fendu ainsi tout du long, il fault que le patient parle du nez, si qu'à grana'peine on l'entend, avec ce que la bouche default, laquelle forme la parolle. Mais quand telle ouverture est rejointe, il parle assez bien. Ceux qui ont le palais fendu, sont plus difficiles à guarir: et avec ce, qu'ils parlent tousjours du nez. Que si le palais n'est gueres

(1) *Chirurgie* de Pierre Franco, composée en 1561. Edition de Nicaise. — Paris, 1895, p. 314.

fendu, et que on le puisse fermer avec coton, il parlera mieux, voire aussi bien comme s'il n'estait rien fendu : ou bien, si on y peut appliquer une lame d'argent ou plomb, par quelque moien, moiennant qu'elle tienne, ce que bien souvent s'est veu faire, comme aussi l'œuvre enseigne la procédure. On use pareillement de tel remède à ceux qui ont eu la grosse verolle : laquelle leur a mangé une partie du palais, comme on en voyt en plusieurs. Telles choses donq empeschent la voix de passer par là, et par le nez : qui est la cause que la parolle en est mieux formée et proférée.

On voit que cette description témoigne d'une certaine expérience, même en matière d'obturateur.

**

J'ai eu la curiosité de rechercher si les divisions labio-palatines obéissent à une distribution géographique. J'ai donc fait la statistique suivante en suivant la méthode que j'ai déjà indiquée pour la statistique du bégaiement et des maladies nerveuses (V. p. 90-97). Les éléments de cette statistique proviennent également des procès-verbaux pour le recrutement de l'armée, et les calculs portent sur une période que j'ai déjà étudiée pour une vingtaine d'infirmités (1).

(1) Essai de géographie médicale de la France, par le Dr Chervin, avec 24 cartes tirées hors texte. (In *Annales de Démographie internationale*, mars 1880, Paris). Mémoire couronné par la Société d'Anthropologie.

Becs-de-lièvre et divisions palatines

SUR 10,000 CONSCRITS EXAMINÉS, AU POINT DE VUE MÉDICAL,
DE 1850 A 1869, PAR LES CONSEILS DE RÉVISION
COMBIEN ONT ÉTÉ EXEMPTÉS
COMME ATTEINTS DE DIVISIONS CONGÉNITALES DES LÈVRES,
DE LA VOUTE PALATINE ET DU VOILE DU PALAIS?

1er *groupe* (1.0.—7.9)

0 Tarn-et-Garonne, 0.00.

1 Dordogne, 1.0. — Cantal, 1.3. — Corse, 1.3. —
Vaucluse, 1.3. — Doubs, 1.5. — Pyrénées-
Orient., 1.7. — Ardèche, 1.9. — Loire, 1.9.

2 Drôme, 2.0. — Hérault, 2.3. — Haute-Savoie, 2.3 —
Yonne, 2.3. — Meurthe, 2.4 — Morbihan, 2.6 —
Isère, 2.9.

3 Bouches-du-Rhône, 3.0. — Côte-d'Or, 3.2. —
Rhône, 3.2 — Creuse, 3.4. — Bas-Rhin, 3.6. —
Haute-Garonne, 3.7. — Charente, 3.8. —
Vosges, 3.9.

4 Allier, 4.0. — Lot, 4.1 — Pas-de-Calais, 4.3. —
Aveyron, 4.4 — Corrèze, 4.4. — Lozère, 4.4. —
Haute-Saône, 4.4. — Basses-Alpes, 4.5. —
Haute-Loire, 4.6. — Gard, 4.7. — Aude, 4.8 —
Lot-et-Garonne, 4.8. — Puy-de-Dôme, 4.8.

5 Hautes-Pyrénées, 5.4. — Loire-Inférieure, 5.5. —
Tarn, 5.5. — Meuse, 5.6. — Saône-et-Loire,
5.9.

6 Haut-Rhin, 6.0. — Ain, 6.1. — Aisne, 6.1. —
Côtes-du-Nord, 6.1. — Savoie, 6.1. — Landes,
6.3. — Vienne, 6.3. — Hautes-Alpes, 6.8.

7 Cher, 7.0. — Indre, 7.0. — Deux-Sèvres, 7.1. —
Eure, 7.2. — Ariège, 7.3. — Charente-
Inférieure, 7.6. — Basses-Pyrénées, 7.7.

2ᵉ *Groupe* (8. — 14.9)

8 Gers, 8.0. — Loiret, 8.4. — Seine-et-Oise, 8.4. —
Gironde, 8.6. — Nord, 8.6. — Seine, 8.7 —
Aube, 8.9. — Haute-Marne, 8.9.

9 Somme, 9.0. — Finistère, 9.1. — Nièvre, 9 2.
— Var, 9.4. — Oise, 9.9.

10 Jura, 10.0. — Ille-et-Vilaine, 10.2. — Sarthe,
10.4. — Manche 10.5. — Vendée, 10.5 —
Marne, 10.7.

11 Seine-Inférieure, 11.0. — Loir-et-Cher, 11.0. —
Maine-et-Loire, 11.8. — Mayenne, 11.9. —
Moselle, 11.9.

12 —

13 Eure-et-Loir, 13.1. — Alpes-Maritimes, 13.8.

14 Haute-Vienne, 14.7.

3ᵉ *Groupe* (15.0. — 23.9)

15 Indre-et-Loire, 15 2. — Seine-et-Marne, 15.5.

16 —

17 Orne, 17.3.

18 —

19 Calvados, 19.7.

20 —

21 —

22 —

23 Ardennes, 23.9.

Moyenne générale : 6.9 pour 10,000.

STATISTIQUE
DES DIVISIONS LABIO-PALATINES

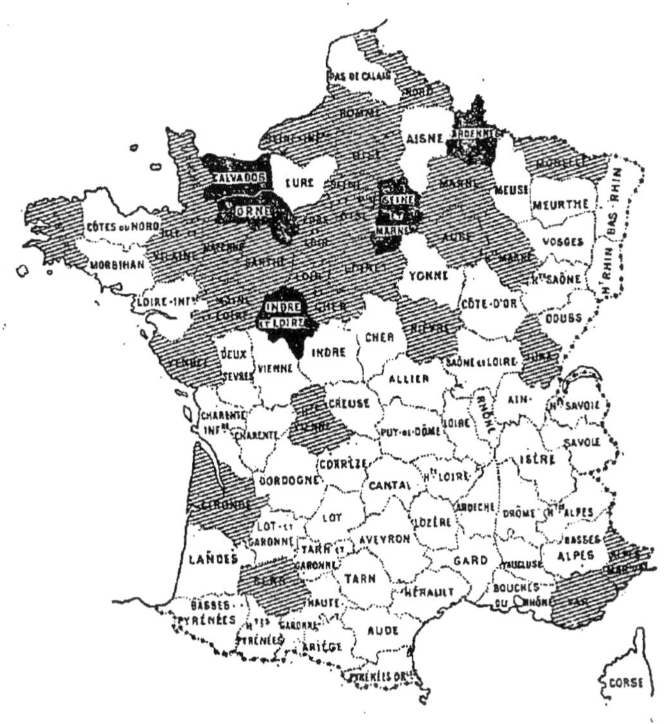

Plus la teinte est foncée, plus le département compte de conscrits exemptés du service militaire pour cause de divisions labio-palatines.

1er groupe de 1 pour 10,000 à 7.9
2e groupe de 8 — à 14.9
3e groupe de 15 — à 23.9

Il est extrêmement curieux de voir que les divisions labiales et palatines qui sont dues à un phénomène pathologique survenu pendant la vie intra-utérine sont absolument localisées dans la partie septentrionale de la France.

Assurément ces infirmités sont peu fréquentes, puisqu'elles ne se montrent dans la région que je viens de citer que dans une proportion de 1 à 2 p. 1,000. Mais il me semble cependant qu'une localisation aussi accentuée, basée sur des observations nombreuses (1440 cas), mérite quelque attention.

La portée de cette démonstration statistique est d'autant plus grande qu'on a successivement attribué ces malformations labio-palatines à des causes aussi diverses que peu probables. C'est ainsi qu'on a invoqué l'influence de l'imagination de la mère, une frayeur pendant la grossesse, les violences extérieures sur le ventre de la mère, des violences exercées par le fœtus sur lui-même avec les mains (Jourdain), les adhérences accidentelles du fœtus avec le cordon ou les membranes (Isid Geoffroy Saint-Hilaire), les maladies fœtales (Velpeau). L'hérédité a une influence plus sérieuse et un certain nombre de faits probants ont été réunis. On a invoqué aussi un arrêt d'ossification qui amènerait consécutivement la destruction des parties molles (Haller, Autenrieth) ; mais on connaît actuellement un

certain nombre d'exemples de défaut d'ossification de la voûte palatine avec intégrité des parties molles (Velpeau, Boynier, Notta, Trélat,
etc.) Il ne reste donc debout et pouvant s'étendre à tous les faits que la théorie de l'arrêt du
développement, sans qu'on soit parvenu, jusqu'ici, à expliquer pourquoi le travail de formation est ainsi suspendu. Nous ne saurions non
plus expliquer la prédominance indéniable de
ces arrêts de développement dans la partie
nord de la France. Nous ne serions pas surpris
qu'on en vienne à faire intervenir, dans une certaine mesure, l'hérédité et peut-être même l'influence ethnique. Notre statistique apporte un
document nouveau, sur lequel nous appelons
toute l'attention des savants.

.*.

Lorsqu'on examine un sujet atteint d'une
division congénitale portant sur le palais mem-
braneux ou sur le palais osseux, on constate un
trouble particulier de la parole, difficile à défi-
nir et à décrire, et qu'on ne peut mieux comparer
qu'à un langage considérablement nasonné et
dont presque toutes les consonnes sont absentes
ou tellement déformées qu'elles sont méconnais-

sables Il en résulte le plus ordinairement un langage absolument incompréhensible, causé, cela va sans dire, par la béance palatine.

Ces troubles phonateurs sont plus ou moins accentués et ne paraissent pas toujours en rapport avec l importance des pertes de substance.

Il n'est pas rare, en effet, de voir chez des sujets atteints d'une très légère division du voile palatin un langage inarticulé nasonné et tout à fait incompréhensible. Le contraire a lieu également. Et des sujets chez lesquels le voile du palais est absolument fendu de haut en bas ont parfois un langage compréhensible avec un peu d'attention et de bienveillance.

Cette si curieuse inconstance dans la gravité des troubles de la parole par rapport à l'importance de la lésion, n'a pas échappé à l'attention des observateurs. Tous l'ont signalée ; mais aucun, à ma connaissance du moins, ne l'a expliquée.

Dans une communication au Congrès français de chirurgie de 1889, j'ai donné une explication que mes observations subséquentes n'ont fait que confirmer :

« Si l'espace compris entre le pharynx et le voile palatin est trop grand, l'articulation est incompréhensible, quel que soit le peu d'importance de la division du voile. Si cet espace est dans les dimensions normales, la parole peut être intelligible, malgré une division assez étendue.

« En effet, pour parler, il faut avant tout que le courant d'air expiré par les poumons passe par la bouche. Si, comme cela arrive le plus généralement, la malformation ne porte pas seulement sur le voile du palais, mais encore sur les cavités nasales qui sont agrandies, déformées, asymétriques, et sur les portions buccale et nasale du pharynx qui sont d'un calibre plus considérable qu'à l'ordinaire, l'air s'engouffre, en quelque sorte, dans les cavités nasales au préjudice de la cavité buccale.

« Les sujets chez lesquels le pharynx a des dimensions normales et qui ont l'oreille assez exercée, assez perfectionnée, pour saisir la tonalité des sons articulés, peuvent quelquefois arriver, par les efforts personnels d'une volonté énergique, en dehors même d'une opération plastique, à acquérir une articulation intelligible (1). »

Telle est, à mon avis, l'explication de cette apparente bizarrerie.

Quoi qu'il en soit, le trouble phonateur existe dans la grande majorité des cas, et il faut y remédier dans la mesure du possible.

____

(1) Traitement méthodique des troubles de la parole causés par les divisions congénitales palatines (In *Procès-verbaux du Congrès français de chirurgie,* séance du 12 octobre 1889).

OPÉRATION OU PROTHÈSE

C'est ici que se pose le double problème : De quelle manière et à quel moment faut-il intervenir ?

Et d'abord, au point de vue spécial du rétablissement futur de la phonation dans les meilleures conditions, faut-il faire un appareil prothétique ou une opération chirurgicale ?

Je réponds, sans hésiter, que, toutes les fois que l'opération chirurgicale est possible, il est préférable d'y avoir recours. Les appareils prothétiques conviennent particulièrement, comme l'afait remarquer Trélat lui-même, aux trois conditions suivantes : 1° échecs opératoires irréparables ; 2° divisions inopérables en raison de leur étendue ; 3° refus de toute opération sanglante.

L'autoplastie palatine a sur la prothèse un certain nombre d'avantages généraux très appréciables que je me bornerai à citer, pour ne pas m'écarter de mon sujet : je veux parler de la restitution de la gustation et surtout de la sanité des cavités nasale et buccale. Mais l'opération chirurgicale a encore l'incomparable supériorité d'être une mesure définitive, tandis que l'appareil prothétique, même le plus simple, a besoin d'être renouvelé. C'est là une considération de première importance au point de vue matériel, même pour les familles aisées, et, à plus forte raison, pour les petites bourses, et enfin pour la clientèle hospitalière. Les divisions congénitales sont, on le sait, bien souvent héréditaires, et, pour ma part, je connais, notamment, une famille de petits bourgeois composée de cinq enfants dont deux ont des becs-de-lièvre simples, et les trois autres des divisions palatines. La confection et le renouvellement d'appareils prothétiques eussent été ruineux dans ces cas. L'opération était possible ; elle fut faite, réussit parfaitement et fut un véritable bienfait pour cette famille.

Faut-il ajouter que, dans la clientèle hospitalière, si peu soigneuse d'ordinaire, une pièce prothétique un peu délicate, comme le sont celles en question, rend peu de service ? Car le malade se fatigue bien vite de porter un appareil qui demande des soins de propreté, renouvelés plusieurs fois par jour.

Mais, pour rester sur le terrain orthophonique où je me suis uniquement placé, je dois montrer que les conditions phonatrices sont ordinaire ment plus favorables après l'opération qu'aprè la prothèse.

*
* *

C'est une légende que certains partisans de la prothèse à outrance s'efforcent d'entretenir, à savoir que le voile du palais, après l'opération, est toujours trop court, et que, de ce fait, la parole laisse particulièrement à désirer. Avec un appareil prothétique, au contraire, l'éducation de la parole, d'après les mêmes personnes, serait plus facile et donnerait de meilleurs résultats, parce qu'on peut faire un voile du palais artificiel aussi long qu'on veut.

A cela, je réponds que la question n'est pas d'avoir un voile du palais d'une très grande longueur ; il faut et il suffit qu'il soit d'une longueur raisonnable, et je dois dire que lorsque l'opération a été bien faite, elle fournit, dans la très grande majorité des cas, un voile du palais suffisant pour la phonation. Cela est tellement vrai que, dans un cas où l'opération faite par un chirurgien de Berlin sur une fillette de neuf ans n'avait pas réussi, et où le voile du palais était mal restauré, je suis arrivé cependant, par des exercices rationnels et méthodiques, à donner en deux mois, à cette enfant, une prononciation très satisfaisante. J'ajoute que, pendant trois mois, l'enfant avait suivi infructueusement des leçons, sans méthode précise, il est vrai, chez un professeur de sourds-muets berlinois.

Il ne faut pas croire, en effet, qu'il soit utile et possible d'allonger indéfiniment le voile du palais au point de lui faire effleurer le pharynx.

Rien de plus démonstratif et de plus instruc-

tif à cet égard que les tentatives de Passavant (de Francfort-sur-le-Mein), il y a près de
quarante ans (1). Ce chirurgien crut faire disparaître le nasonnement en suturant le voile du
palais avec la paroi antérieure du pharynx.
L'expérience de ce qui se passe, au point de vue
orthophonique, dans les adhérences pathologiques du voile du palais avec le pharynx
démontre la fausseté de cette théorie.

Je sais bien que les partisans de la prothèse
ne vont pas aussi loin, mais ils prétendent être
seuls capables de donner un voile du palais assez
long pour pouvoir parler convenablement. Que
la prothèse arrive à donner quelquefois un palais mathématiquement plus long que l'auto·
plastie, c'est exact ; mais que ce supplément. de
longueur ait pour conséquence de supprimer le
nasonnement, c'est ce que je conteste absolument. J'ai vu, en effet, quelques appareils dans
lesquels, au lieu de se rapprocher le plus possible de l'état normal, on avait fait, intention-
nellement, un voile du palais avec une très faible
pente antéro-postérieure et se terminant par une
longue et large luette artificielle en forme de
cuiller, s'avançant aussi loin que possible dans

(1) Sur les moyens de faire disparaître le nasonnement de la voix dans les fissures congénitales des portions osseuses et membraneuses de la voûte palatine. (In
Archives générales de médecine, janvier 1865, p. 55, 1.)

le pharynx, afin de ramener, disait-on, dans la bouche, la plus grande quantité d'air.

Au point de vue théorique, c'était parfait ; mais l'appareil, une fois en place, n'était pas toléré. Les bords de cette large luette frôlaient plus ou moins les piliers et le pharynx, surtout dans les mouvements de déglutition. Et, après en avoir rogné tous les jours un peu, il fallait absolument la supprimer aux trois quarts et la ramener à des dimensions à peu près normales pour rendre la pièce supportable au patient.

Enfin, tout le monde comprend qu'un voile du palais artificiel, constitué avec le caoutchouc même le plus souple, est très loin de présenter le même avantage qu'un voile du palais *vivant,* même plus court, mais qui est mobile et s'élève ou s'abaisse à volonté suivant les besoins de la phonation.

Donc il n'y a pas de doute possible ; dans tous les cas où le parallèle peut être fait, la pro- thèse ne donne pas de meilleurs résultats ortho- phoniques ultérieurs que l'opération chirur- gicale, et, pour les raisons que je viens de donner, l'opération doit être préférée toutes les fois qu'elle est possible et qu'elle est acceptée.

Mais, quelles que soient les critiques que j'ai adressées à la prothèse, il ne faudrait pas croire que j'en suis un adversaire déclaré et quand même. Je suis convaincu, au contraire, que,

dans les conditions indiquées par Trélat, — conditions qui se présentent très fréquemment, —
la prothèse a un champ d'application considérable pour remplir les indications où ce palliatif
s'impose. Il est juste également de reconnaître
qu'entre les mains d'un certain nombre de très
habiles praticiens, cette branche spéciale de la
prothèse a fait, dans ces dernières années, des
progrès considérables et qu'elle rend des services signalés.

A QUEL AGE FAUT-IL OPÉRER ?

Avant de quitter le terrain de la chirurgie,
il me reste à examiner un point fort important
au point de vue chirurgical et au point de vue
orthophonique : c'est celui de savoir à quel âge
il est préférable de faire l'autoplastie.

C'est là un sujet qui a exercé de tout temps,
et qui exerce, encore à l'heure actuelle, la critique des chirurgiens.

Je ne saurais mieux faire que de citer, à ce
propos, un passage d'une remarquable communication faite à l'Académie de médecine, en 1884,
par un chirurgien dont la loyauté et la sincérité
étaient à la hauteur de son grand talent et de
l'expérience particulière qu'il avait acquise sur
ce point.

Voici ce qu'écrivait le professeur Ulysse
Trélat :

Dès qu'on eut employé le chloroforme, on ne s'ar-
rêta plus dans l'abaissement de l'âge. Roux avait
donné seize ans comme minimum ; Dieffenbach, Sé-
dillot et Fergusson adoptaient douze ans en moyenne.
Langenbeck fit descendre ce chiffre à 7 ans ; Thomas
Smith indiquait deux à quatre ans. M. Ehrmann
disait: quelques mois. Otto Weber, de Bonn, et
Billroth, quand il était encore professeur à Zurich,
descendirent à quatre semaines; Simon, de Rostock
ou de Heidelberg, à quinze jours, et M. Rouge, de
Lausane, à huit jours. Que nous voilà bien loin des
seize à dix-huit ans fixés par Roux !

Qu'advint-il de ces tentatives ? Etait-ce une con-
quête chirurgicale ou une déception ?

. . . .

Si nous considérons les résultats obtenus par suite
des opérations faites dans le très jeune âge, nous
voyons que presque tous les opérés succombèrent (1).
Les uns mouraient rapidement après l'opération ;
les autres, affaiblis par elle, étaient pris de quelque
complication inflammatoire qui les emportait en vingt
ou trente jours. Simon, de Rostock, établit, dans un
plaidoyer convaincant, que les divisions palatines
et surtout les divisions labio-palatines sont par elles-
mêmes fort graves ; il démontre que les trois quarts
des individus qui en sont atteints, n'arrivent pas à
la seconde enfance et en conclut que, si périlleuse

______

(1) Bulletin de l'Académie de Médecine, 1884, p. 1766 et
suivantes. *Sur la valeur des opérations plastiques sur le
palais et sur la détermination de l'âge auquel il convient
de les pratiquer.*

qu'elle fût, l'opération était légitime dans les pre·
miers jours de la vie, et qu'en somme elle hâtait peut-
être, mais n'augmentait pas les chances de mort,
bien au contraire.

Il est certain que ce plaidoyer ne porta pas la conviction dans les esprits. A des chances de mort probables, on ne voulut pas en ajouter de certaines et,
quelque regret qu'ils en eussent, les chirurgiens renon-
cèrent aux opérations pratiquées sur le palais dur
ou mou dans le cours de la première et même de
la seconde année.

Forcés d'abandonner l'époque de la vie où l'enfant
ne parle pas encore, ils espéraient pouvoir le soumettre utilement à l'opération dans le cours de la
troisième année, alors que l'enfant est très éducable,
quoi qu'il ait déjà parlé.

Les choses en étaient là, lorsque je fis mes pre-
premières opérations. L'étude détaillée des faits me
conduisit à adopter l'âge de trois ou quatre ans
comme répondant le mieux à toutes les indications.
Cet âge était, d'ailleurs, celui qu'a fixé Th. Smith
(de Londres), qui jouit d'une véritable autorité sur ce
sujet. J'enseignai que cette époque de la vie était
l'âge de choix et je conformai ma pratique à cet enseignement. En cela j'étais d'accord avec les chirurgiens.

Mais quand aujourd'hui je me remémore ces
faits passés, quand dans un plus large ensemble je
compare ces opérations à trois ou quatre ans avec
celles que j'ai faites à un âge plus avancé : huit,
douze, seize, vingt ans, je trouve que les guérisons
ont été moins communes dans le bas âge que
plus tard ; que les accidents ont été plus fré-

(1) L. c., p. 1768.

quents : gangrène de lambeau (fillette de trois ans
et demi), hemorragies faibles, mais répétées par
les incisions libératrices (fillette de quatre ans) ; je
trouve que ces petits opérés sont difficiles à nourrir,
qu'ils restent affaiblis et exposés à avoir des
fistules secondaires dans leur cicatrice. Enfin,
je constate, chose d'importance majeure, que lorsqu'ils sont guéris, *on reste sans prise aucune sur
eux pour l'éducation du langage.* Ce n'est pas une
fois, mais dans cinq cas que j'ai reconnu la complète impossibilité qu'il y a d'agir sur un enfant de
cet âge. Tel il parlait avant l'opération, tel il parlera
après. On a donc couru des risques certains, sans
aucune sorte de bénéfice apparent ou actuel.

Cela est si vrai, que des chirurgiens distingués,
grands partisans autrefois de l'uranoplastie, en sont
arrivés à ne plus pratiquer, pour ainsi dire, cette
opération, parce qu'ils reconnaissaient la nullité des
résultats phonétiques chez leurs jeunes opérés de
trois à quatre ans. Cette conclusion n'est qu'à moitié
juste. Ce n'est pas l'opération qu'il faut abandonner,
c'est l'âge qu'il faut changer.

La conclusion finale de tout cela (1), celle que je
voudrais faire passer dans l'esprit de mes auditeurs
et de mes lecteurs, celle qui est le fruit de mes études
et l'objet de mes convictions, c'est qu'il y a des dangers et aucun avantage à opérer les malformations
staphyliennes ou palatines congénitales avant la
septième année, sans donner à ce chiffre un sens
absolument rigoureux ; c'est que l'opération est
d'autant mieux supportée et plus sûre que l'âge est
plus avancé; c'est enfin que l'éducation, *depuis la nais-*

(1) **L. c.**, p. 1785.

sance jusqu'à l'opération, et l'éducation après l'opération, assurent à celle-ci le succès de son véritable but, c'est-à-dire le rétablissement des fonctions du langage.

J'approuve complètement tout ce que vient de dire mon maître Trélat. Je ne fais de réserve que sur l'utilité et même la possibilité d'exercices orthophoniques, *depuis la naissance jusqu'à l'opération*. Je reviendrai sur ce sujet un peu plus loin (p. 374).

Mais je répète, après Trélat, ce qu'il dit de l'âge auquel l'opération peut être faite et je confirme son dire avec l'expérience des cas nombreux de palatoplastie que j'ai eu l'occasion d'examiner chez des sujets opérés par un grand nombre de chirurgiens.

Avec Trélat, je ne puis accepter que l'uranoplastie soit une opération d'urgence, et je crois, par suite, qu'il ne faut la pratiquer que lorsque le malade se trouve dans des conditions favorables.

Je sais bien que le chirurgien n'est pas toujours libre de choisir le moment le plus favorable. On lui demande l'opération pour laquelle on a souvent entrepris un long et coûteux voyage ; le sujet est dans des conditions opératoires possibles ; le chirurgien est donc en quelque sorte obligé d'opérer, sachant bien qu'il ne peut dire au malade, avec quelque chance d'être écouté : « Revenez dans quelques années » .

Mais, toutes les fois que le chirurgien a le choix de l'heure et du moment favorable, il fera bien d'attendre, s'il s'agit d'un enfant, que le sujet ait de huit à dix ans au moins, ainsi que le voulait Trélat. Je suis d'autant plus à mon aise pour fixer, approximativement bien entendu, l'âge favorable pour l'opération, que les raisons chirurgicales et orthophoniques concordent absolument.

Il est certain que les chances de succès sont plus grandes lorsque l'enfant, d'une part, aura une certaine dose de résistance au traumatisme chirurgical, et, d'autre part, qu'il sera assez raisonnable pour seconder le chirurgien, afin de ne pas briser les sutures par des mouvements inconsidérés. Et, puisqu'il n'y a pas de péril en la demeure, pourquoi ne pas attendre ce moment? Enfin, et surtout au point de vue de l'éducation fructueuse post-opératoire du langage, qui est très laborieuse, exige de la bonne volonté, de l'intelligence et de l'attention, toutes choses qui ne vont pas sans de nombreux efforts qu'il est matériellement impossible de demander à des enfants qui n'ont pas au moins dix ou douze ans.

Mais, dira-t-on, tout en admettant les avantages de l'opération entre huit et dix ans, y a-t il des inconvénients sérieux à opérer avant cet âge ?

Oui, il y a des inconvénients, et les voici. Lorsqu'un sujet vient d'être opéré, il se trouve, cela va sans dire, dans des conditions phonétiques différentes qui font que, malgré lui, et sans même qu'une éducation méthodique intervienne, il cherche à adapter les organes d'articulation, la langue, les lèvres, aux conditions nouvelles de son palais.

Si c'est un enfant trop jeune pour être éduqué et guidé, il prendra fatalement de mauvaises habitudes d'articulation ; il ne profitera donc pas du bénéfice de la restauration palatine. Et ce qu'il y a de plus fâcheux, c'est qu'il y a une grande chance pour qu'il n'en profite jamais. En effet, la famille, découragée par l'impuissance de l'opération, au point de vue de l'amélioration de la parole, ne se décidera pas à entreprendre une éducation orthophonique, même à un âge propice, dans la crainte d'une nouvelle déception.

De là un injuste discrédit sur une opération excellente en soi. Et le découragement va si loin, quelquefois, que je pourrais citer des cas où des palais restaurés ont été fendus à nouveau pour placer des appareils prothétiques avant de tenter une éducation vocale qu'on croyait, à tort, être impossible après la staphylorrhaphie.

11

On voit donc qu'il y a de sérieux inconvénients
à opérer trop jeune, parce que, ne pouvant
donner satisfaction à l'amélioration tant souhai-
tée du langage, on fait, d'une opération parfait
tement réussie chirurgicalement, une opération
complètement manquée dans son but final, qui
est la restitution d'une parole compréhensible
pour tout le monde.

PROCÉDÉ OPÉRATOIRE BROPHY

J'ai déclaré, en commençant ce chapitre, que
je ne me proposais pas de m'occuper de la
technique ; toutefois je dois signaler une nouvelle méthode opératoire qui transforme d'une
manière absolument radicale l'opération classique de la palatoplastie, telle que Baizeau,
Langenbeck, Trélat et d'autres nous l'ont enseignée, et telle qu'on la pratique encore aujour-
d'hui un peu partout.

Ce procédé, ainsi qu'on va le voir, change
complètement les conditions du problème.

M. W. Brophy, chirurgien-dentiste de Chicago, a communiqué au Congrès dentaire international de Paris en 1900, le curieux procédé
opératoire suivant.

M. Brophy a eu la pensée de mettre à profit
le peu de résistance et la malléabilité qu'offre

le squelette facial dans les premiers mois de la
vie, pour corriger les divisions du palais. Il ne
cherche aucunement à former des lambeaux et
à les décoller pour les rapprocher ensuite. Il ne
s'occupe pas des partis molles. C'est un rapprochement en bloc des masses osseuses qu'il veut
obtenir pour supprimer la solution de continuité,
et voici comment il y parvient.

Chez les tout jeunes enfants, les os sont très
malléables ; il fait donc facilement avec une
aiguille, au niveau de la tubérosité du maxillaire supérieur et dans le sens transversal, une
perforation de dehors en dedans ; cette perforation est faite à un niveau tel qu'elle aboutisse
juste au-dessus du plancher des fosses nasales.
Quand cette perforation est réalisée des deux
côtés, un fil métallique résistant est successivement passé dans chacun des conduits osseux ;
il passe donc à quelques millimètres au-dessus
de la fissure palatine, et ressort de chaque côté
en dehors de la tubérosité du maxillaire. Un
second fil pareillement disposé est placé un peu
en avant du premier. Ceci fait, on rapproche mé-
caniquement les deux moitiés du massif facial
l'une de l'autre, jusqu'à occlusion de la fente
palatine. Si le squelette résiste à une telle mo-
bilisation, on peut s'aider de sections osseuses.
Quand le rapprochement des deux lèvres de la
fente palatine est suffisant, les fils métalliques

sont tendus fortement et fixés de côté et d'autre
à une lame métallique laissée à demeure. Cette
dernière assure la contention, et de plus répar-
tit la traction exercée par les fils sur une plus
large surface. Le tout est laissé en place et
enlevé plus tard, quand la malformation est
corrigée.

Ce qu'il y a de plus intéressant dans la
méthode de M. Brophy, c'est sa statistique opératoire.

M. Brophy a opéré 570 cas de divisions palatines, dont 211 sur des enfants au-dessous de
six mois. Les 359 autres portent sur des sujets
de 6 mois à 52 ans. M. Brophy n'a perdu que
deux opérés âgés de 3 ans. Et il déclare, après
cette expérience opératoire considérable, que
l'âge le plus favorable est entre deux semaines
et trois mois.

Il y a là une différence si considérable, au
point de vue opératoire et au point de vue des
résultats statistiques, que nous attendons avec
impatience de la voir pratiquer par d'autres que
par son inventeur.

Je dois dire que M. Brophy est un chirurgien
d'une honorabilité parfaite, et qu'on ne peut
mettre en doute ce qu'il avance. De plus, si
l'opération est peu connue, ou pour mieux dire
inconnue en Europe, il y a plus de vingt ans
que M. Brophy la pratique à Chicago.

En attendant qu'elle obtienne chez nous la faveur qu'elle mérite, je citerai, à titre de référence, les réflexions qu'elle a suggérées à un de nos chirurgiens parisiens les plus habiles, lors de la discussion de la communication de M. Brophy, au Congrès dentaire international de 1900.

M. Pierre Sebileau (1). « Il y a, dans la thérapeutique chirurgicale des divisions congénitales de la voûte et du voile du palais, deux choses à considérer : 1° l'opération ; 2° les résultats phonétiques. »

I. Pour ce qui concerne l'opération elle-même, c'est tout à fait le renversement de ce que nous avons vu jusqu'ici ; outre les questions de détail sur lesquels je ne puis insister, le mode opératoire, la manière de faire de M. Brophy, diffèrent systématiquement de ce que nous avons conçu, de ce que nous avons fait jusqu'à ce jour. La différence consiste dans ces deux faits primordiaux, savoir :

M. Brophy fait une véritable opération osseuse, alors que nous ne faisons que la restauration fibro-muqueuse ; il ne fait pas, de chaque côté des arcades alvéolaires, les vastes incisions libératrices que nous faisions, nous, parce que, si nous ne rapprochions pas les os, il nous fallait bien trouver, dans les parties molles, assez d'élasticité pour réunir sur la ligne médiane les deux lèvres de la fente.

Donc, je dis que la manière d'opérer de M. Brophy diffère d'une manière complète de nos procédés employés jusqu'à ce jour, parce qu'il fait une véritable restauration osseuse, qu'il rapproche les deux mandibules supérieures et que, de ce fait, il évite les in-

____

(1) Discussion (p. 347 et suivantes).

cisions palatines longitudinales para-alvéolaires, et
cela a une importance considérable, comme vous allez
voir par les quelques réflexions suivantes.

Les conséquences des opérations qui portent sur la
voûte du palais, le voile palatin, sont de deux sortes :
conséquences immédiates et conséquences éloignées.
Or, ces conséquences immédiates ont joué jusqu'à ce
jour un rôle assez considérable dans la léthalité, et
je crois que c'est à elles que nous devons la quantité
relativement élevée de décès que nous avons observés
jusqu'à ce jour, et que c'est à leur suppression totale,
au contraire, que M. Brophy doit de ne pas avoir
de morts, car, en réalité, il n'en a pas.

Or, je crois me rappeler que la statistique d'Offa,
indique une mortalité après l'opération palato-sta-
phylienne de 10 à 35 0/0.

Cette différence ne saurait, je crois, s'expliquer par
la simple raison donnée par M. Brophy, que le fait
d'opérer dans le jeune âge, où le système nerveux est
peu développé, évite aux malades le choc trauma-
tique.

Pour pratiquer les incisions libératrices latérales,
nous sectionnons alors les principales branches importantes de l'artère palatine descendante, et les deux
causes d'accidents des opérations telles que nous les
pratiquons sont : 1° l'hémorragie, 2° la gangrène du
lambeau.

Un de mes malades fut mis à deux doigts de la
mort, il y a quelques années, par une hémorragie
formidable survenue quelques instants après l'opération.

Je n'ai pas, il s'en faut de beaucoup, la terreur du
sang ; mais il n'est pas douteux qu'au cours même
de l'opération, les malades perdent, tant à cause de

l'avivement que des deux incisions libératrices, une certaine quantité de sang.

Or, c'est justement parce que les enfants au-dessous de six mois ne peuvent pas perdre de sang, que nous avons toujours vécu avec cette idée qu'il ne fallait pas pratiquer l'uranoplastie chez les nouveau-nés.

Et voici que M. Brophy opère, sans faire d'incisions latérales, par simple rapprochement des mandibules. Il évite aussi l'hémorragie et le sphacèle du lambeau. Voilà, sans doute, pourquoi il ne perd pas de malades et pourquoi on ne saurait trop le féliciter d'avoir imaginé un procédé qui supprime d'une manière radicale les deux seuls vrais inconvénients de l'uranoplastie, et qui lui permet d'opérer les enfants du plus bas âge.

II. J'en arrive à la seconde partie de mon argumentation, à celle qui a trait à l'éducation phonétique des malades, qui sont opérés pour des fissures de la voûte et du voile du palais.

Il ne faut pas croire, et je suis bien sûr que personne de nous ne croit que quand nous avons opéré un malade atteint de bec-de-lièvre compliqué à 6 ou 7 ans, et à plus forte raison de 15 à 20 ans, nous en ayons fini ; il s'en faut de beaucoup. Nous en avons si peu fini que, lorsque nous avons fait une restauration parfaite suivie d'un beau résultat plastique, le malade parle d'habitude moins bien après qu'avant l'opération.

Ces malades ont des muscles atrophiés ; ils ont surtout des muscles dont ils ne savent pas se servir, et non pas pendant des mois, mais même pendant des années, ils continuent à parler d'une manière très défectueuse.

De tout cela, que reste-t-il maintenant ? Plus rien,

puisque M. Brophy opère ses malades, les guérit et
les restaure entre l'âge de 3 à 5 mois, c'est-à-dire à
un moment où ils ont encore le temps de faire leur
éducation phonétique.

Le procédé Brophy, si ingénieux et·si intéressant, renverse évidemment toutes nos théories basées sur les opérations classiques, et
bouleverse notre expérience, et puisque l'opération perd de sa gravité, nous ne pouvons que
nous y rallier... en principe, en attendant que
notre expérience puisse nous servir de guide.

PERFORATIONS ACQUISES

Les perforations acquises sont le plus souvent le résultat d'une blessure par arme à feu ou
d'une lésion diathésique : syphilis, scrofule, etc.
Dans ce cas, le trouble phonateur est bien différent. Au lieu d'un langage inarticulé incompréhensible, on ne constate qu'un nasonnement
plus ou moins marqué, qui disparaît lorsque la
perforation est bouchée. C'est ainsi, du moins,
que les choses se passent dans la très grande
majorité des cas. Et cela parce que, généralement, l'opération suit d'assez près la création
de la fissure et que le malade n'a pas le temps
de prendre de mauvaises habitudes.

Mais, lorsque la restauration se fait attendre
longtemps, pour une cause quelconque, il peut

arriver que le nasonnement persiste plus ou moins, même après l'opération, surtout si la lésion syphilitique a fait des ravages dans les fosses nasales. C'est ce que j'ai constaté chez un malade très intéressant que M. le professeur Le Dentu a bien voulu m'adresser, et dont l'observation mérite d'être rapportée succinctement.

Il s'agissait d'un homme d'une trentaine d'années, chez lequel, six ans après avoir contracté la syphilis, une gomme apparaissait sur le voile et le perforait bientôt. Obligé, par sa profession, de parler beaucoup à haute voix, il faisait de grands efforts pour se faire entendre. L'articulation n'était pas trop mauvaise, mais la voix était accompagnée d'un nasonnement considérable, qui donnait au malade des bourdonnements d'oreilles. Le voile du palais fut restauré par M. Le Dentu, dans d'excellentes conditions.

L'opération une fois exécutée, la parole fut considérablement améliorée, *ipso facto*, et les bourdonnements disparurent complètement. Mais la voix était toujours un peu nasonnée, sourde, étouffée, et le malade avait encore la sensation qu'il parlait en dedans et du nez. Le malade était capable d'éteindre une bougie en soufflant par la bouche à une longueur de bras. Néanmoins, lorsqu'il avait lu ou parlé quelques courts instants, il se sentait fatigué. Il fallut recommencer une éducation de la respiration, au point de vue de la parole, pour rendre à ce malade une prononciation régulière et normale. Et j'attribue, dans ce cas, l'obligation de compléter l'opération chirurgicale par des exercices phonateurs à ce fait que la béance vélaire avait persisté pendant longtemps, et qu'en raison de ses obligations professionnelles, le malade avait fait des efforts pour pouvoir parler à très haute voix avec une voûte du palais défectueuse.

BUT ET PRONOSTIC DE L'ÉDUCATION ORTHOPHONIQUE

J'arrive maintenant aux résultats de l'éducation de la parole dans les fissures congénitales.

Que pense-t-on obtenir, et quelle est la méthode à suivre ?

Les personnes atteintes de divisions palatines se font trop souvent les plus grandes illusions sur la valeur des ressources thérapeutiques que nous pouvons mettre à leur disposition.

Les unes pensent que, le lendemain de l'opération, elles parleront parfaitement. D'autres accordent que l'opération doit être suivie de quelques exercices de prononciation, mais qu'au bout de peu de temps elles parleront *comme tout le monde*. J'estime que nous avons non seulement le devoir, mais encore le plus grand intérêt à dissiper ces illusions, et que nous devons dire la triste vérité tout entière au malade, sous peine de nous exposer à des récriminations ultérieures d'autant plus amères, qu'il y a toujours quelqu'un pour les raviver.

Pour ma part, voici quelle est la règle de conduite que je me suis imposée, et je ne crains pas d'entrer ici dans des détails qui paraîtront peut-être puérils, mais dont l'expérience m'a montré l'absolue nécessité.

Pour les motifs que j'ai indiqués, et suivant les cas, je recommande ou un appareil prothétique ou l'opération. Je fais remarquer au malade que c'est la première partie du traitement et que l'opération ou la prothèse n'ont pas pour but de restituer, *ipso facto*, une parole compréhensible, mais seulement de permettre une éducation orthophonique ultérieure, qui en est le complément indispensable.

Pour beaucoup de malades, c'est déjà une première désillusion que cette simple indication de la marche du traitement. Beaucoup, en effet, sont tentés de voir, dans l'autoplastie palatine, une opération analogue à une suture quelconque, qui une fois la convalescence effectuée, permet la reprise de toutes les prérogatives de l'organe suturé. Ils croient, ainsi que je disais tout à l'heure, et suivant leur propre expression, que, le lendemain de l'opération, le malade parlera *comme tout le monde*. Il est donc très important de les détromper.

Quant au résultat de l'éducation orthophonique post-opératoire, j'insiste très longuement auprès du malade sur ce qu'il doit en attendre. Je lui dis très nettement : « Je me charge de vous apprendre à prononcer clairement et distinctement toutes les voyelles, toutes les consonnes ; je vous donnerai un langage aisément compréhensible, mais je n'espère pas faire disparaître entièrement le nasonnement ; il diminuera considérablement d'intensité, mais vous parlerez toujours du nez. En un mot, vous ne parlerez jamais comme *comme tout le monde*. »

Cette franchise de langage est un rude coup porté aux illusions du malade et de sa famille. Mais je dois dire que, lorsque tout le monde est remis de cette émotion, non seulement on ne m'en a jamais su mauvais gré, mais encore plus d'un hésitant qui était venu me consulter, « par acquit de conscience, pour savoir ce que je dirais », et qui était parfaitement décidé à ne rien faire, est sorti de mon cabinet très résolu à suivre le double traitement : chirurgical ou prothétique, d'abord, et orthophonique ensuite. Du moment qu'il savait exactement à quoi s'en tenir, et qu'il n'avait plus à redouter de désillusions ou les sarcasmes des parents ou des amis, son parti était vite pris.

Dans la très intéressante communication faite par Trélat, en 1884, à l'Académie de médecine (1) nous lisons ce qui suit : « J'opérais à la Charité, il y a huit ou neuf ans, un jeune berger cévenol et protestant âgé de quinze ans. Quoique son langage fût très mauvais, il était intelligent et résolu. *Le pauvre enfant s'était imaginé que j'allais lui rendre une parole absolument normale.* Je lui fis une série d'opérations plastiques fort bien conduites et suivie d'un résultat irréprochable. Mais, la première fois que je lui permis de parler, ses traits prirent l'expression de la stupeur. La parole gardait son caractère fortement nasonné et ses défectuosités d'articulation. Le soir même, l'enfant quittait l'hôpital et, contre les projets dont on nous avait fait part, retournait dans ses montagnes pour y reprendre sa solitude et son silence de berger. C'est seulement au bout de quatre ou cinq ans qu'il commença à essayer de parler. »

Roux parle également, dans ses *Lettres sur la staphylorrhaphie*, d'un jeune homme qui resta volontairement muet pendant trois ans, après avoir subi cette opération.

On voit jusqu'où peut aller le découragement, et il serait facile d'allonger la liste de ces désillusionnés de l'opération, faute de les

____

(1) Séance du 23 décembre 1884, p. 1778.

avoir prévenus, à l'avance, de ce qu'on pouvait obtenir.

Donc, point de désillusions pour le malade, point de récriminations ultérieures pour le médecin, tel est le résultat de la conduite franche et loyale que, pour de multiples raisons, nous devons tenir.

Ces considérations extra-scientifiques, mais très importantes cependant au point de vue professionnel, une fois exposées, quels conseils faut-il donner au point de vue d'un programme de traitement orthophonique ?

Dans une communication à l'Académie dont j'ai parlé et qui est très importante, car elle résume son expérience chirurgicale sur le point spécial qui nous occupe, Trélat dit que non seulement il faut que l'opération soit suivie, mais encore précédée d'une éducation phonétique particulière.

Il faut, dit-il, soumettre les futurs opérés à une éducation attentive, depuis le moment où ils essayent leurs premiers mots jusqu'à l'opération, et reprendre ensuite l'éducation post-opératoire. C'est le moyen assuré d'éviter les déceptions et de hâter le moment de la guérison fonctionnelle (1).

Je crois que Trélat est allé trop loin en voulant imposer une éducation phonétique atten-

(1) L. C., p. 1786.

tive depuis le moment où l'enfant essaye ses premiers mots jusqu'au jour de l'opération. Si l'on considère tout ce qu'une semblable éducation exige de persévérance, de volonté, de patience, on comprendra combien on a peu de chance de l'obtenir. J'ajoute que tant de peine et de fermeté seraient récompensées par de si faibles résultats, que véritablement il est difficile de faire de cette recommandation un des articles du *curriculum vitæ* du futur opéré. « Que de malades pour lesquels une éducation pré-opératoire, qui doit être continuée durant des années, restera à l'état de vaine et stérile recommandation ! » dit avec raison le très compétent Dr J. Ehrman, de Mulhouse (1).

Je n'ai jamais entrepris un pareil travail, et j'avoue que je ne suis guère disposé à l'entreprendre ; mais il y a quelque vingt ans, sur les instances de mon maître, M. Dolbeau, j'ai donné des leçons à une fillette de neuf ans, au voile du palais légèrement fendu, quelques mois avant qu'elle ne fût opérée. Bien que j'eusse affaire à une enfant intelligente et docile, et que mes efforts eussent été secondés par les soins d'une mère attentive, nous ne sommes arrivés qu'à des résultats qui n'étaient certainement pas en rapport avec la peine que nous avions

(1) *Des opérations plastiques sur le palais*, 1869, p. 33.

prise. J'ajoute que notre labeur fut en partie perdu, car, la staphylorrhaphie une fois faite, il fallut recommencer une éducation presque aussi complète qu'avant l'opération.

Donc, pour ma part, je ne suis pas partisan d'une éducation pré-opératoire, en raison de l'inefficacité et de l'aridité d'une semblable besogne. Je borne ma tâche à l'éducation post-opératoire, et je trouve qu'elle est déjà suffisamment lourde, sans vouloir la compliquer encore à plaisir. Il va sans dire que l'éducation ne peut être entreprise que lorsque la restauration palatine est complète et qu'il n'y a pas le moindre pertuis faisant communiquer la bouche avec le nez.

MÉTHODE ORTHOPHONIQUE A SUIVRE

Il est donc parfaitement entendu que l'opération doit être suivie d'une éducation vocale.

Mais en quoi consiste-t-elle ?

Doit-on se contenter de recommander au sujet de s'exercer un peu, chaque jour, à la lecture à haute voix?

Je suis absolument convaincu qu'une semblable éducation donnerait des résultats aussi lents et aussi incomplets que si l'on disait à un enfant qui veut apprendre le piano : « Exercez-vous tous les jours à jouer des morceaux. »

L'apprenti musicien n'apprendra rien s'il n'exerce ses doigts en faisant des gammes, et l'opéré perdra son temps s'il ne commence son éducation vocale par les éléments de la parole : voyelles d'abord, consonnes ensuite ; c'est la base indispensable de l'éducation.

L'éducation d'un staphylorrhaphié ne doit donc pas être laissée au hasard, si l'on veut tirer tout le parti possible de l'opération en vue de la restitution d'un langage satisfaisant. « Les efforts et la constance de l'opéré, la direction à laquelle il est soumis, jouent le rôle le plus indispensable », dit excellemment M. Lannelongue (1).

J'ai déjà dit que le trouble du langage porte à la fois sur la voix et sur la prononciation ; il est constitué : 1° par un nasonnement plus ou moins accentué ; 2° par une inarticulation des voyelles et des consonnes.

Quelques explications à ce sujet me paraissent indispensables. Une voix est agréable à entendre lorsqu'elle a un timbre clair, sonnant, On sait quelles conditions doivent remplir les organes pour atteindre ce résultat. Il faut que le son laryngien vienne se renforcer dans des cavités de résonnance bien constituées, où le

____

(1) *Affections congénitales*, par Lannelongue et Ménard, t. I, p. 401.

courant d'air se distribue suivant les nécessités de la phonation. Dans les fissures palatines, mêmes restaurées, les lésions organiques bouleversent cette harmonie dans la distribution du courant d'air.

A l'état normal, le pharynx a un aspect urséoliforme très marqué, tandis que, dans les fissures palatines, par suite de l'absence de la voûte ou du voile du palais, il se présente avec une disposition en forme d'entonnoir dont la large ouverture déverse dans les fosses nasales le courant d'air expiré.

Ajoutez à cela, comme je l'ai déjà dit, que les dimensions des fosses nasales et du pharynx buccal et nasal sont le plus souvent très exagérées.

C'est à cet ensemble de défectuosités organiques qu'est dû le nasonnement.

Lorsque le courant d'air expiré arrive dans la région sus-laryngienne, il s'engouffre pour la plus grande partie dans les fosses nasales, élargies, déformées, asymétriques, et ce n'est qu'au prix de grands efforts que le sujet peut, avec la petite quantité d'air qu'il a dans la bouche, parvenir à articuler plus ou moins mal les syllabes.

On le voit contracter les ailes du nez pour tâcher de fermer le plus possible les fosses nasales et souffler par la bouche. Dans certains cas, chaque fois qu'il y avait effort pour prononcer, j'ai vu se produire un mouvement brusque d'élévation du pharynx qui donnait naissance à un bourrelet situé dans le prolongement de la voûte du palais au niveau de l'arc antérieur de l'atlas, ou du faisseau fibreux qui recouvre la face inférieure de l'apophyse basilaire.

Le sujet lutte continuellement contre cette déperdition de souffle qui l'empêche de soutenir un son, et qui l'oblige en quelque sorte à faire le simulacre d'articulation à vide, puisqu'il n'a pas la quantité d'air suffisante dans la bouche.

Mais ce n'est pas le nasonnement, quelque accentué qu'il soit, qui rend la parole incompréhensible. Cette impossibilité où l'on se trouve de pouvoir suivre la plus petite conversation vient surtout de l'absence d'articulation de presque toutes les consonnes et même de quelques voyelles. Il ne surnage guère ordinairement au milieu de cette cacophonie inextricable, que les articulations M et N. Quelquefois on a l'illusion que certaines autres consonnes, comme V, F, sont à peu près prononcées. Il n'en est rien. Cela tient à ce que la parole est accompagnée d'une soufflerie nasale qui donne le change sur la nature des sons émis et simule plus ou moins mal ces consonnes.

Il faut donc faire l'éducation individuelle de

chaque consonne, et même de la plupart des
voyelles, car il est rare que toutes soient prononcées d'une manière satisfaisante. C'est par
l'étude des voyelles qu'il faut commencer.
L'élève, tout en essayant de perfectionner l'émission des sons, aura le temps de s'habituer aux
exercices phoniques et de se rendre compte
des mouvements de sa langue et de ses lèvres.
Il faudra en profiter pour exercer méthodiquement la respiration. Il faudra parvenir à
diriger la plus grande partie du son dans la
bouche et non dans les fosses nasales. Bien
guidé, le malade arrivera en quelques semaines
à prononcer des voyelles assez pures pour que
A ne se confonde pas avec AN, I avec IN, et U
avec UN, etc. Puis on abordera enfin l'étude des
consonnes pour lesquelles le mécanisme détaillé
de chacune d'elles devra être expliqué et surtout démontré pratiquement. C'est alors qu'on
aura l'occasion de mettre à profit l'éducation de
la respiration et de la pose de la voix. C'est un
travail de tâtonnement, pour lequel professeur
et élève devront faire large provision de pa-.
tience, car il durera de six semaines à deux
mois, à raison de plusieurs heures par jour.

Sous l'influence d'une éducation *méthodique*
bien conduite, le malade arrivera à prononcer
très nettement, très clairement, les consonnes.
y compris les explosives B, P, D, T, G, K.

Lorsque le sujet sera rompu aux difficultés
du mécanisme de la prononciation de chaque
consonne, il faudra l'exercer à la lecture, à la
conversation, à la récitation, et il sera bon de
l'inviter sinon à garder le silence, du moins à
parler le moins possible pendant tout le temps
de la durée de cet apprentissage de la parole.

Il faudra également faire visiter l'oreille par
un spécialiste compétent. M. Lannois, de Lyon,
a montré, en effet, qu'on observe fréquemment
des troubles de l'audition et des lésions de l'oreille
moyenne, qui vont depuis l'obstruction simple de
la trompe d'Eustache jusqu'à l'otite moyenne
sclérosante ou à l'otorrhée chronique, avec toutes
leurs conséquences.

Dans un certain nombre de cas la raison en est
dans des anomalies congénitales de la caisse, des
osselets, ou de la trompe d'Eustache. Le plus souvent la cause est dans l'inflammation chronique
des fosses nasales et du naso-pharynx, laquelle
se propage à la trompe et à l'oreille moyenne.

Telles sont les règles générales qui doivent
présider à l'éducation vocale d'un opéré de
fissure palatine. Et, pour ma part, sur plus de
trente malades qui m'ont été adressés par
nombre de chirurgiens de Paris, de province et
même de l'étranger, je n'ai obtenu que des

(1) *Rev. hebd. de Laryngologie*, 1901, t. 2, p. 177.

succès en suivant rigoureusement la méthode dont je viens d'esquisser les grandes lignes.

Et je tiens pour certain que, si cette éducation était toujours entreprise méthodiquement et sérieusement par un homme compétent, au lieu d'être laissée le plus souvent au hasard de la surveillance maternelle ou à l'imagination de maîtres sans expérience dans cette matière très spéciale, les opérations palatines jouiraient, non seulement dans les familles, mais encore dans le monde médical, d'une plus grande confiance, et qu'elles seraient appréciées à leur juste valeur.

L'inconstance des résultats fonctionnels, qui arrête encore aujourd'hui nombre de chirurgiens, vient de ce qu'on n'a pas attaché jusqu'ici toute l'importance qu'il mérite au traitement post-opératoire. Il n'était peut-être pas mauvais d'insister sur ce point.

Puissé-je avoir persuadé les chirurgiens qu'ils ne doivent pas se désintéresser de cette partie complémentaire indispensable de leur opération, et que, pour le malade, le changement dans la forme du palais ne compte pour rien tant que l'amélioration du langage n'est pas obtenue.

ANNEXES

ANNEXE **A**

DÉMOSTHÈNE ÉTAIT-IL BÈGUE?

C'est une légende universellement connue et acceptée que Démosthène était bègue, et qu'il s'est corrigé de son bégaiement en se mettant des cailloux dans la bouche et en s'exerçant à lire et à parler à haute voix sur le bord de la mer.

Je crois que la plupart des bègues ont essayé de ce traitement. Les uns se sont contentés de faire chez eux le *traitement de Démosthène*, comme on suit une cure thermale à domicile. Je veux dire qu'après s'être placés dans la bouche des petits cailloux, ils se sont exercés dans leur chambre à lire et à parler à haute voix. D'autres, plus consciencieux, plus méticuleux, ont poussé le scrupule et la tradition jusqu'à s'installer au bord de la mer et à parcourir le rivage en déclamant avec de grands éclats de voix, après s'être, bien entendu, garnis la bouche de cailloux.

Malheureusement, comme l'a dit Colombat,

par une espèce de fatalité, les cailloux d'aujour--
d'hui ne guérissent plus le bégaiement. Aussi,
le même Colombat avait-il inventé des appareils
mécaniques décrits par lui sous le nom de bride-
langue ou de refoule-langue, plus inutiles
encore que les cailloux, que les pauvres bègues
devaient se placer dans la bouche, sans plus
de succès d'ailleurs.

Je dois dire que, la civilisation aidant, les
petits cailloux, qui blessaient les gencives et
agaçaient les dents, ont été remplacés, depuis
une quarantaine d'années, par des boules
de caoutchouc, mises à la mode par un professeur du Conservatoire de musique de Paris,
M. Morin (de Clagny). On trouve aujourd'hui
couramment dans le commerce des boules de
caoutchouc destinées à cet usage. Néanmoins,
les fervents du caillou traditionnel sont encore
nombreux.

Faut-il avouer que cette thérapeutique
spéciale a fait plus d'un mécontent ? Mais la
légende est tellement enracinée dans les esprits,
que nombre de ceux qui n'ont pas trouvé la
guérison s'en sont pris à leur ignorance du
nombre exact de cailloux qu'il est nécessaire de
placer dans la bouche, ou des exercices mêmes
que faisait Démosthène et qui, malheureusement
pour eux, ne nous ont pas été transmis par
l'Histoire.

Au risque de contrister mes contemporains en général et les bègues en particulier, en leur enlevant une douce illusion, je viens déclarer que Démosthène n'était pas bègue, et par conséquent que les petits cailloux et les belles promenades au bord de la mer sont inutiles aux bègues, au moins en ce qui concerne la guérison de leur infirmité. Mais je ne me borne pas à affirmer ; je veux prouver, et voici mes arguments.

⁎

C'est généralement l'autorité de Plutarque qu'on invoque pour affirmer le bégaiement de Démosthène. On sait, en effet, que Plutarque, qui fut le grand historiographe des hommes illustres de l'antiquité, a écrit notamment la biographie de Démosthène. C'est là, croyons-nous, que la légende a pris naissance.

On lit au chapitre XI de la *Vie de Démosthène* par Plutarque :

Τοῖς δέ σωματικοῖς ἐλαττώμασι τοιαύτην ἐπῆγεν ἄσκησιν, ὡς ὁ Φαληρεὺς Δημήτριος ἱστορεῖ, λέγων αὐτοῦ Δημοσθένους ἀκούειν πρεσβύτου γεγονότος ˙ τὴν μὲν ἀσάφειαν καὶ τραυλότητα τῆς γλώττης ἐκβιάζεσθαι καὶ διαρθροῦν εἰς τὸ στόμα ψήφους λαμβάνοντα, καὶ ῥήσεις ἅμα λέγοντα.

Voici la traduction de ce passage, que nous

transcrivons d'après une édition classique autorisée (1) :

« *Démétrios de Phalère dit avoir appris de
Démosthène, déjà vieux, tous les efforts qu'il avait
faits pour réformer en lui plusieurs défauts naturels. Il avait un bégaiement de langue et une
difficulté de prononciation qu'il parvint à corriger en remplissant sa bouche de petits cailloux et
prononçant ainsi plusieurs vers de suite.* »

Ainsi donc, les traducteurs de Plutarque nous
affirment, texte en main, que Démosthène était
bègue : τραυλότης voulant dire bégaiement.

N'ayant pas la prétention d'être un helléniste
bien compétent, j'ai fait appel à l'obligeance de
M. Decharme, le savant professeur de littérature grecque à la Sorbonne, et, grâce aux documents qu'il a bien voulu colliger pour moi, je
me propose de démontrer :

1º Que τραυλότης ne veut pas dire *bégaiement*,
au sens précis qu'il faut *médicalement* attribuer
à ce mot ;

2º Qu'un texte plus précis que celui de Plutarque prouve, jusqu'à l'évidence, que Démosthène ne bégayait pas.

____

(1) Les *Auteurs grecs expliqués d'après une méthode
nouvelle*, par M. Sommer, agrégé des classes supérieures,
docteur ès lettres. Paris, Hachette.

*
* *

Quelle valeur faut-il attribuer aux mots τραυλός
et τραυλίζειν ?

Voyons d'abord si ces mots n'ont pas été
employés avec un sens parfaitement défini par
d'autres auteurs que Plutarque.

Aristophane, dans *les Guêpes*, v. 44, dit :

« Ensuite Alcibiade me dit en bégayant :
ὀλᾶς (pour ὀρᾶς); θέωλος (pour θέωρος); τὴν κεφαλὴν
κόλακος (pour κόρακος) ἔχει.

Le défaut de prononciation d'Alcibiade, ou
plutôt l'affectation de langage que l'enfant
gâté d'Athènes avait mise à la mode, consistait
donc à remplacer le ρ par un λ. Nous savons
que, sous le Directoire, un langage analogue
fut mis à la mode par Garat et qu'on disait :
paole d'honneu, etc.

Quoi qu'il en soit, Aristophane se sert du mot
τραυλότης pour exprimer la nature du vice de prononciation d'Alcibiade. Or il est bien évident
que c'était de la *blésité* et non du *bégaiement*.

On sait que Plutarque a également écrit la vie
d'Alcibiade. Or il est intéressant de constater
qu'il se sert du même mot τραυλότης, pour désigner le défaut de prononciation de son héros.
Ce qui n'empêche pas les hellénistes de tra-

duire ce mot par *bégaiement*, lorsqu'il s'agit de
Démosthène, et par *zézaiement*, lorsqu'il s'agit
d'Alcibiade.

D'autre part, le même Aristophane, dans *les
Nuées*, v. 1381, emploie encore le mot τραυλίζειν
pour l'enfant qui ne parle encore que par monosyllabes répétés, qui dit, par exemple, μαμμᾶν et
κακκᾶν, absolument comme nos enfants disent
maman et *caca*.

Voilà donc, dans le même auteur, et chez un
écrivain attique, le mot τραυλίζειν pris dans deux
acceptions distinctes présentant quelque analogie avec la blésité, mais, en tout cas, absolument différentes du bégaiement proprement
dit ; τραυλίζειν signifiant : 1º bléser, substitution
d'une consonne à une autre ; 2º langage incom-
plet de l'enfant.

J'ai vainement cherché dans les dictionnaires
quel pouvait être le radical de τραυλός ; je n'ai
rien trouvé, pas même dans Celsus. Les différents hellénistes auxquels je me suis adressé ne
m'ont pas répondu davantage (1).

(1) M. W. Prellwitz, un savant allemand très compétent,
fait allusion (*Etymol. Wörterb. d. Griethischen spr.* Goting,
1892), au mot *trauma* blessure comme dérivé de la même
racine, et indique comme sa première signification *bes-
chädigt* (lésé, abimé); il cite parallèlement les mots lettons
trausls et *trütsch*. J'y ajouterai le mot russe *trouchlyi*
qui veut dire triste.

On me signale encore un mot russe dont le sens vague

*
* *

Mais, me dira-t-on, les Grecs avaient d'autres mots à leur disposition pour parler des difficultés d'articulation.

Assurément ; il y a notamment un mot βάττος qui, d'après les uns, veut dire *bègue* et, d'après les autres, serait le nom d'un roi libyen atteint de bégaiement. D'où le verbe βαττολογεῖν, βατταρίζειν, parler comme *Battos*, bégayer, et enfin βαττολογία, bégaiement.

Hérodote nous parle de ce Battos, mais il se sert, comme Plutarque, du mot τραυλός (1).

« Phronime, fille d'un roi de Crète, nommé Etéarque, avait été exilée dans l'île de Théra, une des Cyclades. Polymneste, homme distingué, la prit pour concubine et en eut un fils ισχνόφωνος καὶ τραυλός. Cet enfant fut appelé Battos suivant les Théréens et les Cyrénéens. Je crois qu'il eut un autre nom (2), et qu'après

et indéterminé présente une analogie avec *traulos*, c'est le mot composé *kosnoiazinie*, qui se traduit littéralement par *celui qui a une langue peu mobile*, (lente, tardive).

(1) Hérodote, liv. IV, 155. — Traduction de Larcher, revue par Pessonneaux ; Charpentier, 1870,

(2) L'historien latin Justin (XIII-8) est du même avis qu'Hérodote et il le désigne sous le nom d'Aristée, surnommé Battos, c'est-à-dire *bègue*.

son arrivée en Libye, il fut surnommé Battos,
tant à cause de la réponse que lui avait faite
l'oracle de Delphes qu'en raison de la dignité
dont il fut alors revêtu : Battos signifiant roi
dans la langue des Libyens. Et ce fut à mon
avis, continue Hérodote, pour cette raison que
la Pythie, sachant qu'il devait régner, lui
donna dans sa réponse un nom libyen. »

Lorsque Battos fut devenu grand, son père
alla consulter la Pythie de Delphes, afin de sa-
voir comment il pourait guérir la $\tau\rho\alpha\nu\lambda\acute{o}\tau\eta\varsigma$ de
son fils.

L'oracle de Delphes, instruit peut-être, par
l'expédition des Argonautes, de la grande fer-
tilité d'une partie de la Libye, lui répondit :

« *Battos*, tu viens ici au sujet de ta voix ; mais
Apollon t'ordonne d'établir une colonie dans la
Libye féconde en bêtes à laine. »

C'est comme si elle eût dit en grec : *O Roi*, tu
viens au sujet de ta voix.

Battos lui répondit : « *Roi*, je suis venu te
consulter sur le défaut de ma langue ($\pi\epsilon\rho\grave{i}\ \tau\tilde{\eta}\varsigma$
$\varphi\omega\nu\tilde{\eta}\varsigma$), mais tu me commandes des choses impossibles en m'envoyant établir une colonie en
Libye. Avec quelles troupes, avec quelles forces,
puis-je exécuter un tel projet ?

« Malgré ces raisons, il ne put engager la
Pythie à lui parler autrement. Voyant donc que

l'oracle persistait dans sa réponse, il quitta
Delphes et retourna à Théra (1). »

Cette réponse de la prêtresse d'Apollon ne
fut pas, paraît-il, tout d'abord du goût de Battos et de sa famille, car ils ne l'exécutèrent pas.
Mais, à quelque temps de là, un fléau désola l'île
de Théra. Les habitants n'hésitèrent pas à voir
dans cette calamité une punition des dieux, et Battos, qui ne se sentait pas la conscience tranquille,
finit, après une série d'amusantes feintes, par se
décider à exécuter l'oracle de Delphes. Il partit
donc pour l'Afrique avec quelques compagnons
pour fonder une ville. Débarqués en Afrique,
ils chassèrent les habitants qu'ils rencontrèrent
et s'établirent au pied du mont Cyra, à cause de
la beauté du site et de l'abondance des sources.
Ils fondèrent la ville de Cyrène. Là, Battos
fut, paraît-il, délivré de son bégaiement, et,
haranguant aussitôt ses compagnons, il leur dit
de prendre courage pour la fondation de la ville,
puisque le dieu avait déjà tenu une partie de
ses promesses en lui rendant l'usage de la
parole. Et comme Battos n'était pas un ingrat,
son premier soin fut d'élever un temple dédié à
Apollon.

Quoi qu'il en soit, les historiens s'accordent à

(1) Hérodote. L. C.

dire que Cyrène fut fondée, vers 630 avant notre ère, par une colonie grecque venant de Théra, et que le premier roi de la nouvelle ville fut *Battos, dit le bègue*, qui régna quarante ans à la satisfaction générale. A sa mort, les Cyrénéens reconnaissants de tous ses bienfaits lui rendirent les honneurs héroïques, lui consacrèrent spécialement le fameux silphium, dont la valeur égalait celle de l'argent, et perpétuèrent, par des monuments et des fêtes, le souvenir de la paix et de la prospérité dont ils avaient joui sous son gouvernement. Sa dynastie dura deux cents ans, car Battos, cinquième du nom, fut chassé du trône en 432.

Heureux temps, où il suffisait d'un voyage en Afrique pour être guéri du bégaiement, et où les rois, après avoir régné quarante ans, laissaient une mémoire honorée !

Pour revenir à des choses moins... héroïques, je dirai que je ne serais pas éloigné de croire que ce Battos fut bègue. Car, s'il eût été atteint simplement d'un léger défaut de prononciation, comme la blésité, le zézaiement ou le grasseyement, il ne se serait probablement pas dérangé pour aller consulter l'oracle, et surtout pour exécuter ses ordres.

Donc τραυλός serait employé ici par Hérodote, et très justement, dans le sens de bègue.

Mais Hérodote a dit de Battos qu'il était

ισχνόφωνος και τραυλός. or, si τραυλός est employé dans le sens de bégaiement, que veut dire ισχνόφωνος ?

*
* *

Nous venons de voir Hérodote se servir du mot ισχόφωνος, d'où ισκνοφωνια, bégaiement ; cela fait donc avec τραυλότης et βατταρισμος, trois expressions. Il y en a encore une quatrième.

Aristophane, que je citais tout à l'heure, dit encore (frag. 536) : ψελλός έστι και καλεῖ την άρκτον άρτον. Il ne peut prononcer le κ devant le τ, ce qui est un défaut de prononciation qui rentre évidemment dans la catégorie de celui d'Alcibiade, dénommé τραυλός par le même Aristophane.

Aristode se sert (H. A. 4) du même mot, dans le sens de bégaiement : ψελλις ουσι και τραυλιζονται τα πολλα, ce qui signifie : les enfants bégayent d'ordinaire.

Plutarque écrit (Banq. I. C. 4) προστατων αδειν ψελλὸις, qu'on traduit: il fait traduire aux bègues de chanter.

L'incertitude est donc aussi grande pour ψελλός que pour τραυλός en ce qui concerne la précision de l'interprétation à donner à ce mot.

C'est ainsi que nous lisons dans Hésychius, Lexique : ψελλός ὀ τὸ σῖγμα παχύτερον λέγων, ce que nous traduisons par : le ψελλός est celui qui prononce le sigma d'une facon trop épaisse, trop grasse. ψελλίζειν, ἀσήμως λαλεῖν, « parler indistinctement ».

Donc, d'une part, d'après Hésychius, ψελλός pourrait ce traduire *zézaiement* et, d'une autre part, ψελλίζειν doit être pris dans l'acception extrêmement vague de : *parler indistinctement.*

De même, Plutarque dit d'une manière générale (*Morales*, p. 963 c.) : ψελλότητα...... νοσον γλώσσης, maladie de la langue.

*
* *

Il semble résulter de la comparaison des acceptions diverses, dans lesquelles les mots τραυλός et ψελλός notamment sont employés, que τραυλός, paraît surtout en usage, dans l'acception générale, je dirai presque des gens du monde, pour le bégaiement et les embarras du langage, et ψελλός serait un terme plus précis et serait réservé à une catégorie plus spécial des défauts de prononciation, comme la blésité en général et le zézaiement en particulier.

Quand à ισχνοφωνια j'aurais accepté la traduction de Barthélemy Saint-Hilaire dans le sens de bégaiement des enfants, balbutiement, si je n'avais pas rencontré une acception différente dans ce même auteur.

Il ne faut donc voir dans cette distinction qu'une subtibilité de spécialiste à la recherche de la vérité. Car, je le répète, il est très probable que, pour les Grecs, tous ces mots s'employaient comme synonymes, indistinctement, au hasard de la plume.

Avec Aristote, il semble que nous allons être fixés avec précision. Car, dans la section XI §30 des *Problèmes*, il aborde la question du bégaiement et de ses variétés d'une manière très nette.

Voici le passage auquel je fais allusion, d'après la traduction de Barthélemy-Saint-Hilaire, dont la valeur est indiscutée.

« Pourquoi les enfants bégayent-ils plus que les adultes ?

« N'est-ce pas que, de même que dans la première enfance on est moins maitre de ses mains et de ses pieds et qu'on est trop faible pour bien marcher, de même quand on est si jeune, on ne sait pas mieux se servir de la langue ? Quand on est encore tout petit, on ne peut émettre un son comme les animaux, parce qu'on ne peut se dominer. Mais cela est vrai, non pas seulement de l'enfant qui bégaye, mais aussi des bègues et de ceux qui bredouillent.

« *Le bégaiement* (τραυλότης) vient de ce qu'on ne peut pas bien prononcer certaines lettres, et ce ne sont pas indifféremment toutes les lettres quelconques.

« *Le bredouillement* (ψελλότης) tient à ce qu'on supprime une lettre ou une syllabe.

« Quant au *bégaiement des enfants* (ισχνοφωνία), il vient de ce qu'ils ne savent pas encore joindre assez vite syllabe à syllabe.

« Tous ces défauts divers tiennent à une commune impuissance. La langue ne répond pas à la pensée et ne la sert pas. C'est là précisément ce qui arrive dans l'ivresse et dans la vieillesse, bien que ces phénomènes y soient moins sensibles. »

Notons en passant qu'Aristote ne se sert pas du mot βαττολογεῖν. Est-ce un oubli? Je l'ignore.

Donc, d'après Barthélemy-Saint-Hilaire, fidèle traducteur d'Aristote,

τραυλότης veut dire	bégaiement.	
ψελλότης »	bredouillement.	
ισχνοφωνια »	bégaiement des enfants, ou balbutiement.	

Ce serait très net ; mais, hélas! Aristote lui-même et les autres auteurs continuent à nous déconcerter.

Qu'on en juge plutôt. Aristote, dans le même livre des *Problèmes*, section XI, commence ainsi le chapitre 60. Διὰ τί ἰσχνόφωνοι γιγονται ? que Barthélemy-Saint Hilaire traduit :

Pourquoi bégaye-t-on?

Les explications d'Aristote ne sont pas bien
fameuses ; nous en donnons cependant la traduction à titre de curiosité (1).

L'emploi du mot ἰσχνόφωνοι pour parler des
bègues en général, venant après les explications
données au paragraphe 30, montre bien que
toutes les distinctions faites sont sans importance et que tous les mots employés sont des
synonymes dont les nuances sont mal définies.

* *

En résumé, les traducteurs ont raison de
traduire τραυλός par *bègue*, car le mot bègue,
dans notre langue courante actuelle, a toutes les
acceptions qu'on veut lui donner. Il n'y a pas de
mot plus élastique.

Bégaiement est employé pour désigner le

(1) N'est-ce pas parce qu'on se presse sous l'action
d'une chaleur qu'on ressent, et qu'en se pressant si fort
on s'essouffle soi-même par trop de hâte, comme s'es-
soufflent les gens qui sont trop en colère? En cet état
d'excitation, on est également plein de suffocation ; et,
par suite, la respiration s'accumule. N'est-ce pas aussi
parce qu'on suffoque, à cause du bouillonnement de la
chaleur qui est en grande quantité et qui en peut sortir à
temps, au moment où l'on aspire l'air ? Ou bien, n'est-
ce pas, au contraire, un refroidissement plutôt qu'une
chaleur de l'organe qui sert à parler et une sorte d'a-
poplexie de cet organe ? C'est là aussi ce qui fait
qu'on parle plus confusément quand on est échauffé par
le vin ou par une longue conversation. »

langage de l'enfant. *Bégaiement* s'emploie pour toute hésitation quelconque de la parole, depuis celle de l'homme qui ne sait pas ce qu'il veut dire, qui est troublé, qui est ivre, qui est paralysé. *Bégaiement* s'emploie enfin pour exprimer l'entité morbide spéciale caractérisée par les symptômes pathologiques que j'ai décrits.

De là l'impossibilité de s'entendre, même à l'heure actuelle, non seulement avec les gens du monde, mais encore parmi les médecins qui n'ont pas fait une étude spéciale du bégaiement considéré comme trouble spécial de la parole.

Pour moi, je m'efforce, depuis longtemps déjà, de préciser ce qu'on doit entendre par *bégaiement*, et de fixer par des signes pathognomoniques le diagnostic certain des troubles de la parole auxquels on doit seul réserver, en médecine tout au moins, le mot *bégaiement*.

Donc, étant données les connaissances de son temps et parlant en général de la prononciation de Démosthène, Plutarque eut raison d'employer le mot τραυλός, et les traducteurs littéraux ont également raison de traduire ce mot par *bégaiement ;* mais il appartient aux commentateurs autorisés par une longue expérience de rétablir l'exactitude des faits.

*
* *

Si, jusqu'ici, je n'ai fait que commenter le sens à donner aux mots τραυλός et ψελλός, je n'ai pas encore apporté de documents précis relativement à Démosthène. Les voici.

C'est encore sur les textes que je vais m'appuyer. On lit dans Cicéron, *De la Divination*, II 46 : « Démétrios de Phalère écrit que Démosthène, qui ne pouvait prononcer le *rho*, arriva par l'exercice à le prononcer parfaitement » (*Demosthenem scribit Phalereus, cum* RHO *dicere nequiret, exercitatione fecisse ut planissime diceret*).

Il faut remarquer ici que Cicéron dit : *Démétrios de Phalère écrit*, tandis que Plutarque ne vise pas l'écrit de Démétrios, mais rapporte le sens général de ce qu'il disait. Puisque Cicéron dit : « Voici ce que Démétrios a écrit », c'est que, probablement, il a eu entre les mains les œuvres de cet homme d'État.

Remarquons que Plutarque écrivait la vie de Démosthène et qu'il cite le témoignage de Démétrios de Phalère, plus de 400 ans après la mort de ces deux personnages (1) ! Enfin Plu-

(1) Démosthène, né en 382 av. J.-C., mourut en 322. Démétrios, de Phalère, né en 345 avant J.-C., mourut en 283 ; il était donc contemporain de Démosthène. Cicéron, né en 106 avant J.-C., mourut en 43. Plutarque écrivait la vie de Démosthène vers l'an 90 de notre ère.

tarque paraît avoir écrit sans grand souci de
l'exactitude scrupuleuse de l'histoire :

« Il est vrai, dit-il (chap. II), qu'un écrivain
qui veut composer une histoire dont les documents ne sont pas sous sa main et n'appartiennent pas à son pays, mais sont presque tous
étrangers et épars, a besoin, avant tout, d'ha-
biter une ville très peuplée, qui ait de la célé-
brité et où les lettres soient cultivées. Ce n'est
que là qu'il peut avoir une collection nombreuse
de livres et se procurer, dans les conversations
des personnes instruites, la connaissance des
faits qui ont échappé à l'histoire et qui, conservés fidèlement dans la mémoire des hommes,
n'en ont acquis que plus de certitude : c'est le
seul moyen de faire un ouvrage complet et qui
ne manque d'aucune de ses parties essentielles.

« Pour moi, né dans une petite ville, j'aime
à m'y tenir pour qu'elle ne devienne pas plus
petite. J'ai été tellement distrait pendant mon
séjour à Rome et dans les autres villes d'Italie,
par les affaires politiques dont j'étais chargé et
par les conférences philosophiques que je faisais
chez moi, que je n'ai pu m'appliquer qu'assez
tard, et dans un âge avancé, à l'étude de la
langue latine. »

Il semble donc résulter de tout cela que Plutarque a cité Démétrios, de Phalère, sans l'avoir

lu, ou tout au moins l'a cité de mémoire, sans avoir le texte sous les yeux.

Nous ne pouvons malheureusement pas contrôler sur le texte même de Démétrios, puisque rien de lui ne nous est parvenu. Il nous faut donc croire Cicéron, dont la phrase très précise nous fixe incontestablement sur le défaut de prononciation de Démosthène.

Dans cet autre passage, Cicéron y fait encore allusion avec la même précision, tout en se servant, lui aussi, d'un mot que je trouve impropre, — moi spécialiste en matière de bégaiement, — mais qui ne choque certainement pas ceux qui n'ont pas fait une étude particulière de ce trouble de la parole et qui ont traduit *balbus* par bégaiement.

De l'Orateur, I, 6. — *Il était tellement* balbus *qu'il ne pouvait prononcer la première lettre de l'art même qu'il étudiait : la rhétorique. Par l'exercice, il parvint à ce résultat que personne ne pouvait la prononcer mieux que lui.*

Donc, au témoignage de Cicéron, qui est formel, Démosthène ne prononçait pas l'R ; ce n'est pas là, on le reconnaîtra, du bégaiement, c'était probablement du grasseyement. Or, on sait que, dans les langues de l'antiquité : le grec, le latin, le grasseyement était un vice absolument rédhibitoire pour un homme public. C'est aujourd'hui la même chose en Italie, en Espagne, et si les Français sont moins exigeants sur ce point, il faut dire cependant que c'est une tradition très strictement observée au théâtre, que le grasseyement est un défaut insupportable pour un chanteur ou un comédien.

Faut-il ajouter que Cicéron vivait 150 ans avant Plutarque, et qu'orateur lui-même, il avait probablement été tenté d'élucider le défaut de prononciation du grand orateur athénien, tandis que ce détail avait forcément échappé à Plutarque, qui faisait surtout œuvre de biographe et se préoccupait particulièrement de mettre en lumière le côté politique de la vie de son héros ?

*
* *

A ce témoignage de Cicéron, j'ai encore deux autres textes grecs très précis à ajouter :

1° Dans la *Vie des dix Orateurs*, attribuée faussement à Plutarque, VIII, 11, nous lisons : τό τε ῥω μὴ δυνάμενον λέγειν ; *il ne pouvait prononcer le* RHO.

2° Enfin, Zosime d'Ascalon raconte, dans la *Vie de Démosthène* (p. 20, éd. Dindorf), qu'étant parvenu à corriger sa parole, Démosthène se présentait au peuple en disant :

Ἥκω φέρων ὑμῖν τὸ P καταρερητορευμένον

« *Et moi aussi je prononce le* R *comme les rhéteurs.* »

Je crois donc, m'appuyant sur tous les textes
que j'ai rassemblés, avoir démontré que : d'une
part Plutarque, dont le témoignage est toujours
cité, se sert, non seulement comme tous les
écrivains de l'antiquité mais encore comme les
contemporains, du mot *bégaiement* dans le sens
général, vague, indéterminé, qu'on donne communément à toute imperfection ou difficulté de
la parole. Tandis que Cicéron et Zosime, qui pré-
cisent la nature du défaut de prononciation dont
était atteint Démosthène, tout en se servant du
mot bégaiement, montrent bien que ce n'est
pas de cette affection distincte qu'il était atteint.

Enfin il paraît surabondamment démontré que
ce défaut de prononciation était le *grasseyement*.

*
* *

Je pourrais m'arrêter là, puisque j'ai montré
la fausseté de la légende ; mais on me permettra
d'ajouter encore quelques mots sur les fameux
cailloux de Démosthène et leur efficacité, non
plus en matière de guérison du bégaiement,
puisque je viens de prouver que la tradition sur
ce point est erronée, mais sur leur utilité dans
l'éducation oratoire de Démosthène.

Citons d'abord quelques lignes de la traduction du texte de Plutarque :

Chap. VI. — « La première fois qu'il parla

12*

devant le peuple, le bruit fut si grand qu'il ne put se faire écouter. On se moqua même de la singularité de son style, dans lequel la longueur des périodes et la surabondance des raisonnements jetaient de l'obscurité. Il avait d'ailleurs la voix faible, la prononciation pénible et la respiration si courte, que la nécessité où il était de couper ses périodes pour reprendre haleine en rendait le sens difficile à saisir. »

Chap. VII. — « Sifflé par le peuple une seconde fois, il se retirait chez lui la tête voilée et vivement affecté de ses disgrâces, lorsqu'un comédien de ses amis nommé Satyros, qui l'avait suivi, entra avec lui dans sa maison. Démosthène se mit à déplorer son infortune. « Je suis, disait-il, de tous les orateurs, celui qui se donne le plus de peine ; j'ai presque épuisé mes forces pour me former à l'éloquence, et avec cela je ne puis me rendre agréable au peuple.

— « Vous avez raison, Démosthène, lui répondit Satyros, mais j'aurai bientôt remédié à la cause de ce mépris, si vous voulez me réciter de mémoire quelques vers d'Euripide ou de Sophocle.

« Il le fit sur-le-champ. Satyros répétait après lui les mêmes vers, les prononçait si bien et d'un ton si convenable que Démosthène lui-même les trouva tout différents. Convaincu alors de la beauté et de la grâce que la déclamation donne au discours, il sentit que le talent de la composition est peu de chose et presque nul, si on néglige la prononciation et l'action convenable au sujet.

« Dès ce moment, il fit construire un cabinet souterrain qui subsistait encore de mon temps (1), dans lequel il allait tous les jours s'exercer à la déclamation et former sa voix. Il y passait jusqu'à deux ou trois mois de suite, ayant la moitié de la tête rasée, afin que la honte de paraître en cet état l'empêchât de sortir, quelque envie qu'il en eût. »

On voit clairement par ce passage que la cause de l'insuccès de Démosthène, lorsqu'il abandonna la tribune publique, fut, d'une part, l'insuffisance de ses moyens physiques et, d'autre part, son inexpérience de l'art de bien dire.

Il avait la voix faible, dit Plutarque, et comme on faisait ce jour-là beaucoup de bruit, Démosthène ne put se faire entendre. Il arriva à Démosthène ce que nous voyons de nos jours dans les réunions publiques : un orateur qui n'a pas la voix assez forte pour s'imposer à la foule et retenir son

---

(1) On rencontre encore en sortant d'Athènes, à l'est, avant d'arriver au portique d'Adrien, un monument que les habitants appellent *la lanterne de Démosthène* et qui, d'après la légende, ne serait autre que le souterrain où il s'enfermait pour travailler. Plusieurs circonstances s'opposent à ce qu'on admette cette identité.

attention, laisse les fauteurs de désordre prendre
le dessus, et le tumulte gagne rapidement la
foule, si bien qu'on n'entend plus l'orateur.
Mais de bégaiement il n'en est pas question ;
il n'est même pas question de son grasseyement.

Enfin nous voyons que lorsque Satyros, en
comédien consommé qu'il était, eut récité un
morceau de Sophocle, ce fut une révélation
pour Démosthène, qui ne se doutait pas du jeu
de physionomie, des gestes, de la chaleur, de
l'accent oratoire, en un mot, de tout ce que
comporte le débit d'un morceau qu'on sent.
N'est-ce pas là l'histoire de tous les débutants
dans l'apprentissage de l'art de bien dire ? Ils
sont véritablement surpris de la variété des qualités qu'il faut apporter dans la déclamation d'un
morceau littéraire. Là encore, il ne s'agit pas
d'un défaut quelconque de prononciation parfaitement avéré, comme l'aurait été un bégaiement, si peu accentué qu'il pût être.

Enfin, Démosthène fut tellement enthousiasmé
de ce que venait lui faire entendre Satyros,
qu'il ne pût manquer de lui dire : « Que dois-je
faire pour acquérir les qualités qui me manquent
et que vous possédez ? »

Satyros lui conseilla naturellement le travail.

Et, de même qu'aujourd'hui certains professeurs de piano conseillent à leurs élèves de s'exercer en se mettant des bracelets de plomb, afin qu'ensuite lorsqu'ils les quitteront pour exécuter en public, leurs mains soient plus légères ; de même Satyros a pu lui dire : Mettez-vous quelques cailloux dans la bouche, votre articulation vous paraîtra plus facile lorsque vous ne vous en servirez pas.

Satyros ne s'est pas borné là ; si l'on entre dans les détails, on voit bien que les cailloux ne constituent qu'un élément de son éducation.

On sait, en effet, qu'il le fit placer sous des épées nues, pour le déshabituer de hausser les épaules ; qu'il l'engagea à s'exercer devant un miroir. Comme il avait la voix faible, il l'envoya lutter contre le bruit des vagues ; enfin, pour développer sa respiration, il lui recommanda de gravir les montagnes en récitant.

Il va sans dire que ce n'est pas là un modèle d'éducation oratoire à suivre de nos jours ; mais il faut reconnaître que, laissant de côté ce que cet entraînement a de pénible et de primitif, il ne contient en somme rien qui, de près ou de loin, puisse faire songer au bégaiement.

On voit ainsi, je le répète, que ces fameux cailloux qui ont fait tant de prosélytes n'étaient qu'un des éléments de l'éducation et non le principal.

Donc, soit par la critique des faits mêmes,

tels qu'ils sont racontés par Plutarque, soit par le commentaire des textes, il me paraît péremptoirement démontré que *Démosthène n'était pas bègue.*

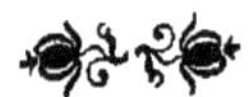

ANNEXE **B**.

FAUT-IL COUPER LE FREIN
DE LA LANGUE ?

Je suis très souvent consulté sur l'utilité qu'il peut y avoir à sectionner le frein de la langue, dans le but d'assurer une parole facile.

A l'ordinaire, cette pratique me paraît absolument inutile et souvent dangereuse.

Souvent, j'entends certaines personnes exprimer le regret que le filet ne leur ait pas été coupé à leur naissance, ce qui les eût empêchés, sûrement, de devenir bègues plus tard. D'autres s'étonnent qu'ayant eu le filet coupé une ou plusieurs fois, elles soient néanmoins atteintes de bégaiement.

C'est une pratique qui est en effet entrée dans les mœurs, au moins dans certaines régions. Je crois donc nécessaire de m'y arrêter plus longuement que je n'ai pu le faire dans ma *Consultation médicale* (v. p. 246).

Il s'est même créé, dans cet ordre d'idées, une série de légendes qui ont donné naissance à des proverbes qui reflètent, comme chacun sait, la sagesse des nations : « *Il a le filet bien coupé*, » dit-on d'une personne qui parle beaucoup. Au xviiiᵉ siècle, on disait couramment d'un grand parleur : « *Il n'a pas de filet* ».

Dans son épître IX, Boileau s'exprime ainsi :

Tout charme en un enfant dont la langue sans fard,
A peine du *filet* encor débarrassée
Sait d'un air innocent bégayer sa pensée.

Mais, il faut rechercher beaucoup plus haut que le règne du grand Roi, pour trouver l'origine de cette petite opération.

Aussi loin qu'on remonte dans l'antiquité, on trouve cette habitude de la section du frein de la langue, non seulement dans le cas de soudure complète de la langue au plancher de la bouche, non seulement comme moyen curatif de défauts de prononciation existant, mais encore et surtout sur des nouveau-nés, comme mesure préventive destinée à assurer aux enfants, dans l'avenir, une élocution satisfaisante.

Faut-il ajouter que, dans certaines régions, l'opération ne va pas sans un petit cérémonial tout à fait réjouissant, une sorte d'incantation, qui doit assurer le jeune opéré, pour le reste de ses jours, contre toute espèce de trouble de la parole.

On verra plus loin que ce sont d'ordinaire les matrones et les sages-femmes qui font l'opération. Et comme les ciseaux sont d'un emploi difficile, l'opération se fait avec l'ongle du petit doigt que ces respectables personnes laissent croître démesurément, pour permettre la section du frein en promenant l'auriculaire sous la langue de l'enfant. Au point de vue antiseptique le procédé n'est assurément pas irréprochable !

Quelquefois on s'adresse au médecin qui, soit par habitude, soit pour donner satisfaction au désir des familles, accepte de faire la section du frein.

Cette coutume si répandue a sa source dans le désir qu'ont toutes les mères de voir parler leurs enfants. On sait quelle est leur joie et leur orgueil lorsque l'enfant a bégayé son premier mot. Or, il faut bien reconnaître que le repli muqueux qui va de la langue au plancher de la bouche a toujours paru être destiné à maintenir la langue ; le nom de *frein* qu'il porte explique et justifie cette idée très ancienne. De là à considérer ce frein comme trop étroit, trop gênant il n'y a qu'un pas, que la tendresse maternelle a facilement franchi.

C'est peut-être bien aussi un peu la faute de nos premiers anatomistes, qui ont donné, le plus souvent à tort, le nom de *frein* à des brides molles disposées, selon eux, de manière à limiter les mouvements de certains organes. N'a-t-on pas été jusqu'à donner le nom de frein de la glande pinéale aux pédoncules supérieurs de cet organe. En réalité, le frein de la langue ne gêne pas plus les mouvements linguaux que le frein de la lèvre supérieure ne gêne les mouvements labiaux.

D'autre part, j'ai déjà montré qu'il ne faut pas remonter bien haut dans le passé pour trouver ce préjugé que les défauts de prononciation et notamment le bégaiement sont dus à des malformations de la langue. On se souvient des opérations tentées, il y a une cinquantaine d'années, par les meilleurs chirurgiens.

On venait d'obtenir la guérison du strabisme par la section des muscles de l'œil; on crut trouver dans la section de la langue ou des génioglosses un moyen analogue de guérir le bégaiement. L'enthousiasme des ténotomistes fut court, à la vérité, et ne dura pas beaucoup plus d'un trimestre. Mais, pendant ces cent jours, les bègues passèrent de mauvais quarts d'heure, et notre spirituel confrère, Amédée Dechambre, qui à cette époque faisait le feuilleton du journal l'*Esculape* (1), écrivait que pour échapper à la fureur opératoire des chirurgiens *bégayotomistes*, « les louches marchent maintenant les paupières baissées et les bègues se font muets dans la crainte de se voir accrocher à l'improviste au milieu de la rue, qui par les yeux, qui par la langue ».

(1) L'*Esculape*, numéro du 11 avril 1841, p. 73.

Cette boutade humoristique montre bien que l'idée de la localisation des troubles de la parole dans la langue avait arrêté, plus que de raison, l'attention d'hommes de science d'une incontestable valeur.

Dans un autre ordre d'idées, il est intéressant de signaler des pratiques analogues installées également comme moyen prophylactique des angines : c'est l'excision de la luette.

M. le Dr Tholozan a communiqué à l'Académie de médecine (1) une note sur l'excision de la luette par les barbiers persans. M. Tholozan affirme que dans les districts de Semnan et de Firouz-Kouh, situés à cinq journées de marche à l'est de Téhéran, l'excision de la luette est pratiquée par des barbiers persans, chez presque tous les enfants, comme moyen prophylactique des inflammations de la gorge. M. Tholozan fait remarquer, avec raison, qu'il n'est pas sans intérêt de voir que cette pratique n'existe dans aucune autre localité de la Perse et qu'elle reste cantonnée dans les deux petites villes citées plus haut et dans les villages qui les environnent, où les maladies inflammatoires et catarrhales de la gorge sont assez fréquentes.

(1) Séance du 8 janvier 1884.

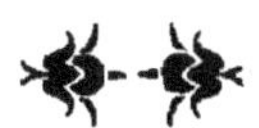

PREMIÈRE PARTIE

Manuel opératoire

Ces quelques considérations historiques établies, examinons maintenant la question au point de vue scientifique. Il ne suffit pas, en effet, d'avoir dit que la section du frein est le plus souvent inutile, il faut démontrer qu'elle n'a que des applications extrêmement restreintes; je vais donc rappeler, aussi brièvement que possible, quelques points d'anatomie qui se rattachent au sujet.

Pour bien observer la région, il suffit de porter la pointe de la langue en haut, en touchant la voûte palatine. On voit alors, sur la ligne médiane, un sillon longitudinal se terminant par un repli muqueux qui sépare cette face inférieure de la langue en deux moitiés latérales, parfaitement symétriques. Ce repli muqueux, c'est le frein de la langue.

De chaque côté, deux cordons noirâtres forment un léger relief : ce sont les veines ranines. Enfin, derrière tout cela, la saillie des muscles linguaux et sur cette saillie de courtes franges muqueuses, déchiquetées, que certains anatomistes considèrent comme les débris de l'adhérence qui fixe la langue au plancher de la bouche pendant les premiers mois de la vie fœtale.

Le frein de la langue a des proportions assez variables. Le plus ordinairement c'est un simple repli muqueux falciforme à concavité antérieure, et d'un centimètre environ de longueur sur quelques millimètres de largeur. A l'état normal la langue a des mouvements d'une amplitude assez étendue. Elle peut, en se repliant sur elle-même, atteindre, par sa pointe, jusqu'à la ligne de démarcation entre la voûte osseuse et le voile mou du palais. En avant, la langue peut être portée hors de la bouche d'une longueur de plusieurs centimètres. Elle comporte également des mouvements latéraux très faciles. Mais il est quelques cas pathologiques dont je vais parler et dans lesquels la moitié de la langue est considérablement diminuée.

On désigne sous le nom d'*ankyloglosse* toute adhérence anormale, congénitale ou acquise, qui immobilise, plus ou moins, la langue en un point de la bouche.

Cette adhérence peut se faire soit en haut au palais, soit latéralement à gauche ou à droite, soit encore en bas, fixant la langue sur le plancher buccal.

Je ne dirai rien des cas d'adhésions congénitales de la langue au palais ; ce sont des
raretés pathologiques à peine mentionnées par
les auteurs. De même, pour les ankyloglosses
latérales qui ne se produisent que consécutivement à des gingivoglossites ou au scorbut.

Restent donc les cas d'ankyloglosse inférieure, dans lesquels il faut distinguer les
adhérences totales de la langue avec le plancher de la bouche et retenant par conséquent
celle-ci dans une immobilité relative, des cas
beaucoup plus modestes où il s'agit d'un simple
prolongement anormal du frein, gênant quelque
peu les mouvements de la langue.

Dans les cas de brides membraneuses congénitales avec adhésion de la langue au plancher
buccal, les nouveau-nés ne peuvent téter. Et il
est facile de s'apercevoir que, malgré des tentatives de toute nature, la langue reste immobile ;
il semble même que l'enfant n'a pas de langue,
car on ne voit rien s'agiter dans sa bouche.

Quelquefois même il y a malformation de la
langue, comme par exemple dans l'observation
communiquée, en 1883, à la Société de chirurgie
par M. Ch. Duplouy, de Rochefort-sur-Mer, où
il s'agissait non seulement d'une soudure complète de la langue au plancher de la bouche,
mais encore d'atrophie de l'organe dans son
tiers antérieur.

Il est juste de faire remarquer que tous ces cas sont fort rares ; lorsqu'ils se présentent, le devoir du chirurgien est tout tracé, il s'agit de sauver la vie de l'enfant, en lui permettant de s'alimenter.

*\
* *

J'arrive enfin aux cas qui font l'objet de cette note, je veux parler de l'ankyloglosse médiane inférieure ou *filet*.

J'ai dit que d'ordinaire le frein de la langue est un simple repli muqueux d'un centimètre de longueur. Mais dans ces cas d'ankyloglosse médiane inférieure le frein a une longueur démesurée, et atteint parfois jusqu'à la pointe de la langue, dont il gêne les mouvements pour la succion. Il s'agit donc de débrider la langue en sectionnant le frein trop long d'avant en arrière, et trop court de haut en bas. Dans ces cas, l'intervention chirurgicale s'impose également ; elle est moins difficile que dans les cas précédents d'ankyloglosse inférieure totale, mais elle demande cependant une certaine habileté de main. Il n'est pas toujours très aisé d'opérer dans une petite bouche de nouveau-né, et le moindre mouvement inconsidéré de l'enfant peut causer une blessure des veines ranines amenant une hémorragie toujours difficile à arrêter, et qui dans certaines circonstances malheureuses a emporté le petit opéré en quelques heures.

Le manuel opératoire mérite donc quelque attention. Il ne faut pas, au moins pour les nouveau-nés, se contenter du procédé antique qui consiste à prendre la langue de la main gauche et à couper le frein avec des ciseaux tenus de la main droite. L'emploi de la sonde cannelée est au moins indispensable.

Celse, qui nous a donné un résumé d'une merveilleuse clarté de l'état de la science depuis Hippocrate jusqu'aux premières années de notre ère, s'exprime ainsi à ce sujet (1) :

« La langue, chez certains sujets, se trouve dès la naissance adhérente aux parties sous-jacentes ; de sorte qu'il en résulte une impossibilité de parler. Dans ce cas, il faut saisir l'extrémité de cet organe avec une pince et couper la membrane qui est au-dessous, en ayant bien soin de ne point ouvrir les veines qui sont à côté, car il surviendrait une hémorragie qui pourrait avoir des suites fâcheuses. La plupart des sujets parlent dès qu'ils sont guéris des suites de cette opération. J'ai cependant connu une personne à laquelle on l'avait faite et qui ne put parler, quoiqu'elle portât la

_____

(1) *OEuvres complètes.* — Chapitre XII, paragraphe 4 du livre VII.

langue bien au-delà des dents. Tant il est vrai en médecine que l'effet ne répond pas toujours à ce qu'on a lieu d'attendre, lors même qu'on a fait tout ce que les règles de l'art prescrivent. »

Guy de Chauliac dit à peu près la même chose (1) :

« La cure du filet ou lien qui retire la langue, se fait en le trenchant de travers, tant que la langue soit déliée de ce qui la retenait, comme dit Albucasis. Et qu'on y mette une mesche par quelques jours avec du vitriol, afin que ne se reprenne. Et si on en doute, à cause des veines, Avicenne conseille qu'on y passe un fil avec l'aiguille et qu'on lie le filet jusqu'à ce qu'il se rompe de soy-même : ou suivant le conseil de Lanfranc, qu'il soit cautérisé, en le coupant avec un ardent rasoir d'argent (2). »

Ambroise Paré, dans le chap. xxix du dix-septième livre, traitant de *l'empeschement et rétraction de la langue*, dit que « semblablement le ligament qui est sous la langue est raccourcy plus qu'il ne doit » et qu'alors il le « faut trencher. ».

Enfin Dionis, dans la septième démonstration de son *Cours d'opérations de chirurgie*, parle d'un

(1) *La Grande Chirurgie.* Edition du Dʳ Nicaise, Paris, 1890, p. 502.

(2) Lanfranc commande de la « coupper avec un instrument d'or non pas d'argent, fait en façon de tranchet : lequel soit mis au feu et qu'on le coupe en eschauffant, » dit-il.

filet surnuméraire que les sages-femmes, autrefois, déchiraient avec leurs ongles.

Ces citations sont particulièrement intéressantes en ce qu'elles nous montrent clairement que le mode opératoire n'a pas varié pour ainsi dire depuis l'antiquité la plus reculée jusqu'à nos jours. Un procédé opératoire qui peut se réclamer de plus de vingt siècles d'existence est assurément chose peu commune. Il n'y a vraiment que les erreurs pour avoir une vitalité pareille !

Colombat, qui fut un des plus ardents partisans de cette opération, puisqu'il annonce en avoir fait plus de 400, en douze ans, avait quelque peu compliqué le manuel opératoire.

Voici ce qu'il dit à ce sujet (1) :

« La manière de faire la section du filet le plus généralement et presque la seule employée de nos jours est celle de Ledran, qui consiste à engager ce repli fibro-muqueux de la langue dans la fente de la plaque d'une sonde cannelée tenue de la main gauche, pendant que la main droite pratique une incision sur cette membrane d'un coup de ciseaux et dans une étendue convenable. Cette manière d'opérer qui ne

____

(1) Colombat (de l'Isère). Traité de tous les vices de la parole et en particulier du bégaiement. — Paris, 1840, p. 484 et suivantes.

donne lieu qu'à la section pure et simple du filet, ne remplit que très imparfaitement le but qu'on se propose et n'offre que des avantages d'une existence éphémère, parce que les deux surfaces sanglantes résultant d'une simple division se réunissent presque immédiatement, et mettent de nouveau la langue dans les conditions où elle se trouvait avant l'opération, si, comme cela arrive souvent, elles ne sont pas encore plus défavorables.

« C'est dans le but d'éviter la réunion des deux parties divisées et par conséquent pour profiter le plus possible de tout le bénéfice de l'opération, que nous avons imaginé une espèce de sécateur emporte-pièce, coupant seulement au centre de la courbure de ses lames, de manière à *exciser* d'un seul coup le frein et à éviter *toujours* les artères ranines qui sont protégées par une plaque *ad hoc* fixée sur un manche coudé, dans la rainure de laquelle la membrane sublinguale doit être logée. Cette dernière étant *excisée* complètement et non pas simplement divisée, ainsi que cela a lieu dans la méthode ordinaire, il n'y a pas de réunion possible, et la cicatrisation s'opère comme dans les plaies avec perte de substance. Cette manière d'opérer, employée par nous plus de 400 fois depuis douze ans sur des personnes que nous avons eu à traiter de différents vices de l'articulation, nous a toujours parfaitement réussi, et n'a jamais été suivie d'aucun accident. Nous devons dire, il est vrai, que la plupart de ces accidents n'ont été observés que sur des enfants à la mamelle, tandis que nous n'avons presque toujours opéré que sur des sujets âgés de 10 à 60 ans affectés d'un vice de parole. Ce n'est pas que nous regardions cette membrane comme étant jamais la cause du bégaiement proprement dit, mais bien parce que son existence peut être souvent un obstacle à l'application de notre méthode orthophonique, et surtout à l'articulation facile des lettres linguales. »

Il me paraît inutile d'insister sur l'erreur de Colombat relative à la gêne causée *ordinairement* par le frein dans l'articulation des linguales. De plus, bien que la méthode orthophonique fût essentiellement artificielle et mécanique et qu'elle poussât, jusqu'à l'exagération, la gymnastique linguale, je doute fort que la section du frein lui ait jamais rendu les services dont il parle.

Quant au procédé opératoire de Colombat, il est ingénieux et intéressant à citer, mais je ne crois pas que l'excision du frein s'impose et que le sécateur emporte-pièce soit indispensable. J'estime qu'une sonde cannelée et des ciseaux mousses suffisent le plus ordinairement.

Mais il est un point sur lequel je ne saurais trop appeler l'attention des praticiens, c'est qu'ils ne doivent pas se laisser entraîner par la facilité relative de l'opération et les sollicitations des parents. Ils ne doivent consentir à la section du frein que lorsqu'il est hors de doute *pour eux* que l'enfant ne peut pas téter parce que le frein est vicieusement implanté, et que sa vie dépend de l'opération.

Pour me résumer, je crois que les ankyloglosses, quelles qu'en soient les variétés, constituent des cas rares et qu'il faut y regarder à deux fois avant de se livrer à une opération insignifiante en elle-même, mais qui, en raison de l'âge de l'enfant, peut présenter des dangers sérieux.

Mais s'il faut être circonspect pour des ankyloglosses plus ou moins réelles, avec quelle énergie le chirurgien ne doit-il pas refuser l'opération de la section du frein lorsqu'elle est demandée, simplement par habitude locale, à titre de prophylaxie, pour garantir ultérieurement l'enfant contre des troubles de la future parole?

J'ai montré, en effet, que ce n'était qu'un préjugé que rien ne justifiait, que les défauts de prononciation ne tenaient pas à l'existence du frein de la langue comme le croyait Colombat, qu'on était tout juste aussi avancé après l'opération qu'avant.

Enfin, je sais que quelquefois, aujourd'hui encore, des familles sollicitent de leur médecin cette section du frein, non plus comme mesure préventive, mais comme moyen curatif du bégaiement ou de la blésité pour un enfant ou un adulte. Il faut charitablement les prévenir qu'elles se trompent, que ces opérations sont absolument inutiles et que tous ces défauts de prononciation ne sont justiciables que d'une éducation méthodique, naturelle et rationnelle des organes de la voix, dont la durée ne dépasse pas trois semaines.

DEUXIÈME PARTIE

Traditions populaires relatives à la parole

J'ai fait, il y a quelques années, une petite enquête scientifique auprès des Folkloristes en les priant de répondre à un questionnaire que j'avais dressé relativement à la coutume de couper le filet ou frein de la langue aux enfants, pour leur assurer une parole facile.

Ce questionnaire, qu'accompagnait un mémoire explicatif, était rédigé comme suit :

1. A quel âge exécute-t-on cette opération ?
2. Qui fait l'opération ?
3. Comment se fait-elle ?
4. Y a-t-il un rite spécial ? une sorte d'incantation ?
5. Y a-t-il des contes, des chansons, des proverbes, des devinettes, des personnages de théâtre se rapportant à ce sujet ?
6. Y a-t-il des divinités, des amulettes, des plantes qui écartent ou causent le danger des défauts de prononciation ?

J'ai reçu un grand nombre de lettres, non seulement sur le sujet particulier de la section du filet, mais encore sur différentes coutumes relatives à la parole.

Ces réponses sont intéressantes, je vais les faire connaître.

I

SECTION DU FILET CHEZ LES ENFANTS

M. Paul Sébillot (1) affirme que l'usage de couper le frein, ou le *sublet*, est à peu près général dans les campagnes de la Haute-Bretagne.

* * *

M. Moiset (2) assure que dans l'Yonne c'est une opinion acceptée par tous, que si l'on omettait de couper le frein aux nouveau-nés, l'enfant serait muet.

* * *

Dans le Poitou, suivant M. Desaivre (3), on s'empresse de couper le *lignoux* aux nouveau-nés, dès leur naissance, parce qu'on croit qu'il empêcherait l'enfant de téter et plus tard de parler.

M. le Docteur Desaivre, de Niort, m'a écrit

(1) *Coutumes de la Haute-Bretagne.* — Maisonneuve, éditeur, 1886, p. 356.
(2) *Superstitions de l'Yonne*, p. 32.
(3) *Croyances*, p. 14.

qu'un exemple bien observé lui avait permis de constater, conformément à mes conclusions personnelles, que le développement anormal du frein ne gêne ni la succion chez le nouveau-né, ni la phonation chez l'enfant. Il s'agit d'un membre de sa famille qui, élevé au sein, tétait fort bien et qui, plus tard, homme fait, s'exprimait avec beaucoup de facilité. Cependant, il lui était impossible de tirer la langue hors de la bouche ; c'est à peine si elle atteignait le bord des lèvres. Cette langue paraissait plus courte et comme aplatie transversalement.

*
* *

M. P. Lavenot, curé de Camors, Morbihan :

« Dans ma paroisse, le jour de leur baptême, qui est aussi le jour ou le lendemain de leur naissance, tous les enfants sont présentés à une commère pour l'excision du filet de la langue. Ce filet est examiné et n'est coupé qu'à quelques-uns seulement. Si, plus tard, les autres ne pleurent pas ou ne tettent pas bien, ils sont rapportés à la commère, qui agit alors toujours et se sert de ses ciseaux de travail.

« La même chose se pratique, je crois, dans quelques autres paroisses du pays Vannetois, mais pas dans toutes. »

*
* *

M. le Docteur A. Le Double, de Tours, nous dit :

« Il est question de cette opération dans la comédie *la Femme mute* (muette), composée par Rabelais, et jouée à Montpellier en 1531 ou 1532, par lui et ses camarades, étudiants en médecine.

Il s'agit d'un « bon mary qui avait espousé une femme mute. Il vouloit qu'elle parlast. Elle parla par l'art du médecin et du chirurgien qui lui coupèrent un encyliglotte (1) qu'elle avait soubs la langue. La parole recouverte, elle parla tant et tant, que son mary retourna au médecin pour remède de la faire taire. Le médecin respondit en son art bien avoir remèdes propres pour faire parler les femmes ; n'en avoir pour les faire taire. Remède unique estre surdité du mary contre cestuy enterminable parlement de femmes (2). »

(1) Ancyloglotte ou Encyliglotte de αγχολος, crochus, contre-bas et γλωττα. Une maladie de la langue, scavoir est un empeschement ou rétraction d'icelle; le filet ou fil des petits enfants : Voy Paul Eginete. Liv. VI, chap. XXIX (alphabet de l'auteur François).

(2) Voir la *Chronique médicale*, 1900, p. 184.

*
* *

M. le Docteur Bidault, dans *les Superstitions médicales de Morvan*, Paris, 1889, dit, page 66 :

« Pour le mot fil, il y a des contradictions dans sa signification exacte. Pour les uns ce mot désigne le frein de la langue ; ils font couper le fil à leurs enfants. Pour les autres, ce mot s'applique aux douleurs lombaires, soit en ceinture (lumbago), soit le long du tronc et du membre inférieur (sciatique). Mais ces contradictions doivent peu nous étonner dans une matière aussi peu précise que les superstitions dont nous parlons. »

*
* *

Mme Roy, sage-femme à Saint-Christophe-en-Brionnais (S.-et-Loire), a dit à M. Hippolyte Marlot que, sur 100 enfants qu'elle mettait au monde, elle faisait environ 15 fois l'opération, et toujours à la demande des parents.

*
* *

M Paul Fagot, le folkoriste attitré du Lauraguais, m'a donné les renseignements linguistiques suivants :

« Le frein de la langue, lorsqu'il est à l'état normal ou un peu prolongé, de manière à embarrasser légèrement le fonctionnement de l'organe se nomme :

Fialet (petit fil) Bas-languedoc.
Fial   —   Castres.
Filet   —   Castres.
Fissou   —   environ de Villefranche (Haute-Garonne).

« En cas de soudure complète de la langue au plancher de la bouche, le filet prolongé se nomme :

« Soulenghi ou soulengo, de *sub lingua* (environs d'Alais).

« Serlengo, surlengo, sabalingo de *supra linguam* (Lauraguais).

« L'opération a lieu avec l'ongle du petit doigt ou avec des ciseaux ordinaires. La croyance est que cette opération facilite plus tard le bon fonctionnement de la langue, aussi dit-on d'un bavard : *Li an coupat la sabalengo*, ou *Li an coupat le fissou.*

*
* *

Mon ami le Dr Bugiel (de Paris) m'a dit avoir recueilli l'affirmation, chez des clients issus de la Vendée et de l'Ille-et-Vilaine, que c'est une coutume très répandue de couper le frein dès la naissance.

Il m'a confirmé qu'à Paris, les sages-femmes le font couramment aussi.

*
* *

Dans son traité *De divinatione*, d'une si belle envolée philosophique, Cicéron dit que l'efficacité de la médecine, dans beaucoup de cas, va contre les augures. En effet, bien des hommes nés avec des défauts, des imperfections, s'en corrigent, sont redressés ou guéris, soit que la nature agisse d'elle-même ou par l'art médical (*De divin.*, 46). Cicéron cite un fait à l'appui. Il y en a, dit-il, qui ont la langue adhérente et ne peuvent parler, « *quorum linguæ sic inhærerent, ut loqui non possent* », et chez lesquels une opération remédie à cet inconvénient, « *ex scalpello resectæ liberarentur* ».

Ce qui veut dire, sans conteste, qu'on opère ceux qui ont la langue bridée par le frein au point de ne pouvoir parler.

*
* *

Notre savant collègue, le Dr Fiessinger, d'Oyonnax, dit dans la *Thérapeutique des vieux maîtres*, en parlant de Fabrice d'Aquapendente (1537-1619) :

« Des ongles non taillés par devoir professionnel, on voyait cela au XVIe siècle. Les sages-femmes du temps avaient charge de montrer

13

cette curiosité, l'ongle de l'index surtout. Plus
long et pointu était-il, mieux l'usage en apparaissait approprié. Car c'était un instrument de
chirurgie, une façon de bistouri corné, cet ongle
que les ciseaux n'entamaient pas. Il ne servait
à rien moins qu'à déchirer le filet de la langue
chez le nouveau-né. Que des accidents graves
fissent suite à cette intervention, la sérénité des
matrones ne s'en émouvait guère : on leur
avait prescrit de déchirer le filet. Quand on
opère suivant les règles, on peut laisser mourir
les gens. La satisfaction du devoir accompli
permet de se retirer tête haute.

« Non pas, protesta Fabrice d'Aquapendente.
D'abord il *n'est pas nécessaire de couper le filet*,
et l'opération, par exception, devînt-elle indispensable, elle serait pratiquée avec un bistouri
courbe.

« Ce médecin, qui ne craignait pas de déchaî-
ner contre lui l'amour-propre des matrones,
était professeur à Padoue, où il avait remplacé
Fallope en 1565. »

*
* *

Le Docteur Höfler, de Tölz (Bavière), le très
savant traditionnaliste de la médecine populaire, m'a fait l'honneur de m'écrire à ce sujet
et de publier dans Monatschrift für Volkkunde

du Dr Krause un très intéressant article sur mon questionnaire.

Le Dr Höfler, m'a confirmé que l'opération de la section du frein se fait également en Bavière chez les nouveau-nés par le ministère des médecins, en suivant le procédé classique.

*
* *

M. Natchoff, directeur du Gymnase des Demoiselles à Varna (Bulgarie), m'a envoyé les très intéressants renseignements qui suivent:

La coutume de couper le frein (1) est universellement répandue en Bulgarie chez les nouveau-nés, chez les enfants et même chez des adultes.

Dès qu'un enfant vient au monde, les matrones ont soin d'examiner si la langue est bien constituée, tant au point de vue de la succion que de la parole future.

A Krouchovo (Vilayet de Monastir, Macédoine), si l'enfant pleure trop, la matrone examine avant tout sa langue, et si elle pense que le frein est trop long, elle ne cherche pas

____

(1) Chez les Bulgares de Prilep (Macédoine), le frein sur la langue s'appelle *diviézik*, langue sauvage, tandis que tous les autres Bulgares l'appellent *iouzditchka*, ou plutôt se servent du mot *guèm*, bride.

ailleurs la cause des pleurs, l'opération est faite.
L'opération a lieu également lorsque l'enfant
tette mal.

Dans la Bulgarie centrale, d'après l'ethnographe bulgare bien connu, M. Tsani Guintcheff, l'opération n'a lieu que si l'enfant tette
mal. On s'abstient alors même qu'il serait KAS-
SOIÉZITCHNO, c'est-à-dire à la langue courte, ou
PODWARDZANO, c'est-à-dire à la langue liée.
Mais en grandissant, s'il parle avec difficulté,
on l'opère. L'opération, en somme, est redoutée
à cause des suites fâcheuses qu'elle paraît
avoir.

A Prilep, lorsque l'opération n'a pas donné
chez les bègues un bon résultat, on la renou-
velle plusieurs fois.

L'opération est faite le plus souvent par les
matrones, mais si elles n'ont pas suffisamment
d'expérience, ce sont d'autres vieilles femmes,
spécialistes dans l'art de couper les freins de la
langue, qui s'en chargent (Gavrovo, Bulgarie
centrale ; Kronchovo, Prilep ; Malko-Tirnovo,
Vilayet d'Andrinople).

D'après le Dr Radeff, de Varna, les médecins
ne font l'opération chez les nouveau-nés que
lorsque les parents l'exigent. Dans ce cas, ils se
servent, comme partout, de la sonde cannelée
et des ciseaux courbes.

L'opération se fait le plus souvent avec une

vieille monnaie d'argent (1) mince et usée, dont la circonférence est rendue tranchante par un aiguisage prolongé sur une pierre dure.

A Grabovo, c'est le barbier qui fait l'opération sur les enfants et il se sert naturellement de son rasoir.

A Prilep et dans la Bulgarie centrale on se sert de petits ciseaux ou d'une aiguille de pelletier à 3 arêtes, comme le conseillait jadis Avicenne; le frein est sectionné à l'aide de l'aiguille préalablement introduite entre la langue et le frein.

Après l'opération, la plaie est quelquefois recouverte de cendres, de coquillages, de moules, pour aider à la cicatrisation.

*
* *

En Pologne, d'après Mme Sophie Kowerska, de Jozwow, qui a bien voulu répondre à mon questionnaire, on coupe le frein de la langue aux enfants qui ne peuvent téter, qui le font avec difficulté ou qui ne prononcent pas distinctement.

L'opération est généralement exécutée par une sage-femme ou un barbier, qui est ordinairement un juif. On soulève la langue avec une

(1) La pièce d'argent joue en Bulgarie un grand rôle dans d'autres opérations délicates, entre autres pour les organes génitaux des enfants, surtout du sexe féminin.

petite cuiller et on coupe le frein avec des
ciseaux, un couteau bien aiguisé, ou avec un
rasoir. Mais, dans ce cas, pour ne pas risquer de
faire une coupure trop profonde, on entoure de
toile la lame du rasoir en ne laissant que le bout
à découvert.

*
* *

Swictek dit (1) que si un enfant est venu au
monde avec un frein développé, on le coupe
avec des ciseaux et on oint la plaie avec de
l'huile pure.

*
* *

Mon ami M. Th. Volkov m'a dit que, dans sa
jeunesse, l'usage de couper le frein de la langue
était très fréquent dans la Petite Russie. Mais
seulement dans les classes supérieures de la
société. M. Volkov n'a jamais lu ni entendu
dire que cette opération fût pratiquée dans les
villages chez les paysans.

C'est également l'opinion de M. Dikarev,
l'ethnographe petit russien bien connu, qui,
questionné par M. Volkov, lui a dit que l'usage
de couper le frein est très commun, mais seulement dans les familles du clergé, de la petite
noblesse et des marchands. Ce sont les méde-

(1) Le peuple des bords de la Raba. — Cracovie, 1897,
p. 606.

cins, les chirurgiens ou les sages-femmes qui font l'opération.

Mlle Alex. Rammelmeïer a écrit, par contre, à M. Volkov que l'usage de couper le frein est répandu dans toute la Lithuanie et dans toutes les classes de la société.

*
* *

M. Wissendorff, de Saint-Pétersbourg, dit que les Lettes ne pratiquent pas la section du frein de la langue.

*
* *

M. Thomaz-Pires d'Elva, Portugal, m'a dit que la section du frein se fait, à la naissance par les sages-femmes avec l'ongle du pouce, qu'elles laissent croître à cet effet.

*
* *

M. Délacovios dit qu'en Grèce, on ne coupe pas le frein aux nouveau-nés, mais seulement à l'âge de deux ou trois ans lorsqu'ils ne parlent pas.

*
* *

Miss Marian Roalfe Cox, de Londres, me dit tenir de sa mère qu'il est d'usage, dans les villages, que les matrones coupent le filet aux enfants qui tettent mal.

*
* *

M. Corrado Avolio, de Noto (Sicile), m'a envoyé les renseignements suivants :

« L'opération de couper le frein de la langue se fait rarement dans nos environs, c'est le chirurgien qui l'exécute dans la première jeunesse lorsque le frein est un obstacle à téter.

« Dans les couches profondes des superstitions populaires, on croit que couper le frein sans nécessité c'est offenser saint Paul, lequel a voulu donner à l'enfant une marque de sa bonté, en lui plaçant sous la langue une tarentule, parce que le peuple voit dans les rameaux veineux une araignée et qu'on pense que saint Paul veut en faire un sorcier (*ciaràuli* (1) en dialecte napolitain).

« Les *ciaràuli*, suivant la croyance populaire, ont tous une tarentule à la place du frein et jouissent de certaines immunités : les morsures de serpents et d'autres animaux venimeux ne leur font aucun mal, ils peuvent rendre ces animaux inoffensifs, ils devinent l'avenir, chassent les démons et éloignent les fléaux de la terre et, par mille procédés mystérieux, ils

(1). Lem ot *ciaràuli* en bas latin : *caragus* (V. du Cange : *Lexicon mediæ et infimæ latinitatis*) est d'importation comme tous les mots siliciens qui ont *cia* au lieu de *ca*.

vivent aux dépens de l'ignorance et de la superstition du peuple. »

M. Corrado s'est occupé de ces parasites sociaux dans son livre, *Chants populaires de Noto*, p. 345, 365 et 366.

Voici une manière d'exorciser employée par les *ciaràuli* :

> Saint Paul le sorcier,
> Epine de laurier,
> Epine très aiguë,
> Ne me faites pas de mal ni aux autres.

On donne en Sicile le nom de *saint Paul* à un homme éloquent ; et celui de *langue de saint Paul* à un homme de paroles médisantes. D'une personne qui parle beaucoup, on dit qu'elle parle *comme un ciaràuli*. Il semble qu'on attache à cette tarentule, ou plutôt à cette protubérance du frein, une vertu d'éloquence bien différente du bégaiement.

Le Dr Giuseppe Pitrè, de Palerme, m'a envoyé des documents d'autant plus intéressants qu'il a lui-même étudié la question.

Et d'abord, au point de vue général, M. Pitrè m'a dit que la section du frein de la langue s'appelle SGARGIN et se fait ordinairement par la sage-femme dès la naissance ; elle se fait quel-

quefois plus tard et les mères l'exigent comme
étant indispensable au développement futur de
la parole.

Les médecins l'exécutent également à l'aide
de ciseaux, à la demande des familles.

Les sages-femmes font l'opération en s'endui-
sant préalablement le doigt de sirop (Palerme)
ou de miel (Sicile).

M. Pitrè ayant traité cette question dans son
ouvrage sur les *usages et coutumes de la Sicile*,
nous donnons la traduction du passage qui nous
intéresse particulièrement.

La section du frein de la langue en Sicile (1).

« Beaucoup de sages-femmes ont l'habitude de
sgargiari, c'est-à-dire de rompre avec le doigt
le frein de la langue du nouveau-né. Pour cela,
elles laissent croître leur ongle et trempent ce
doigt dans le miel, sans quoi — comme l'a dit
un poète du xvie siècle, Paolo Catania (2) — l'o-
pération ne réussirait pas :

> *Cu lu meli* lu sgàrgia *la mammana,*
> *Senza lu meli, l'opra sarria vana.*

Ce qui veut dire : La sage-femme lui coupera

(1) Extraits de l'ouvrage de M. le Dr Giuseppe Pitrè :
Usages, coutumes, croyances et préjugés du peuple sici-
lien (vol. II, p. 146. — Palerme, 1889).
(2) PAOLO CATANIA. *Teatro delle Humane miserie*, I.,
n. 304, ouvrage du xviie.

le frein avec le miel, parce que sans le miel l'opération ne réussirait pas.

« Catania continue :

> *In nasciri chi fa l'homu a la luci,*
> *Di l'apa pigghia lu primu alimentu,*
> *A pena chi dat'ha la prima vuci,*
> *Lu so licuri è primu civimentu.*

Ce qui veut dire : L'homme en naissant prend à l'abeille son premier aliment et cet ali ment est son premier repas, après avoir poussé son premier cri.

« C'est une idée populaire confirmée par les littérateurs (1) que cette opération est indispensable pour éviter le bégaiement.

« On désigne sous le nom de *sgàrgiu* un petit vase d'argent dans lequel on met du julep ou du miel employé lors de la taille du frein de la langue (2).

(1) Un accoucheur des premières années du xix° siècle écrivait :

« Nous ne saurions trop protester contre l'usage des sages-femmes qui, dans leur ignorance, se laissent croître l'ongle du pouce droit pour s'en servir comme d'un couteau pour couper le frein de la langue, sans penser aux dangers graves qui peuvent résulter de cette opération. L'opération finie, la sage-femme trempera son doigt dans le miel rosé et le passera sur la plaie de la coupure. » Merulla, Instructions, vol. II, pages 63 et 64.

(2) G. Pitrè, *Catalogue illustré de l'ethnographie en Sicile*, pages 31-32. Palerme, Virgi (1892).

« Ce petit vase, muni d'un couvercle, et dont nous donnons ci-après le dessin, repose sur un plateau et fait partie des usages nuptiaux

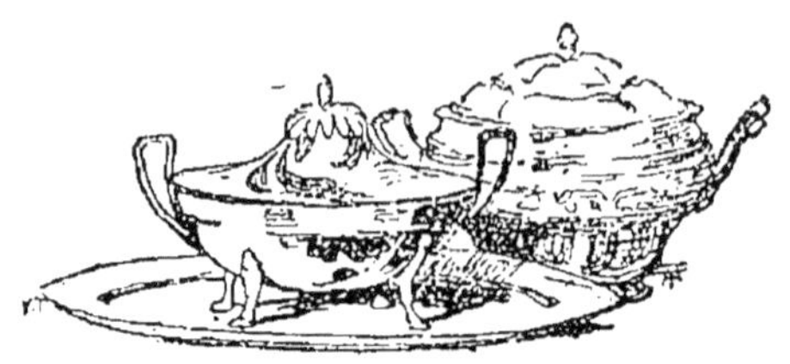

en Sicile ; il est conservé religieusement par ceux qui le possèdent et chez qui on l'emprunte quand c'est nécessaire.

« On croit généralement qu'on doit couper le frein de la langue au nouveau-né pour que celui-ci, plus âgé, puisse parler facilement. Pour obéir à cette croyance, la sage-femme trempe son doigt dans un peu de julep recueilli dans le *sgàrgiu* et coupe le frein de la langue.

« Beaucoup de femmes demanderont compte plus tard de cette opération, si leurs enfants n'ont pas la langue libre ou s'ils bégayent. »

*
* *

M. F. Corazzini, de Florence, dit que la section se fait dans les premiers jours de la naissance. C'est la sage-femme qui la fait avec l'ongle du pouce, pressant l'ongle de l'index. On la fait faire quelquefois par le médecin chargé de constater la naissance ; on prétend que l'enfant serait bègue si on ne faisait pas cette opération.

*
* *

M. Amalfi, de Torre-Annunziata, m'a écrit :

« Chez nous aussi on a l'habitude de couper le frein de la langue, spécialement dans les classes populaires, et cette opération se fait au moment de la naissance de l'enfant. Cortese, écrivain napolitain du xvie siècle, parlant des opérations d'urgence qui doivent être faites par les sages-femmes, s'exprime ainsi : Couper le filet de la langue... (Vajaneide, II, 5).

« Ce passage est indiqué dans mon opuscule : *Le berceau, le lit nuptial et la tombe dans le Napolitain* (Pompei, 1892, page 9).

« La croyance populaire attache une grande importance à cette opération : le nouveau-né ne parlera pas bien s'il ne la subit pas. Et à quelqu'un qui parle mal on dit qu'il n'a pas eu le frein coupé, de sorte que cette expression : couper le frein, équivaut à commencer à parler. Avoir le filet coupé c'est bien parler.

« L'opération est confiée aux sages-femmes, qui l'exécutent en déchirant le frein avec les ongles du pouce et de l'index. Il existe de nombreuses phrases, qu'on fait réciter aux enfants pour juger de leur prononciation. Telles sont celles recueillies par Molinaro (*Chants des populations napolitaines*, Naples, Argenio, 1880, p. 45).

« Cette opération est tellement enracinée dans le peuple que, parmi les premières recommandations de la nouvelle accouchée, se trouve celle de couper le filet de la langue afin d'éviter le bégaiement chez le nouveau-né. »

*
* *

Nous venons de citer des cas où la langue est considérée comme trop courte à cause du frein qui la maintient dans la bouche.

Nous pourrions citer des observations absolument opposées, des cas d'hypertrophie en longueur de la langue. Ces cas de macroglossie, *lingua propendula*, etc., sont incontestablement très rares. On en trouve un exemple très bien décrit par M. Girod, avec figure à l'appui, dans la *Gazette des Hôpitaux* du 3 mars 1900. Il s'agit d'une malade de la Salpêtrière, dont la langue bien étalée dépassait les arcades dentaires de 7 centimètres environ et débordait ainsi l'extrémité du menton. Cette personne présentait des troubles de langage, et la perte de la parole s'était fait progressivement et parallèlement avec l'augmentation de croissance de la langue.

EXPRESSIONS PROVERBIALES

Nous retrouvons à peu près partout la même phrase lorsqu'on veut parler de quelqu'un qui parle beaucoup, qui parle trop ou qui parle bien :

Celui qui lui a coupé le filet n'a pas volé ses cinq sous.

Cette expression devenue proverbiale témoigne, à la fois, de la fréquence de l'opération et du prix habituellement payé à l'opérateur.

Il y a naturellement quelques variantes, suivant les patois ou les idiomes locaux ; mais le sens général est le même. En voici quelques exemples pris tant en France qu'à l'étranger :

Poitou. — Celui qui t'a coupé le lignoux n'a pas volé ses cinq sols.

(Dr Desaivre, de Niort.)

Bourbonnais. — So garce qué l'ayo copa lo fiou a bene gayno so cin sàos (Gannat et environs).

Lo fûmel qua copà li fio da so gars asta bene gagna sa cin sàos (La Prugne, La Palice).

(M. Francis Pérot, de Moulins).

Bretagne. — Distagnellet mad eo bet gadan

amyegnin. Ce qui veut dire : On lui a coupé le
filet, il parle trop.

(Dr Mauricet, de Vannes.)

Autriche. — Einem die Zunge lösen. — On lui
a coupé le filet.

(Dr Friedrich Krauss, de Vienne.)

Portugal. — Cortaram-lhe bem o freio. — On
lui a bien coupé le filet.

Nào tem freio na lingua. — Il n'a pas de filet
dans la langue.

(M. Thomaz Pires, d'Elva, Portugal.)

Belgique. (Brabant-Wallon). — El cien
qui a pindu s'langue a bi gangné ses cin sous.

(M. Georges Willame, de Nivelles.)

Italie. — Se vede che la comare ya ben tagià
el fileto. — On voit bien que la sage-femme lui
a bien coupé le filet.

(Dr Cesare Musatti, de Venise.)

Avere o non avere lo scilinguagno lo bene,
o male sciolto. — Avoir ou ne pas avoir le filet
bien ou mal coupé.

(Dr Gherardo Nerucci, de Montale, Pistoia.)

II

SECTION DU FILET CHEZ LES OISEAUX

M. Hippolyte Marlot, à Saint-Christophe en Brionnais (Saône-et-Loire), m'a écrit :

« On dit aux enfants qui élèvent des corbeaux, geais, pies, oiseaux, babillards par excellence, qu'en leur coupant le filet qui est sous la langue on les fera causer avec une voix humaine.

« On dit de même du perroquet qui parle mal : C'est un oiseau qui a eu le filet mal coupé ».

*
* *

M. Marie, de Troyes, m'a dit également :

« Il résulte d'une enquête que la section du frein de la langue ne se pratique plus dans la contrée ; cependant on emploie journellement le dicton : Celle qui t'a coupé le filet n'a pas volé ses cinq sous.

« Par contre, la section du frein est fréquemment employée sur les oiseaux. »

*
* *

Miss Marian Roalfe Cox, de Londres, me dit que c'est une notion courante populaire que

lorsqu'on veut apprendre à parler aux sanson-
nets, geais, corneilles, etc., il faut préalablement leur couper le filet. L'opération se fait
avec une pièce d'argent de six pences.

Lorsqu'un oiseau en cage ne veut pas parler,
les paysans sont certains que le frèin n'a pas été
coupé.

On croit également qu'en coupant le frein de
la langue d'un petit chien on peut arrêter sa
croissance. Le remède est efficace tant que la
bouche du pauvre animal est à vif. Cette opération est appelée : *worming*.

On trouve la phrase suivante dans Shakes-
peare :

« Can you worm a dog ? »

Ce terme se retrouve aussi dans Walter
Scott :

« The men assisted the laird in his sporting
parties, *wormed* his dogs, cut the ears of his
terrier puppies. »

III

THÉURGIE MÉDICALE RELATIVE A LA PAROLE

M. le Ministre de l'Instruction publique avait
proposé, dans le programme des travaux du

Congrès des sociétés savantes, réuni en 1897 à la Sorbonne, la question suivante :

« Signaler, par département, les sources ou les fontaines qui ont été au moyen âge, ou sont encore de nos jours, un objet de dévotion ou un lieu de pèlerinage. Indiquer le saint sous le vocable duquel elles sont placées, les jours et les cérémonies du culte qui s'y pratique, etc. Examiner si ces coutumes ne sont pas des survivances antiques. »

*
* *

Parmi les travaux provoqués par cette question, il faut citer celui de M. L. Lex, publié dans les Annales de l'Académie de Mâcon (troisième série, t. II, 1897).

Grâce à l'obligeant concours des curés et des instituteurs de son département, M. Lex a dénombré en Saône-et-Loire 76 sources différentes, fontaines ou puits, qui sont un objet de dévotion ou de pèlerinage.

Nous bornant au sujet spécial qui nous occupe, nous citerons *Saint-Cria*, dont la chapelle, située dans les bois de Verchizeuil, à Verzé (canton sud de Mâcon), est encore un lieu de pèlerinage, surtout pour les communes voisines de Verzé.

Les personnes qui s'y rendent creusent, avec un couteau, la pierre qui servait d'autel. Elles emportent la poussière et en délayent de petites parties avec la bouillie des petits enfants, ce qui, dit-on, les empêche de *crier*.

Pour accomplir le pèlerinage, il faut ne pas parler depuis le moment où l'on est levé jusqu'à celui du retour de la chapelle à son domicile.

Les pèlerins ont coutume de laisser sur la pierre leurs offrandes, c'est-à-dire des sous. Mais ils n'y restent pas longtemps, car les enfants ou les domestiques du voisinage sont soigneux.

Le nombre des pèlerins est peu nombreux. Cependant, au moment où le correspondant de M. Lex lui écrivait, il y en avait encore.

Dans la prairie de Varennes-les-Mâcon, il y a une chapelle dite d'Arbigny, vocable de Saint-Lazare, où se font les mêmes pratiques qu'à Saint-Cria.

M. Cuzacq (1) (de Tarnos, Landes) dit également que saint Criard empêche les enfants de crier.

Jean Savarin, né à Clermont-Ferrand, président et lieutenant général de la sénéchaussée, fait remarquer dans ses notes sur l'église de

______

(1) L. c., p. 31.

Saint-Cirgues, que, près de l'église, coulait une fontaine limpide qui portait le nom de *Foun de Saint-Abraham*, et il signale une vieille coutume qui consistait à y plonger les enfants pour faire cesser les cris que quelques-uns poussent continuellement (Du Broc de Segange, t. 1, p. 470).

M. Lex cite encore le pèlerinage de Mesvres, chef-lieu de canton de l'arrondissement d'Autun. Il s'agit de la fontaine de N.-D. de la Certenue, près d'une chapelle ancienne placée sous le vocable de la Vierge et non loin de substructions antiques (1).

On cite des guérisons extraordinaires et soudaines : *les enfants dénoués, ceux dont la parole attardée s'est fait entendre pour la première fois,* les fièvres les plus tenaces guéries subitement, les mariages désirés accomplis dans l'année, les prêtres incrédules punis de leur incroyance (2), les femmes stériles devenues fécondes, etc.

« Une foule nombreuse, le soir de la Pentecôte, accourt à la chapelle... Ceux qui ont des grâces particulières à demander, passent la

______

(1) Cette fontaine est reproduite dans les *Annales historiques du prieuré de Mesvres*, par **A.** de Charmasse (Mémoires de la Société Eduenne, nouvelle série, t. VI, 1877, in-8, p. 348, pl. sans nº).

(2) *Note sur les pratiques superstitieuses observées dans le Morvan*, par l'abbé Lacreuse (Mémoires de la Société Eduenne, nouvelle série, t. X, 1881, in-8, p. 67).

nuit en priant et en chantant des cantiques ;
quelques-uns grattent le socle de la statue de
la Vierge et en mêlent la poussière à un breu-
vage de l'eau de la fontaine (1).

« La matinée du lundi est employée uniquement à visiter la chapelle et à aller boire à la
fontaine pour se guérir si on est malade, se
préserver si on est bien portant.... La source
est couverte de quelques blocs de granit, un
saule et deux hêtres auprès. Un petit espace
clos de murs en pierre sèche, permet aux pèlerins de stationner au nombre de 30 à 40 ; ils
vont et viennent, plongent dans l'eau une bouteille que chaque groupe de visiteurs se passe
à la ronde. Chacun y boit, en répand sur ses
mains et s'en frotte les yeux : d'autres puisent
dans un verre et emportent généralement une
bouteille pleine qu'ils font toucher à la statue,
pour les absents, ou pour en user en cas de
besoin.

« A midi, on cesse de boire et de puiser à la
source, pour s'adonner aux amusements.

« Lorsqu'on fait une neuvaine à une intention
particulière, on doit boire aussi pendant neuf
jours de l'eau de la source, et faire un voyage
d'action de grâces si on a été exaucé. Une

(1) *La mission et le culte de saint Martin dans le pays
Eduen*, par J. Bulliot et F. Thiollier, 1892, in-8, p. 311
et suivantes.

vieille femme, nommée la mère Fillette, dont on nous a cité le nom, venait autrefois d'Autun, chargée de faire les neuvaines par procuration.

« Trois fêtes principales, Pâques, les Rogations et la Pentecôte, appelaient jadis la foule et les processions des villages voisins à la montagne ; celle du lundi de la Pentecôte subsiste seule aujourd'hui. Nous y avons vu 1500 visiteurs. »

*\
* *

M. L. de Nussac a publié, dans le *Bulletin du Comité des Travaux historiques et archéologiques* (Imp. nat., 1897), une très intéressante étude sur les *fontaines en Limousin* : cultes, pratiques et légendes. Nous y trouvons les renseignements suivants :

« Il existe à Chastary, canton de Tulle (Corrèze), la fontaine de Sainte-Foy, où l'on conduit les enfants bègues, muets ou en retard pour parler. Le pèlerinage consiste à boire de l'eau dela fontaine. Dans le patois local on nomme cette fontaine *Foun Santa Caquita*. Cette fontaine est connue dans les documents d'archives à la date de 1576. »

Caquita signifie en limousin parler, caqueter, babiller. *Santa Caquita* est la sainte qui parle, par suite qui fait parler.

*
* *

M. Gaston Deschamps raconte dans un article publié, en tête du *Figaro* du 10 juillet 1897, sous le titre : *Dans le Bocage vendéen*, le récit d'une charmante promenade qu'il vient de faire dans le pays de Fontenay-le-Comte.

« Au-dessus du hameau de Pierrebrune, — joli endroit où les vergers s'épanouissent en bouquet sur les deux rives d'un torrent, — le sentier forestier attaque vaillamment les roches de schiste. On arrive, par des gradins très escarpés, à une grotte toute scintillante de cierges et encombrée d'ex-voto. Près de l'oratoire, une fontaine apparemment miraculeuse. Plus loin, une chaire à prêcher. Plus haut, un calvaire... Tout cela en l'honneur du bienheureux P. Montfort, apôtre du Poitou.

« Devant la grotte où vont s'agenouiller les pèlerins, j'avise une vieille femme qui porte la coiffe blanche de Fontenay. Elle vend aux fidèles tout un assortiment de menus objets en cire ayant forme de langues, de pieds, de jambes et de mains.

« Je lui demande à quoi servent ces étranges figurines. Elle me répond d'un ton traînant : — Quand un enfant est en retard pour parler, on offre une langue au P. Montfort, qui n'a pas son pareil pour *dénouer le fil* aux muets... Quand on a mal à la jambe, on lui offre une jambe, et ainsi pour tous les maux.

« Je regarde l'intérieur de la grotte. Les langues, les jambes, les pieds y sont innombrables. Il paraît qu'en Vendée on ne parle pas vite et qu'on y marche lentement. »

M. l'abbé Henry Calhiat, aumônier du lycée de Montauban, a publié, dans le n° du 10 juin 1899, du *Bulletin catholique de Montauban*, un article sur les pèlerinages thérapeutiques dans le Tarn-et-Garonne. Il cite la source de Sainte-Rose, près de Bouloc, qui est recommandée pour les maux de la bouche, mais il ne croit pas qu'il existe dans sa région des fontaines sacrées où l'on conduise les enfants qui parlent mal.

M. le Dr Paul Bidault, dans sa thèse inaugurale publiée sous le titre : Les Superstitions médicales du Morvan, Paris, 1899, dit, p. 70 :

« Le jour de la Fête-Dieu, une fois la procession passée, on roulait sur l'autel du reposoir les jeunes enfants pour les empêcher de se nouer, les faire parler, les préserver des maladies, etc. C'était la *roulée*. Un prêtre se char-

13**

geait de ce soin et recevait les offrandes. D'autres fois c'était, le plus souvent, une matrone quelconque qui opérait et qui *roulait* les enfants. La roulée a disparu avec les processions.

M. le Dr Desaivre, de Niort, m'écrit :

« On allait en pèlerinage à N.-D. de Pitié, commune de la Chapelle-Saint-Laurent, canton de Montcoutant, arrondissement de Parthenay (Deux-Sèvres), pour porter une langue au nom des enfants tardant à parler. »

En Saintonge, si un enfant avait un père ou une sœur qui éprouvât quelque embarras lingual la marraine pour l'empêcher de devenir bègue, lui donnait, sitôt après le baptême, un petit pot de deux sous (1).

M. Cuzacq dit (2) que dans le sud-ouest de la France, on croit qu'une femme enceinte ne doit jamais tenir d'enfants sur les fonts baptismaux sous peine d'occasionner à celui qu'elle

(1) Noguès, *Mœurs d'autrefois en Saintonge*, p. 25.
(2) La naissance, le mariage et le décès dans le sud-ouest de la France. — Paris, 1902, p. 20.

porte dans son sein, lorsqu'il viendra au monde, la perte de la parole ou bien une infirmité passagère. On croit encore que si l'enfant a une tendance à bégayer, on lui fait boire de l'eau bénite dans la clochette de la messe (1).

Enfin on dit que l'enfant qui est né en août sera éloquent et aimera à parler en public (2).

*
* *

M. le Dr Höfler, de Tolz (Bavière), dit que contre la paralysie de la langue on mettait autrefois sous la langue un morceau d'écorce de frêne (fraxinus excelsior), pour que la langue, organe de la parole, ne décroisse pas ; car le frêne est le bois antiphtisique.

On appelle aussi le frêne : SCHLUCKBAUM MUNDBAUM, *Arbre de la gorge, de la bouche.*

On faisait aussi un vœu à saint Léonard, le grand libérateur et le successeur rituel d'un dieu païen germanique pour la fécondité. Ce saint délie les liens de la captivité, ceux du corps, et par conséquent du frein de la langue.

*
* *

En Bulgarie, m'a écrit M. Natchoff, de Varna :

« Lorsqu'une femme est enceinte, elle ne doit

(1) L. c., p. 28.
(2) L. c., p. 34.

ni coudre ni laisser coudre son vêtement sur
elle. Dans le cas où cela serait indispensable et
qu'elle ne pourrait pas le retirer, elle doit garder le silence ou mettre quelque chose dans sa
bouche, de peur, dit M. le Dr Guintcheff, de
souder la langue au plancher de la bouche. Les
paysannes, lorsqu'elles sont dans ce cas, mettent
ordinairement dans leur bouche le bouton du
col de leur chemise ou les rubans qui en tiennent lieu.

« Par extension, c'est une coutume générale
de mettre quelque chose dans sa bouche (brin-
dille de paille, ou de bois, bouton, etc.), lorsqu'on répare son habit sur soi, afin, disent les
traditions populaires, de ne pas *recoudre* la
mémoire ou l'esprit.

*
* *

Pologne. — Mme Sophie Kowerska, de
Jozwow, m'a cité certaines croyances rapportées
par le célèbre ethnographe polonais Oscar Kol-
berg, dans son livre : Lud (le peuple).

C'est ainsi que dans les environs de Cracovie,
on croit encore qu'une femme enceinte ne doit
jamais porter de la viande crue dans son ta-
blier, car l'enfant aurait la langue soudée au
plancher de la bouche.

M. Michel Federowski, de Kossin, dit que

pour assurer la parole facile à leur enfant et le soustraire aux causes de troubles de la parole, la mère doit, pendant la première moitié de sa grossesse, terminer immédiatement chaque phrase commencée.

Puis lorsque l'enfant est né, pour le protéger contre les troubles de la parole et le muguet, la mère, après avoir donné à téter pour la première fois à son nouveau-né, doit lui essuyer la langue avec ses cheveux ou une bandelette de laine rouge.

De même, pour que l'enfant parle de bonne heure, le parrain et la marraine, à leur retour de l'église, doivent avant de saluer les assistants annoncer à haute voix à tout le monde les noms donnés à l'enfant à la cérémonie du baptême.

Dans le gouvernement de Lublin, on croit aussi que si une femme enceinte prend en cousant un fil entre ses dents et qu'elle le coupe avec un couteau, l'enfant auquel elle donnera le jour aura la langue soudée.

Mme Sophie Kowerska m'a dit encore qu'en Pologne la croyance populaire est que l'homme parle avec l'épiglotte et qu'il mange avec la langue.

On attribue les maux de gorge à ce que l'épiglotte enflée se couche ou tombe sur la langue. Si on néglige la maladie, l'épiglotte pourrit et l'homme meurt ou tout au moins perd la faculté de parler.

Le remède spécifique est donc de relever l'épiglotte. Pour cela il faut, se plaçant derrière le malade, appliquer les pouces à ses oreilles et passer trois fois avec les autres doigts depuis la gorge du patient jusqu'à ses oreilles en appuyant fortement. Le malade crie quelquefois, mais il ne faut pas s'en préoccuper. Cela fait, on enduit la gorge avec du beurre ou quelque autre graisse et on noue un fichu autour du visage pour que l'épiglotte ne retombe pas.

Un autre, moyen consiste à soulever l'épiglotte avec le manche d'une petite cuiller qu'on introduit dans la gorge. Puis on fait prendre entre les dents le revers du pouce du poing fermé, ce qui exige une forte ouverture de la bouche, comme pour bâiller.

L'épiglotte tombe à la suite de refroidissement, de mauvaise position en dormant ou de secousse violente.

*
* *

On trouve dans les *Esquisses de la médecine populaire en Ukraine méridionale*, du savant Dr J. Talxo-Kryncewicz (Cracovie, 1855), d'intéressantes coutumes relatives à la parole en général et aux bègues en particulier.

Dans la Galicie orientale, il ne faut pas pro-

noncer en présence des enfants le nom du cra-
paud, et dans le cas où ce mot serait prononcé
par mégarde, il faut répondre tout de suite :
l'ail sous la langue; autrement la langue serait
attachée comme chez les crapauds et il ne par-
lerait pas bien (1).

Il ne faut pas non plus parler de couleuvre et,
si le nom de cet animal est prononcé, on met
de l'ail sous la langue de l'enfant (2).

Il ne faut pas montrer un coq à un enfant,
autrement il deviendra bègue (3).

Dans l'Ukraine, en général, le peuple n'emploie aucun traitement systématique pour guérir le bégaiement ; on conseille seulement de
prendre une infusion de la plante *primula offici-
nalis* (4).

Dans le gouvernement de Kiev on donne à
manger du pain pris chez le mendiant aux
enfants qui ne parlent pas bien ou qui bégayent (5).

*
* *

Dans les religions de l'Inde, nous voyons que
les infirmités de la parole sont au nombre des
impuretés et souillures religieuses. C'est ainsi,

(1) L. c., p. 16.
(2) L. c., p. 107.
(3) L. c., p. 107.
(4) L. c., p. 193.
(5) L. c., p. 109.

par exemple, que nous voyons, dans les lois de
Manou que les muets, les bègues, etc., ne
peuvent pas assister au sacrifice funéraire,
qu'on les écarte des processions solennelles,
des cortèges royaux, ainsi que tous ceux qui ne
sont pas de bonne augure : les borgnes, les
bossus, les aveugles, etc., et en général tous
ceux dont les organes sont imparfaits.

Par contre, il y a une déesse de la parole
(Vatch) se confondant avec Sarasvati, femme et
fille de Brahma et mère de tout ce qui a vie
dans l'univers.

*
* *

PATRONS DES BÈGUES :

SAINT MOMOLIN, SAINTE BEGGA, SAINT RENÉ

J'ai été fort surpris de recevoir, il y a quelques années, le prospectus d'un marchand de
statues religieuses, dans lequel figurait saint
Momolin comme patron des bègues.

J'ai recherché son histoire, et voici ce que j'ai
appris sur lui.

Momolenus ou Mummolinus était né sur les
bords du lac de Constance vers 610.

« Il se forma (1) à la vie religieuse dans le

____

(1) Les saints Patrons des corporations et protecteurs
spécialement invoqués dans les maladies et circons-

monastère de Luxeuil ; il avait là pour compagnons saint Omer, saint Bertin et saint Ebertramme. Il fonda avec eux, au milieu des marais formés par l'Aa et où s'élève aujourd'hui la ville de Saint-Omer, un monastère du nom de Sithiü, qui fut remplacé depuis par celui de Saint-Bertin. Momolin en fut d'abord nommé abbé, puis fut appelé à remplacer saint Eloi sur les sièges réunis de Tournai et de Noyon. On n'a point de détails sur les actes de son épiscopat, on sait seulement qu'il occupa son siège pendant vingt-six ans. Des miracles furent opérés par son intercession ; aussi son culte a été de tout temps célèbre soit dans les églises de Noyon et de Tournay, soit dans les anciens diocèses de Saint-Omer et d'Ypres ; il l'est encore aujourd'hui dans la plupart des diocèses du nord de la France.

« Dans le recueil des statuts synodaux de l'église de Tournay, on dit que saint Momolin était invoqué en faveur *des enfants qui tardaient à parler*. Malbranque, dans son histoire des Morins, assure qu'on voyait quelquefois à Saint-Omer et en d'autres lieux sanctifiés par la présence de saint Momolin des femmes venues

tances critiques de la vie, par Louis de Broc de Segange, publié par Louis-François Morel, chanoine archidiacre de la cathédrale de Moulins. Paris, librairie Bloud et Barral, 1887.

des pays éloignés pour demander la guérison
de *leurs enfants dont la langue était embarras-*
sée (1).

« D'après le P. Cahier, l'origine de cette invocation tiendrait à ce que les deux premières
syllabes du nom du saint forment une sorte de
bégaiement. Il ajoute que si le livre avec lequel
on le représente peut bien n'être qu'un attribut
général de l'épiscopat, il soupçonne néanmoins
que ce même livre ouvert pourrait bien être
aussi une sorte d'épreuve présentée aux petits
clients pour juger de leur prononciation. » (A.
A. S. S. Belgii. Abbé Destombes.)

Je crois, moi aussi, que ce nom de Momolin
est une onomatopée. Mo...mo...lin paraît bien
en effet représenter la répétition de la même
syllabe comme le font certains bègues.

Quoi qu'il en soit, j'avertis les bègues qu'ils
ont un patron et que sa fête se célèbre le 16
octobre. Il existe dans le département du Nord,
sur la lisière du département du Nord et du
Pas-de-Calais, une petite commune de Saint-
Momolin. Située à quelques kilomètres de Saint-
Omer, elle me paraît être une survivance du
passage de saint Momolin dans cette région.

(1) Les Bollandistes signalent cette invocation (XIIᵉ
volume d'octobre, p. 362).

*
* *

On vient de me signaler le culte dont sainte Begga, mère de Pépin d'Héristal, est l'objet à Andenne, province de Namur (Belgique), où, probablement à cause d'une quasi-homonymie, on l'implore pour les bègues. Sa fête est fixée au 17 décembre.

*
* *

On lit dans la *Revue et Revue des Revues* du 1er octobre 1900, article « la Bretagne païenne », p. 7 : « Saint René, par qui s'efface le bégaiement ». Cette affirmation n'est malheureusement accompagnée d'aucune explication.

IV

SOURDS-MUETS

Miss Marian Roalfe Cox, de Londres, dit que, si on croit l'un des *Cent beaux Contes* (Hundred mery tales), une feuille de lierre est la meilleure chose à mettre sous la langue d'une femme pour la guérir de la surdité.

*
* *

Mon savant collègue et ami E. Brabrook, de

Londres, président de la Folk-Lore Society, a bien voulu, à ma demande, ouvrir une enquête sur les traditions populaires relatives à la parole dans les *transactions* de cette savante compagnie.

Il a lui-même donné l'exemple en communiquant les quelques traditions suivantes (1) de la Grande Bretagne :

— Si une femme entend publier ses bans, ses enfants seront sourds-muets (Angleterre, *Common*).

— Une feuille de tremble sous la langue, guérit le mutisme (*C. Mery Tales*, publié dans Black's Folk medecine, 203).

— Il faut que la bouche d'un enfant touche la terre pour lui assurer un langage distingué (Hébrides), Folk-Lore, XI, p. 445).

Les sourds-muets sont des diseurs de bonne aventure infaillibles (Greenock), *Choice notes*, p. 247. Legend of Caedmon, in Bede's *Ecclesiastical History*. Legend of true Thomas, in *Border Minstrelsy*, III, 125.

** **

M. Cuzacq (2) dit que dans le sud-ouest de la France, la cérémonie du baptême terminée, le

(1) Transactions, vol. 12, n° 3, sept. 1901.
(2) L. c., p. 7.

parrain sonne la cloche ; sans cela l'enfant serait sourd et muet.

Pologne. — Mme Sophie Kowerska me dit que, dans sa région, on croit qu'il ne faut pas laisser un bébé avec un muet, car son infirmité est contagieuse.

Dans le gouvernement de Kielce, on prétend qu'il ne faut pas donner de poisson à manger à un enfant qui ne parle pas encore, car il serait muet.

Aux environs de Ropczyce (Galicie), on dit que si un bébé se mire dans une glace il deviendra muet, ou bien il aura de la difficulté à parler.

Dans les environs de Bichawa, près Lublin, on prétend qu'un enfant devient sourd-muet lorsqu'il fait une chute sur la tête, et qu'il se produit un enfoncement du sommet du crâne.

Pour éviter le danger du mutisme, il faut relever la partie enfoncée, et pour cela appliquer les lèvres à cet endroit et aspirer fortement. On peut aussi appliquer un emplâtre fait de farine de froment pétrie avec du cumin et du miel.

*
* *

M. le Dr Paul Bidault dit aussi (1) :

« Si par malheur on donne à l'enfant du

(1) L. c., p. 82.

14

poisson à manger avant le sevrage, il sera muet. Faut-il voir là une conséquence du proverbe : Muet comme une carpe ? »

V

Proverbes communiqués par M. Certeux

PROVERBES FRANÇAIS

« Il (ou tu) n'aura pas de langue pour la moitié de sa vie (ou ta) vie. » — Se dit d'un babillard.

« Tirer la langue d'un pied de long. » — Ancien proverbe, pour dire hyperboliquement : Être dans une grande nécessité.

« Voilà une langue qui n'a jamais menti. » Est employé quand on présente à table un plat de langue.

« Qui langue a, à Rome va. »

« Mince comme la langue d'un chat. »

« Il a la langue bien affilée. » — Se dit d'un orateur qui parle bien.

« Sa langue va toujours. » — Se dit de celui qui parle trop.

« Il a la langue bien longue. »

« Avoir la langue trop longue. »

« Il ne sait pas tenir sa langue. » — Il ne sait pas garder un secret.

« Beau parler n'écorche point la langue.

« Tel coup de langue est pire qu'un coup de lance. »

« Hardie langue, Couarde lance. »

« Longue langue, courtes mains. »

« Qui langue jengleresse (moqueuse) ara,
Ja sur terre amé ne sera. »

« Langue muette n'est jamais battue. »

« Male langue en enfer mène. »

« Sa langue va comme le cliquet d'un moulin. » Se dit d'un babillard. A cette expression triviale répond celle des anciens, *Architæ crepitaculum*, le hochet d'Architas. — (Ce hochet rendait les sons de lui-même, *quod suapte sponte sonabat.*)

PROVERBE RUSSE

« La langue est sans os, on la tourne comme on veut. »

PROVERBES TURCS

« Qui garde sa langue garde sa tête. »

« Langue douce tire le serpent de son trou. »

PROVERBES ITALIENS

« Tempera la lingua quando sei turbato. »
Retiens ta langue quand tu te sens troublé.

« La lingua corre ove il dente duele. »
La langue se porte à la dent malade.

« Dove è manco cuore, quivi è più lingua. »
Plus le cœur est petit, plus la langue est longue.
Ou : La grandeur de la langue est en raison
inverse de celle du cœur.

PROVERBES ESPAGNOLS

« A mala lingua, buena tijera. »
A mauvaise langue, bons ciseaux (pour la couper).

« La lingua larga
Es señal de mano corta. »
Langue longue, main courte.

« Lo que dice la lengua paya la gorja. »
La langue parle à son aise,
Mais il en cuit au cou.

« La mano cuerda no hace
Todo lo que la lingua loca dice. »
La main sage ne se tient pas pour engagée
par les dires d'une langue folle.

PROVERBES BULGARES

Communiqués par M. Natchoff, de Varna.

« Toï e svarzan » ou « Spanat vav iézika. »
Il a la langue liée ou entravée. Se dit de ceux
qui parlent peu ou qui ne parlent pas couramment.

« Toï e raguenat slopata vav oustata. »
Il a la langue percée par une pelle.

« Govori kato raspran. »
Il parle comme s'il avait la langue décousue.

« Iézikat mou mélé. »
Se dit de celui qui parle trop.

« Iézika mou e dalag. »
Il a la langue longue. Se dit de celui qui
aime à murmurer et à contredire.

PROVERBES ANGLAIS

« There is no venom like that of the tongue. »
Nul venin pis que celui de la langue.

« The tongue braket bone
Though-itself hat none. »

La langue n'a pas d'os,
Et peut bien briser les os.

PROVERBES ALLEMANDS

«Der verlaeumder hat den Teufel auf der Zunge ;
  Und der ihm zuhvert, in den Ohren. »

Le médisant a le diable sur la langue,
  Et son auditeur l'a dans l'oreille.

« Oft beisst der zohn die zunge,
  Und doch bleiben sie gute nachbarn. »

La mâchoire mord parfois la langue,
Sans que leur bon voisinage en souffre.

Tels sont les renseignements divers que j'ai recueillis. Mais la question est loin d'être épuisée, et je recevrai, avec plaisir, tous les documents qu'on voudra bien m'adresser.

J'ose espérer que ma petite enquête décidera les folkloristes à s'occuper de cette question, que, chose curieuse, les traditionnalistes les plus autorisés ont un peu négligée. C'est ainsi que les ouvrages très documentés de Ploss, qui fait autorité en Allemagne, — *la Femme dans l'ethnographie* (3 vol.) et *l'Enfant dans les usages populaires* (2 vol.), — ceux de Krauss sur *les Coutumes et les usages des Slaves méridionaux*, gardent un silence absolu sur le frein de la langue.

Il y a là une mine intéressante à exploiter.

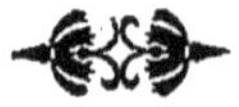

ANNEXE **C**.

EXTRAITS

De 43 rapports officiels sur la Méthode Chervin

J'ai annoncé au chapitre IX (p. 236) que la Méthode Chervin a été jugée par plus de quarante commissions officielles. On reconnaîtra qu'il était impossible de l'être plus.

Ces rapports, émanés de juges dont la compétence et l'impartialité sont à l'abri de tout soupçon, ont été publiés successivement au fur et à mesure de leur rédaction. Ils constituent à eux seuls un gros volume fort intéressant dont nous ne donnons ici que de courts extraits pour ne pas abuser du temps de nos lecteurs.

Nous ferons remarquer tout d'abord que les villes de Lyon, de Paris, de Marseille, etc., sont rangées dons l'ordre chronologique où elles ont fourni un premier rapport, et les rapports rédigés dans la même ville sont présentés ensemble.

Les rapports étrangers sont placés à la suite des rapports français.

LYON

C'est à Lyon, en 1863, que la Méthode Chervin a été expérimentée, pour la première fois, par une commission officielle. Des expériences de la même nature ont eu lieu à différentes reprises. Il en est résulté cinq rapports, dont voici quelques extraits dans leur ordre chronologique.

I

La Société d'Education de Lyon, de son initiative privée, nomma d'abord une commission qui s'exprime ainsi :

« Pour opérer la guérison d'un bègue, M. Chervin ne raisonne pas avec lûi son infirmité ; il va droit au but en le forçant, sans qu'il s'en doute, à se corriger. Après quelques exercices de gymnastique linguale variant suivant la forme du bégaiement, après quelques conversations qu'il a eues avec son élève, celui-ci est tout étonné de voir qu'il prononce bien ; c'est une habitude qu'il a prise de bien articuler en *imitant*. Désormais il ne sera plus l'objet du ridicule et des moqueries, et il pourra, grâce au service rendu, embrasser la carrière qui convient à ses goûts (1). »

(1) *Rapport officiel présenté à la Société Impériale d'Education de Lyon*, par une commission déléguée par elle et ainsi composée : M. le docteur Desgranges, ex-chirurgien en chef de l'Hôtel-Dieu de Lyon ; MM. les

II

Quelques années plus tard, M. le Préfet du Rhône instituait une commission spéciale pour suivre, dans tous ses détails, l'application de notre méthode. M. le docteur Gubian, rapporteur de cette commission, s'exprime ainsi :

(C'est donc sur le siège de l'intelligence, sur le cerveau lui-même, que le professeur fixe son attention ; il exerce une nouvelle et véritable éducation de la parole. Le génie du traitement réside dans le *rythme*, l'*ordre*, la *précision*, qu'il rétablit par l'exemple de *régularité*, de *douceur* et de *patience*, qu'il donne à son élève, en faisant exécuter ses *formules de prononciation et de langage* avec une lenteur mesurée et calculée.

M. Chervin professe réellement une méthode essentiellement intelligente, physiologique et gymnastique, qui guérit le bégaiement dans un ordre d'idées plus élevé, mais à peu près de la même manière qu'un gymnasiarque instruit et intelligent change un choréique grêle et difforme en un homme bien conformé, agile et vigoureux (1).)

docteurs Fonteret et Passot, membres de la Société nationale de médecine de Lyon, — sur la Méthode employée pour la cure du bégaiement et de tous les autres vices de prononciation, par M. Chervin aîné, officier d'Académie. — 1863.

(1) *Rapport officiel de la commission instituée par le sénateur préfet du Rhône* pour l'examen de la Méthode curative du bégaiement de M. Chervin aîné, officier

III

La Société nationale de Médecine de Lyon, consultée par le Conseil général du Rhône, répondit ce qui suit :

« Arrivant à l'appréciation que nous avons à émettre sur la Méthode Chervin, nous vous dirons, Messieurs, qu'elle nous a paru reposer sur des bases solides et rationnelles, qu'elle est actuellement une méthode complète, raisonnée, intelligente et donnant des résultats sérieux. Elle a pour but le redressement et le developpement régulier des agents de la parole ; ses exercices de langage, bien choisis et bien gradués, sont exécutés avec facilité et avec ensemble ; les élèves dont nous avons suivi le traitement parlaient, à la fin de leur *Cours de prononciation*, un langage surveillé, mais correct et facile, qui se fortifie ensuite par habitude, devient précis, naturel, sans trace d'efforts, comme nous l'avons constaté chez les anciens élèves revus par nous, plusieurs années après leur traitement.

« Le cours dure vingt jours et comprend trois périodes : pendant la première, l'élève est soumis à un silence complet ; ce temps est employé à rompre

d'Académie. Membres de la commission : M. L. Aubin, inspecteur de l'Académie de Lyon, chevalier de la Légion d'honneur ; M. le docteur Gubian, président de la Société nationale de Médecine de Lyon, chevalier de la Légion d'honneur ; M. l'abbé Hyvrier, supérieur de l'Institut des Chartreux, chevalier de la Légion d'honneur ; M. Valois, ancien magistrat, président de la Société d'instruction primaire du Rhône, officier de la Légion d'honneur. — 1866.

avec la mauvaise habitude. Pendant la deuxième, l'élève parle, mais lentement, posément, méthodiquement ; ce temps est employé à contracter un langage facile et naturel. Pendant la troisième, l'élève parle couramment, non aussi vite que ceux qui courent, mangent leurs mots ou bredouillent, mais comme toutes les personnes qui ont fait un apprentissage de la parole, c'est-à-dire comme les personnes qui parlent bien ; cette période est employée à fortifier la nouvelle manière de parler et à la rendre durable.

Elle conclut :

1º La Méthode Chervin est facile et très expéditive. 2º Elle donne des résultats durables. 3º Elle mérite d'être approuvée et recommandée à toute la sollicitude du Conseil général, qui, en accordant une allocation à son auteur, rendra un vrai service aux bègues indigents (1).)

IV

Le Comité pour l'Instruction publique à l'Exposition internationale de Lyon, se résume ainsi au sujet des bègues et de la Méthode qu'il a eu à examiner :

(Tous ces pauvres infortunés qui ne pouvaient, il y a quelques jours, articuler un seul mot sans

_____

(1) *Rapport officiel à la Société de médecine de Lyon,* par ses délégués : MM. les docteurs Passot, Fonteret et Marduel ; rapport demandé par le Conseil général du Rhône, 1872.

rencontrer plus ou moins de difficulté parlaient aujourd'hui avec facilité ; grimaces et conforsions avaient disparu, et l'expression de tristesse avait fait place à celle de la joie qui rayonnait sur tous les visages. M. Chervin voulut bien donner à la Commission un résumé de toutes les leçons : depuis *la pose de la voix, les sons séparés, les sons liés, les voyelles, les consonnes, les syllabes, les mots, les phrases,* jusqu'à *la lecture, la récitation* et *l'improvisation.*

Le Comité a ensuite entendu plusieurs anciens élèves de M. Chervin, une dizaine au moins, dont la guérison remonte à plus de dix ans. Ces élèves, fort connus à Lyon, se sont exprimés avec beaucoup de facilité ; tous témoignent en faveur de la bonté de la Méthode (1).

V

Les lignes suivantes sont extraites du cinquième et dernier rapport lyonnais ; ce raport

(1) *Rapport officiel* du *Comité pour l'Instruction publique à l'Exposition internationale de Lyon,* rapport demandé par M. le Président de l'Exposition. Membres du Comité : M. D. Girardon, professeur à l'École La Martinière et à l'École des Beaux-Arts, directeur de l'Enseignement de la Société d'Enseignement professionnel du Rhône ; M. Lang, ancien élève de l'Ecole Polytechnique, professeur à l'Ecole Centrale Lyonnaise, directeur de la Société d'Enseignement Professionnel du Rhône. M. Goybet, principal de l'Ecole La Martinière ; M. A. Girardon, ancien élève de l'Ecole Polytechnique, Professeur à l'Ecole Centrale Lyonnaise et à l'Enseignement professionnel ; M. le docteur Soulier, médecin des Hôpitaux de Lyon, Rapporteur. — 1872.

s'adresse au Comité pour l'Instruction publique de la deuxième Exposition internationale de Lyon.

(Ainsi, Messieurs, vous avez vu ces malheureux, les uns de vrais muets, les autres de vrais aboyeurs ; d'autres poussant leur langue comme des épileptiques ou des maniaques. Vous avez vu, le 24 juin, ces malheureux de tout âge, dont quelques-uns essayaient durant vingt et même quarante-cinq secondes de prononcer une syllabe ou d'émettre un son articulé.

(Vous les avez vus, le 11 juillet, vingt jours plus tard, lisant, récitant, parlant, répondant, racontant ce que vous leur faisiez improviser, sans que vous puissiez trouver dans leur langage rien que de très ordinaire ; si ce n'est une légère apparence du rhythme naturel, qui a servi à faciliter leur guérison et dont ils ont gardé une instinctive habitude.

(Vous avez vu avec quel intérêt les élèves se suspendaient aux lèvres de leurs patients et dévoués professeurs, comment ils trouvaient dans leurs yeux et leur physionomie l'indication et le guide de tous les organes mis en jeu.

(Vous avez constaté que, dans cette infirmité purement nerveuse (et la preuve en est qu'elle guérit sans opération et qu'une opération ne la guérit pas), il n'y avait que des troubles fonctionnels dont le traitement a été institué à l'aide d'exercices bien ordonnés des différents organes en désarroi, depuis le système nerveux de la vie de relation (intelligence, sensibilité, volonté), jusqu'à la pose générale de la voix, la respiration, l'émission et l'articulation des sons, etc. Vous avez constaté que, dans le traitement comme dans la maladie, le professeur avait su trouver l'unité dans la variété ; qu'après l'exercice isolé des différents organes, il les exerçait tous ensemble et arrivait même à exercer ensemble les différents élèves.

Le rapporteur continue:

C'est une méthode basée sur la physiologie des organes de la voix, leurs phénomènes physiologiques et leurs rapports entre eux ; c'est une méthode d'autant meilleure qu'elle repose sur des bases plus solides, c'est-à-dire plus logiques, plus scientifiques et plus pratiques, qu'elle est graduée, qu'elle sait intéresser, captiver l'élève et l'entraîner sans le fatiguer, enfin que les effets de son application *sont durables* (1).

(1) *Rapport officiel du Comité pour l'Instruction publique à la 2ᵉ Exposition internationale de Lyon*, rapport demandé à M. le Président de l'Exposition. Membres du Comité. M. Poncin, chef d'institution; Président. M. Bellin, docteur en droit. M. Berchoud fils, docteur en médecine. M. Burdin, architecte. M. Sarret, pharmacien. M. Jutet, docteur en médecine, rapporteur. — 1873.

PARIS

I

En août 1866, à la suite d'un rapport de M. Charles Robert, secrétaire général du ministère, M. Duruy, ministre de l'Instruction publique, adressait les lignes suivantes à M. Chervin :

J'ai pris connaissance de la Méthode curative du bégaiement dont vous êtes l'auteur et des résultats qu'elle a produits ; je ne puis que vous féliciter, Monsieur, des succès obtenus.

L'année suivante, un arrêté ministériel allouait une subvention à M. Chervin pour lui venir en aide dans la création de l'*Institut des bègues de Paris.*

II

En 1874, M. le maire du XVIe arrondissement chargeait une commission spéciale (1) de

______

(1) *Rapport officiel à M. le maire du XVIe arrondissement de Paris*, sur l'enseignement suivi à l'*Institution des Bègues de Paris.* Membres de la Commission : M. Aubert, chef d'Institution, membre du Conseil supérieur de l'Instruction publique, adjoint au maire du XVIe arrondissement; M. le Dr O. Larcher, lauréat de l'Institut de France et de l'Académie de Médecine de Paris, etc. —1874.

lui présenter un rapport sur l'*Institution des Bègues de Paris*.

Voici ce qu'on lit dans ce rapport :

Que, d'une part, le commandement soit vague, indécis, troublé, les organes vocaux manqueront d'ensemble dans l'exécution, et la parole sera hésitante, saccadée, difficile. Que, d'autre part, le jeu du soufflet qui doit faire vibrer les cordes vocales soit irrégulier, que la glotte se ferme trop tôt ou trop tard, que la langue et les lèvres soient inhabiles à occuper les différentes positions qui leur sont propres, la parole se produira mal ou ne se produira pas. Partant de ces données, les conditions du traitement du bégaiement sont ramenées à ceci : discipliner la pensée aussi bien que les appareils respiratoire, phonateur et articulateur, qui composent l'instrument vocal. Or, M. Chervin y arrive précisément en habituant l'esprit à la réflexion, au discernement et au commandement, et, d'autre part, en ramenant tous les organes de la parole à leur fonctionnement naturel.

Dans cette Méthode, où tout est emprunté à la nature, et où tout parle à l'intelligence, le maître pour être mieux compris, exécute tous les exercices qu'il démontre à ses élèves. Aussi l'entend-on souvent répéter : « Regardez moi, écoutez-moi et faites comme moi ». C'est un enseignement vivant, auquel il faut assister pour en comprendre les secrets et les ressources, et dont, par conséquent, nous n'essayerons pas ici de donner l'exposé complet.

Les procédés de la Méthode-Chervin sont : la lecture, la récitation et la conversation, pratiqués avec la plus grande attention dans des exercices de langage, gradués, variés et nombreux, présentant à résoudre toutes les difficultés qui sont propres aux bègues.

Ces exercices se composent d'un mélange habile de voyelles, de consonnes, de modulations hautes, basses, brèves, prolongées, coupées par des pauses bien ménagées, qui soutiennent la voix et éclairent la phrase. L'ensemble de ces exercices forme un Enseignement complet, que l'auteur a réussi à rendre accessible à toutes les intelligences.)

III

Le 19 mai 1874, M. le Préfet de la Seine écrivait la lettre suivante au Président de l'Académie de médecine :

J'ai besoin d'être éclairé par une autorité dont la compétence ne puisse être contestée sur la méthode suivie par M. Chervin et sur les services que cet enseignement peut rendre aux enfants et aux adultes de nos Ecoles.

Pour répondre à ce désir, l'Académie nomma une Commission (1) qui lui fit un rapport dont sont extraits les passages suivants :

Voyons en quoi consiste la Méthode Chervin.
Nous avons établi que le trouble de la fonction

(1) *Rapport officiel à l'Académie de médecine par la commission instituée sur la demande de M. le Préfet de la Seine* pour l'examen de la Méthode de traitement des Bègues, de M. Chervin. Membres de la Commission : MM. Bou-

respiratoire au moment de la phonation constituait
un des éléments principaux du bégaiement ainsi que
l'état choréique de l'appareil musculaire qui con-
court à l'articulation des mots. Le but de la méthode
doit donc consister à régulariser la respiration dans
ses deux temps, à prolonger l'expiration de manière
à permettre l'articulation d'une phrase entière sans
arrêt, à combattre l'état choréique de l'appareil musculaire, et enfin à enseigner les positions normales
de la langue et des lèvres, les degrés d'ouverture
de la bouche dans la prononciation des lettres, des
syllabes et des phrases. Comme complément enfin,
elle enseigne à donner aux phrases le ton et l'expression.

Les bègues ne bégaient pas en chantant ; c'est que
le chant est une gymnastique de la respiration et
des organes de la phonation qui sont soutenus et
guidés par le rythme. C'est la gymnastique qui
constitue la base du traitement de M. Chervin. Gymnastique respiratoire d'abord, puis gymnastique
musculaire ; or, la gymnastique est un des traitements les plus efficaces de la chorée.

Après un silence complet, qui doit précéder le
traitement pour laisser reposer les organes et rompre
les habitudes vicieuses, le traitement débute par des
exercices de respiration, suivis d'exercices de prononciation des voyelles qui commencent à proprement parler la gymnastique des organes de la pho-

vier, officier de la Légion d'honneur, médecin honoraire
des hôpitaux ; Hervez de Chégoin, officier de la Légion
d'honneur, chirurgien honoraire des hôpitaux ; Baillarger, chevalier de la Légion d'honneur, médecin de la
Salpêtrière ; Moutard-Martin, chevalier de la Légion
d'honneur, médecin de l'hôpital Beaujon, rapporteur. —
Séance du 25 août 1874.

nation articulée, et c'est alors que commence aussi la démonstration des positions que doivent occuper la langue et les lèvres, la forme que doit prendre la bouche dans l'émission de chaque lettre de l'alphabet. A ces premiers exercices, succèdent les assemblages de lettres, voyelles et consonnes, dans les différentes positions respectives qu'elles peuvent occuper ; enfin, les mots et les phrases avec l'intonation et l'expression qu'elles comportent.

La base de ces exercices est l'imitation. Le professeur exécute tout ce qu'il demande, respire avec ses élèves, émet des sons avec eux, prononce les phrases qu'ils répètent en même temps que lui. Il est pour eux l'instrument qui guide et qui soutient le chanteur.

La durée du traitement par la méthode de M. Chervin, est très courte, et votre Commission a été surprise des résultats obtenus en aussi peu de temps ; il faut ajouter toutefois que si le cours ne dure que vingt jours, ces vingt journées sont bien remplies. M. Chervin tient ses élèves depuis huit heures du matin jusqu'à six heures du soir ; il leur donne quatre heures de leçons par jour, et, pendant quelques jours, ils doivent garder un silence complet, afin de ne pas retomber dans leurs habitudes vicieuses.

La courte durée du traitement constitue un des caractères principaux de la méthode. Elle offre un avantage très grand, c'est que, si les élèves se fatiguent par une grande assiduité continue pendant vingt jours, ils n'ont pas le temps de se décourager ; ils voient leurs progrès, ils les sentent, et l'espoir d'être prochainement délivrés d'une fâcheuse infirmité les maintient.

Mais les rechutes ne sont-elles pas plus à craindre après un traitement d'aussi courte durée ? Votre Com-

mission a pu voir un certain nombre d'anciens élèves
de M. Chervin, guéris depuis plusieurs années, parlant
parfaitement et sans hésitation.

M. Chervin commençant un cours le 6 juillet dernier ; vos commissaires se sont fait présenter tous
les élèves qui devaient suivre ce cours, et ont constaté
leur état avant tout traitement. Nous avons observé
et interrogé seize malades présentant tous les degrés
du bégaiement et même de simples vices de prononn-
ciation ; l'âge variait de neuf à trente ans ; toutes les
conditions sociales étaient représentées, et, suivant
la loi commune, il n'y avait que deux élèves du sexe
féminin. Parmi les hommes, deux avaient été réformés pour cause de bégaiement. Une jeune fille de
dix-huit ans, porteuse de pain, avait cette forme de
bégaiement que l'on a appelé *muet*.

Nous avons assisté à plusieurs leçons, et le dernier
jour nous avons revu et interrogé chacun des élèves
qui avaient suivi le cours ; ils étaient restés quinze.

Sur les quinze, quatorze parlaient couramment,
facilement, avec expression, mais quelques-uns en
rythmant les mots et les phrases. Une des deux
femmes, quoique très améliorée, n'était pas encore
guérie ; mais elle est Alsacienne, elle comprend diffi-
cilement le français et ne sait pas lire ; ce qui com-
plique le traitement.

Vendredi dernier, 21 août, nous avons revu sept de
ces élèves, dont le cours est terminé depuis un mois,
parmi eux l'Alsacienne dont nous venons de parler
et dont l'état s'est notablement amélioré ; la porteuse
de pain, qui était muette, et les cinq autres parlaient
absolument bien. Les sept autres ont répondu par
écrit qu'ils étaient guéris et satisfaits.

Ces résultats, très concluants, sont complètement
confirmés par ceux qui sont consignés dans de nom-

breux rapports faits par des Commissions médicales, et quelquefois médicales et pédagogiques, sur les cours de M. Chervin, à Lyon, à Bordeaux, à Marseille, au Mans, à Bruxelles, etc.

En présence des faits dont elle a été témoin, votre Commission vous propose de répondre à M. le Préfet :

1° Qu'au point de vue scientifique, la méthode de traitement des bègues de M. Chervin est rationnelle ;

2° Qu'elle produit des résultats très remarquables, et qu'elle peut rendre des services signalés ;

3° Qu'un de ses avantages importants est la promptitude des résultats qui paraissent se maintenir, comme la Commission l'a constaté sur un certain nombre de sujets ;

4° Qu'il y a lieu de l'encourager et de l'aider dans le bien qu'elle est appelée à accomplir.

Ces conclusions, mises successivement aux voix, ont été adoptées dans la séance du 25 août 1874.

IV

Depuis cette époque, l'Académie de Médecine a, dans sa séance solennelle du 10 décembre 1895, accordé à M. le docteur Chervin une récompense de deux mille francs pour sa méthode et la première édition du présent volume. Le docteur Laveran, directeur de service de santé du 1er corps d'armée, ancien professeur du Val-de-Grâce, une des gloires de la Médecine militaire et de la science française, qui était rapporteur de la commission pour le prix Adrien Buisson (1), s'exprime ainsi :

De nombreux témoignages confirment les beaux succès obtenus par la Méthode Chervin. Dès 1874, une commission de l'Académie de Médecine constatait les résultats remarquables obtenus par M. Chervin dans le traitement des bègues, et, depuis lors, l'excellence de la méthode n'a pas cessé de s'affirmer.

(1) Le Prix Adrien Buisson doit être décerné tous les trois ans, « à l'auteur des meilleures découvertes ayant pour résultat de guérir des maladies reconnues jusque-là incurables ».

V

Enfin, le 24 juin 1875, M. le Ministre de la guerre adressait à M. Chervin la lettre qu'on va lire :

MONSIEUR,

Sur la demande que vous m'en avez faite, j'ai invité le Conseil de santé des armées à examiner votre méthode curative du bégaiement et à se prononcer sur sa valeur.

Le Conseil de santé, après avoir suivi l'enseignement de vos cours et constaté l'état des malades avant et après le traitement, n'a pu s'empêcher de reconnaître les remarquables résultats que vous avez obtenus, et il s'associe pleinement aux éloges accordés à votre méthode par diverses Sociétés savantes et notamment par l'Académie de Médecine de Paris.

Je suis heureux d'avoir à vous faire part de l'avis favorable de ce Comité et de vous en exprimer mes sincères félicitations.

VI

Dans sa séance publique annuelle du 23 décembre 1895, l'Institut de France (Académie des Sciences), sur le rapport de M. le Dr Bouchard, professeur à la Faculté de Médecine de Paris, a accordé une Mention honorable, sur le prix Lallemand (1), à M. le Dr Chervin, pour son volume intitulé : *Bégaiement et autres maladies de la parole.*

(1) Le Prix Lallemand est destiné, suivant les intentions de son fondateur, à récompenser ou encourager les travaux relatifs au système nerveux dans la plus large acception du mot.

MARSEILLE

Trois rapports ont été officiellement rédigés sur la Méthode Chervin, en 1869, 1873 et 1874 ; on y remarque les passages que voici :

I

M. Peyrot, inspecteur d'Académie, rapporteur, s'exprime ainsi au Conseil municipal de Marseille :

Le cours municipal à l'usage des bègues a complètement répondu aux promesses de M. Chervin et aux espérances du Conseil municipal.

Il continue :

Le système de M. Chervin, par sa simplicité et ses résultats, est un véritable bienfait pour l'humanité (1).

(1) *Rapport officiel à MM. les Membres du Conseil municipal de Marseille*, par M. le docteur Boyer, adjoint, chevalier de la Légion d'honneur; M. Guibert, avocat, membre du Conseil municipal ; M. Peyrot, inspecteur d'Académie, chevalier de la Légion d'honneur, rapporteur,— sur le Cours de prononciation à l'usage des bègues, subventionné par le Conseil municipal et professé par M. Chervin aîné, officier d'Académie, directeur-fondateur de l'Institution des bègues de Paris. — 1869.

II

Un peu plus tard, M. le docteur Izoard, adjoint au maire de Marseille, se résume de la manière suivante devant ses collègues de la commission des sciences et arts du Conseil municipal :

M. le professeur Chervin vient de nouveau faire bénéficier notre population des avantages de sa méthode pour le traitement des bègues. Cette méthode, pour laquelle il a mis en application des études anatomiques et physiologiques approfondies sur les causes du bégaiement, a déjà donné des résultats surprenants consignés dans de nombreux rapports publiés par les commissions instituées pour les constater. Elle consiste surtout dans l'application méthodique et raisonnée d'exercices dressés par lui et gradués de façon à vaincre en peu de jours cette difficulté du langage, qu'il fait remonter à une cause plutôt morale que physique, et à donner à la parole l'ordre, le rythme, la régularité qui font défaut chez les bègues. Les départements du midi de la France, la statistique le constate, sont ceux où cette infirmité se rencontre le plus fréquemment. Le tempérament méridional donne à cette affection un caractère de persistance particulier ; néanmoins dans nos confins, comme dans le nord, les résultats sont identiques, et j'ai pu constater que les sujets qui pouvaient à peine articuler quelques mots, au prix des plus grands efforts, ont acquis, en vingt jours de leçons, une facilité de langage qui ne laisserait pas douter qu'ils ont jamais bégayé(1).

III

Enfin, la Société nationale de médecine de Marseille, consultée par M. le Préfet des Bouches-du-Rhône au nom du Conseil général, termine ainsi son appréciation par l'organe du Dr Pauchon :

Les malheureux qui au début du cours pouvaient à peine prononcer deux mots sans grimacer horriblement, lisaient et parlaient, après vingt jours de traitement, avec autant de facilité que s'ils n'avaient jamais bégayé. Toutefois, il faut noter que le succès n'était pas aussi marqué chez tous. Ceux qui, doués d'une intelligence développée et d'une instruction plus grande, avaient plus que les autres le désir de se débarrasser de leur infirmité, avaient obtenu des résultats plus rapides et plus complets.

En quoi consiste la Méthode Chervin ? D'abord elle rejette absolument l'emploi de tout moyen mécanique. Elle se propose, au début du traitement, de faire oublier au bègue son défaut en le soumettant au silence absolu, c'est-à-dire en mettant les organes malades au repos. Puis il apprend à articuler successivement des lettres, des syllabes, des périodes d'une manière lente et mesurée en coupant les phrases et

(1) *Rapport officiel à la Commission des sciences et arts du Conseil municipal de Marseille*, par le docteur Izoard, adjoint au maire, ex-interne des hôpitaux de Marseille, 1873.

en débutant toujours par une inspiration normale.
Les mouvements cadencés de la main, gestes naturels accompagnateurs, ne sont qu'un accessoire, et
M. Chervin ne les emploie qu'au commencement des
leçons. Enfin l'*imitation* joue un grand rôle dans cette
méthode, puisque le professeur articule lui-même
chaque lettre ou chaque mot que les élèves répètent
avec lui. De plus, et surtout au début, l'émission de
la voix doit se faire nettement et lentement.

En résumé, ce qui caractérise la Méthode Chervin,
ce qui en fait la supériorité, c'est son *éclectisme :* elle
a emprunté à toutes les autres méthodes gymnastiques ce qu'elles avaient de bon et leur a donné une
forme nouvelle éminemment pratique. M. Chervin a
eu aussi le très grand mérite de réunir dans une
série de leçons les exercices destinés à appliquer les
différents préceptes qui font la base de sa méthode.

La Société de Médecine donne sa haute approbation à la méthode de M. Chervin (1).

---

(1) *Rapport officiel à la Société nationale de médecine de
Marseille* sur la nature du bégaiement et son traitement
par la Méthode Chervin, par M. le docteur Pauchon. —
Membres de la Commission : M. le docteur Chapplain,
chirurgien en chef des hôpitaux, professeur adjoint de
Clinique chirurgicale à l'Ecole de médecine, chevalier de
la Légion d'honneur ; M. le docteur Bousquet, membre
de la Société nationale de médecine ; M. le docteur Pauchon, rapporteur, bibliothécaire-archiviste de la Société
nationale de médecine, lauréat de la Faculté de médecine de Paris (Rapport demandé par M. le Préfet). —
1874.

LE MANS

I

Sur l'invitation de M. le Préfet, la Société de médecine de la Sarthe nomma une commission (1) pour examiner la Méthode Chervin.

Il nous a été possible, cette fois, de juger l'ensemble des moyens qui constituent la Méthode Chervin.

Les muscles de la poitrine, rompus par un sage exercice, se laissent surmonter ; le thorax fonctionne plus régulièrement, le type respiratoire, de costo-supérieur, devient abdominal. L'inspiration est faite profondément, elle est puissante, et, pendant qu'elle s'accomplit, la bouche s'entr'ouvre largement, l'air arrive à pleins poumons.

Cette gymnastique, très intelligemment et très habilement variée, surmonte la raideur des muscles ou leur chorée, permet enfin à la langue et aux lèvres de se mieux prêter aux différentes positions que réclame la bonne articulation du langage.

Par la variété, le bon choix des exemples, l'élève arrive insensiblement à la bonne prononciation. Peu à peu, sans violence, le langage redevient net et clair.

C'est donc une méthode rationnelle, sans grande difficulté d'exécution, fondée sur une longue et consciencieuse étude du bégaiement.

(1) *Rapport officiel de la Société de Médecine de la Sarthe* sur la Méthode Chervin, par une commission composée de MM. les docteurs Jules Le Bêle, président ; Bodereau, Bourdy, rapporteur. — 1872.

II

M. le Maire du Mans chargea également une commission (1) d'apprécier la Méthode Chervin.

Nous avons visité trois fois les cours de M. Chervin, dit M. le docteur Lizé, rapporteur.

1re *Visite*. — La première visite a été consacrée à un examen minutieux des élèves, que nous avons tour à tour fait lire, réciter et converser.

2e *Visite*. — Notre seconde visite a eu lieu cinq jours après l'ouverture du cours ; elle a été pleine de douces émotions, car nous avons retrouvé les élèves parlant tous sans répétition, sans efforts et sans grimaces ; mais parlant lentement, desserrant les dents, remuant les lèvres, nuançant la voix et respirant à propos.

3e *Visite*. — A la fin du cours, qui dure 20 jours, nous sommes allés revoir une dernière fois les élèves. Nous les avons trouvés lisant et parlant tous facilement, posément, distinctement ; lisant et parlant surtout beaucoup mieux que dans certaines écoles, où les enfants ne savent guère qu'ânonner et bredouiller. Chez tous, il ne reste pas trace de bégaiement.

(1) *Rapport officiel adressé à M. le Maire du Mans sur le traitement des bègues par la Méthode Chervin*, par une commission composée de MM. les Drs Garnier et Lizé, rapporteur. — 1872.

VALENCE

En 1873, M. le docteur P. André, préfet de la Drôme, voulut s'assurer par lui-même des résultats obtenus par la Méthode Chervin et, après avoir suivi pas à pas les progrès des élèves, il adressa la lettre suivante au professeur :

Monsieur,

Je suis heureux de vous féliciter des succès que vous venez d'obtenir, sous mes yeux, dans votre *Cours de prononciation à l'usage des bègues*. Ces succès, qui sont déjà connus de tout Valence, vous assurent dans cette ville, où vous professez pour la première fois, la confiance des familles que vous avez su conquérir et justifier à Marseille, à Lyon, à Paris.

Les élèves que j'ai vu parler si péniblement et si mal, il y a vingt jours, avant tout traitement, s'expriment aujourd'hui avec aisance, facilité et naturel. Plus de syllabes répétées, étranglées, aboyées ; plus d'agitations nerveuses dans le visage, les bras, les jambes et tout le corps. Ce sont d'autres personnes ; la transformation est entière et des plus consolantes pour les amis de l'humanité. Aussi me trouverez-vous toujours très empressé à vous prêter tout mon concours auprès du Conseil général, dans la création des cours que vous projetez pour Valence. En attendant, je vous remercie bien sincèrement d'avoir admis gratuitement à vos leçons les élèves indigents présentés par l'Administration : ce sont là des services que j'apprécie et que je n'oublie pas.

Le Préfet de la Drôme,

Docteur ANDRÉ.

II

M. le Maire de Valence avait de son côté nommé une commission médicale (1) qui lui adressa un rapport où se trouvent les lignes suivantes :

Les moyens employés par M. Chervin, pour arriver si rapidement à un aussi beau résultat, ont été puisés dans l'éducation de la parole, la régularité de la respiration, et cela sans avoir recours à aucune espèce de moyen mécanique.

M. Chervin s'occupe de la pose de la voix, en suivant une méthode analogue, quant à la forme, à celle employée pour apprendre à lire.

C'est à son zèle, à sa surveillance, à sa douceur envers ses élèves, qu'il doit le succès de son application.

En résumé, la Méthode Chervin produit des effets remarquables.

(1) *Rapport officiel de la Commission médicale chargée par M. le Maire de Valence d'apprécier la Méthode Chervin.* Membres de la Commission : MM. les Drs Accarie fils, Gaillard et Leclercq. — 1873.

NIMES

La Commission médicale nommée par M. le Maire de Nîmes (1), après avoir à différentes reprises visité nos cours et constaté le succès complet chez tous les élèves, s'exprime ainsi sur la Méthode Chervin :

La Méthode Chervin présente, dans un ensemble aussi complet que possible, toutes les difficultés de notre prononciation et plus particulièrement les difficultés spéciales aux bègues ; elle les classe, elle dégage leur caractère et place en regard leurs exercices de langage ou exercices gymnastiques, qui doivent en triompher graduellement, lentement, mais sûrement.

Ces difficultés sont de trois sortes : physiologiques, psychologiques et morales.

Les difficultés physiologiques comprennent l'émission et la modification du son, enfin tout ce qui regarde l'instrument vocal.

Les difficultés psychologiques ont trait à tout ce qui concerne l'intelligence dans ses rapports avec le langage, elles embrassent ce qu'on appelle l'âme, le sentiment de la parole, et tiennent sous leur dépen-

(1) *Rapport officiel à M. le Maire de Nîmes* sur le Traitement des Bègues par la Méthode Chervin. — Membres de la Commission : MM. les Drs Ebrard, médecin en chef de l'Hôpital général; Mazel, membre du Conseil d'hygiène du Gard ; Miaulet, médecin en chef de la Maison Centrale; Luneau, rapporteur. — 1873.

dance les coupures de la phrase, les intonations et les inflexions diverses de la voix.

Les difficultés morales sont : les troubles de l'esprit, les émotions, les appréhensions, les défaillances de toutes sortes dans la parole.)

Les difficultés de la première classe, M. Chervin les surmonte en modifiant d'abord, chez ses élèves, le rythme respiratoire, en leur apprenant à respirer en parlant ; ensuite, en les forçant peu à peu, par des exercices bien dirigés, gradués et convenablement prolongés, à prononcer d'une manière régulière chacun des éléments dont se compose le langage ; les consonnes, les voyelles, les syllabes, les mots et les phrases.

Ces premières difficultés vaincues, l'élève, sans s'en rendre compte théoriquement, arrive par l'exemple, *l'imitation* seule du maître, à animer son langage, à lui donner l'expression qui en fait la beauté, enfin à rompre cette monotomie qu'on observe malheureusement trop souvent dans le discours.

Quant aux difficultés du troisième ordre, elles sont bientôt levées par la confiance que le professeur sait inspirer à ses élèves et par la direction morale qu'il exerce sur eux.

Ainsi chaque espèce de difficultés est combattue par des procédés de la même nature que la difficulté elle-même.)

TOULOUSE

La Société nationale de Médecine de Toulouse, sur l'invitation de M. le Préfet de la Haute-Garonne, a fourni deux rapports sur la Méthode Chervin, l'un en 1873, l'autre en 1876. Une commission municipale en a fait un troisième.

I

Dans le premier rapport, M. le Dr Tachard fait d'abord connaître l'état de chaque élève en particulier, lors de la première réunion de la commission, puis il s'exprime ainsi sur les deux réunions subséquentes :

Après dix jours de leçons, votre Commission se réunit de nouveau pour apprécier les résultats obtenus.

Tout d'abord, nous avons constaté un air de profonde satisfaction, de confiance et d'animation, chez tous ces jeunes gens, qui étaient si timides dix jours avant. Au lieu de fuir le regard des personnes de l'assistance, ils le cherchent, au contraire, et semblent nous provoquer à la conversation. Le changement est si remarquable, qu'il frapperait les yeux les moins observateurs; il dénote, à n'en pas douter, une amélioration dans l'état général de ces jeunes gens.

Un peu plus loin, le rapporteur continue :

Dans leur troisième réunion, les membres de votre Commission ont fait causer, lire et raconter chacun des sujets soumis à leur observation. Ils sont heureux de constater les faits suivants : en appliquant avec attention les principes de la Méthode Chervin, le bégaiement a disparu.

Voici comment, en peu de mots, il analyse la Méthode :

C'est par une gymnastique du thorax et des poumons, du larynx, de la langue et des lèvres, que M. Chervin, en forçant ses élèves à imiter constamment les mouvements qu'il fait et en maintenant l'attention par le rythme, arrive à guérir le bégaiement.

La Méthode Chervin est donc une méthode rationnelle, analytique d'abord, elle apprend au début à faire fonctionner isolément chaque appareil ; elle devient plus tard synthétique lorsque l'élève est devenu plus habile. La nature intime du bégaiement a démontré à M. Chervin l'inutilité des objets incommodes employés par ses prédécesseurs.

Quand il a bien appris à chaque organe les fonctions qu'il doit remplir, rien ne devient plus simple à l'élève que de parler nettement et correctement

Mais surtout ce qu'il faut bien remarquer, c'est que ce professeur habile exerce sur ses élèves une action constante ; convaincu, sans doute, que ses explications n'auraient jamais sur leur esprit la même influence qu'une démonstration, il fait lui-même la gymnastique qu'il enseigne.

Voici enfin ses conclusions :

Il résulte de ce qui précède que la méthode simple et rationnelle de M. Chervin est d'une grande efficacité pour atténuer d'abord et faire disparaître ensuite le bégaiement.

Il y a donc lieu de la propager et de l'enseigner, surtout dans le jeune âge.

Donc, tout en réservant l'avenir, sur lequel nous tâcherons de vous renseigner, nous pensons qu'il y a lieu de transmettre nos conclusions à M. le Préfet, d'attirer sa bienveillante attention sur les MM. Chervin, qui rendent service à l'humanité et à la science par leurs louables efforts (1).

II.

Dans son second rapport (2), l'auteur ne fait plus aucune réserve sur l'avenir :

Nous venons affirmer, devant vous, après trois ans d'expérience, dit-il à ses collègues, que la Méthode Chervin est excellente et qu'elle donne des résultats solides et durables.

Dans notre premier rapport nous vous disions que les malades qui avaient été soumis à notre examen étaient guéris à la fin du premier cours; nous sommes heureux de pouvoir vous annoncer que cette guérison ne s'est point démentie; nous avons revu trois jeunes gens traités en 1873, et nous pouvons

(1) *Rapport officiel à la Société de Médecine de Toulouse* sur la Méthode Chervin. — Membres de la Commission : MM. les Drs Naudin, chevalier de la Légion d'honneur; Marchand, directeur-médecin de l'Asile public des Aliénés, chevalier de la Légion d'honneur; Tachard, médecin-major à l'Hôpital militaire, rapporteur (Rapport demandé par M. le Préfet). — 1873.

(2) *Rapport officiel de la Société de Médecine de Toulouse* (par la *Commission* désignée plus haut). — 1876.

vous affirmer que leur infirmité n'existe plus ; qu'ils parlent nettement, correctement et sont aptes aujourd'hui à entretenir sans fatigue une longue conversation.

Il termine de cette manière :

La Commission de la Société nationale de Médecine de Toulouse, considérant la Méthode Chervin non comme un cours de bonne prononciation, mais comme un moyen de traitement d'une infirmité qui est assez grave pour motiver parfois l'exemption du service militaire, vous propose d'adresser le présent rapport à M. le Préfet de la Haute-Garonne et à M. le Maire de Toulouse, afin que ce cours soit regardé définitivement comme un cours d'utilité publique.

III

En 1873, sur la demande du Conseil municipal de Toulouse, la Commission de l'enseignement délégua quelques-uns de ses membres. Nous lisons les lignes suivantes dans le Rapport (1) :

Enfin, Messieurs, nous avons chaque jour sous les yeux un exemple bien fait pour nous convaincre : il s'agit d'un jeune homme employé à la mairie et qui a eu le bonheur de passer vingt jours (il n'en faut pas davantage) sous l'influence bienfaisante de la Méthode Chervin.

(1) Rapport officiel à MM. les membres du Conseil municipal de Toulouse par M. le Dr Cuson et M. Constans, professeur à l'Ecole de droit de Toulouse, adjoint chargé de l'Instruction publique. — 1873.

BORDEAUX

Trois rapports ont été rédigés, en 1874, sur la Méthode Chervin : un adressé au Conseil municipal et deux au Conseil général, par l'intermédiaire de M. le Préfet de la Gironde. Voici quelques extraits de ces rapports.

I

M. le Dr Métadier, au nom de la Commission d'instruction publique, fait, au Conseil municipal, un rapport dans lequel se trouvent les lignes suivantes :

Pour bien se rendre compte de la méthode de MM. Chervin, il faudrait avoir sous les yeux le volume qui contient leurs 250 exercices de langage. Ces exercices, gradués et variés avec beaucoup de soin, ont tous pour but de régulariser le jeu naturel des appareils respiratoire, phonateur et articulateur. C'est d'abord le premier de ces appareils qui est mis en mouvement, puis son action est associée à celle du deuxième pour produire les voyelles, puis enfin l'action des deux premiers appareils est associée à celle du troisième pour produire les consonnes. Cette manœuvre physiologique, habilement dirigée, produit immédiatement les plus heureux résultats. Il faut surtout, pour bien apprécier les leçons de MM. Chervin, voir le professeur à l'œuvre, donner en peu de mots l'explication de chaque mouvement, et l'exécuter lui-même ; soutenir l'attention des élèves, encourager les moindres succès, pour ramener la confiance et la tranquillité d'esprit ; faire parler posément, distinctement, pour laisser toujours au travail de conception un peu d'avance sur l'instrument vocal, voilà la méthode de MM. Chervin telle que nous pouvons la faire connaître dans un rapport administratif. J'ajoute cependant que le cours dure vingt jours, avec quatre heures de leçon par jour ; que les leçons ont lieu en commun ; que la présence des parents y est interdite, et que ces Messieurs n'aiment pas, pour la bonne direction de leurs leçons, à avoir un nombre d'élèves supérieur à dix (1).

II

L'Académie des Sciences, Belles-Lettres et Arts de Bordeaux, consultée par M. le Préfet de la Gironde, expose comme il suit la Méthode Chervin.

Le bégaiement étant dû à des causes bien connues et nettement accusées par les accidents qui l'accompagnent, est combattu par des exercices que l'on peut assimiler à une sorte de gymnastique à la fois morale, intellectuelle et physiologique. Cette gymnastique a pour but de rompre des habitudes vicieuses par le silence, qui procure aux organes de la parole un repos absolu, d'inspirer ensuite de la confiance aux élèves dans l'autorité du maître, enfin d'exercer graduellement les appareils de la respiration et de

(1) *Rapport officiel à MM. les Membres du Conseil municipal de Bordeaux*, par M. le Dr Métadier. — 1874.

la voix, à une prononciation nouvelle, exempte des défauts de l'ancienne.

Telle est la marche que suit M. Chervin dans l'éducation des bègues ; il fait surtout un usage heureux et nouveau de l'*imitation*, ce puissant levier que la nature elle-même nous indique dans les premières années de la vie ; l'imitation, qui remplace le désordre et la confusion des idées par l'ordre et la distinction des éléments de la pensée, qui dirige par l'attention et la volonté des mouvements de chaque organe dans l'expression de la pensée à l'aide de la parole, d'après les signes et sur les indications du maître.

Suivons les progrès du mal pour apprécier la valeur de la méthode. Quand le bégaiement a été produit par une émotion violente, comme la peur (ce qui est le cas le plus ordinaire), dans le siège de l'intelligence, il passe rapidement chez les agents secondaires de la parole et devient un trouble à la fois physiologique et moral, mais sans altération des organes, dont la science a toujours constaté la parfaite intégrité. C'est à la méthode qu'il appartient de rétablir l'équilibre en faisant disparaître les différences qui existent entre l'état morbide et l'état normal.

En terminant, le rapport propose et l'Académie approuve à l'unanimité les conclusions que voici :

1° De féliciter l'auteur de la précieuse découverte dont il a doté la société au double point de vue de la science et de l'humanité ; 2° de décerner à M. Chervin une médaille d'or en témoignage de son estime pour le mérite de l'œuvre qu'il a accompli ; 3° d'exprimer le vœu qu'une subvention convenable du Conseil départemental et du Conseil municipal permette la création d'un ou deux cours gratuits en faveur des bègues pauvres de la ville et du département ; 4° de recommander la méthode à MM. les Ministres de l'Intérieur et de l'Instruction publique pour que les Ecoles normales reçoivent le bienfait d'un enseignement qui aurait pour but de guérir tous les bègues de la France (1).

III

M. Liès-Bodart, inspecteur d'Académie, chargé aussi par M. le Préfet d'apprécier la Méthode Chervin, s'exprime en ces termes :

Vous avez bien voulu, M. le Préfet, me charger de vous faire un rapport sur les résultats obtenus à Bordeaux par M. Chervin, dans le traitement des bègues. Je vous remercie de cette mission qui m'a permis de voir à l'œuvre un véritable bienfaiteur de l'humanité.

J'ai assisté à différentes séances accompagné de M. Chaumeil, inspecteur primaire.

La dernière séance nous a très vivement intéressés. Au lieu des physionomies mélancoliques du premier

(1) *Rapport officiel à l'Académie des Sciences, Arts et Belles-Lettres de Bordeaux* sur l'Enseignement des Bègues de M. Chervin. — Membre de la Commission : M. le Dr Gintrac, directeur de l'Ecole de Médecine de Bordeaux, médecin à l'hôpital Saint-André, officier de la Légion d'honneur ; M. le Dr Oré, professeur à l'Ecole de Médecine de Bordeaux, chirurgien de l'hôpital Saint-André, chevalier de la Légion d'honneur : M. Valat, ancien recteur d'Académie (Rapport demandé par M. le Préfet). — 1874.

jeur, nous avons trouvé des visages gais et animés.
Tous les élèves semblaient impatients de nous montrer l'amélioration merveilleuse de leur état, sinon
leur guérison complète. On a lu, récité, improvisé,
sans donner aucun signe de bégaiement. La lecture
et la parole ont une certaine lenteur, qui disparaît à
la longue. Nous avons pu le constater chez trois
anciens élèves de M. Chervin, présents à la séance
Nous en sommes heureux, car nous avions craint
que les mauvaises habitudes des élèves ne reprissent
le dessus et que le fruit du traitement ne se perdît
insensiblement. Il n'en est pas ainsi et, en s'observant
un peu, les élèves de M. Chervin s'affermissent et ils
arrivent à parler naturellement et sans effort.

Quels sont les moyens employés par M. Chervin ?
Nous n'hésitons pas à dire qu'ils sont *exclusivement
pédagogiques*. Régulariser les mouvements respiratoires par une gymnastique graduée et bien entendue ; obtenir un débit facile par une lenteur mesurée,
une prononciation nette par l'articulation accentuée
des mots ; inspirer confiance aux élèves en leur
montrant les ressources de leurs organes et la puissance de leur volonté, telle est l'essence de la méthode.
C'est une puissante méthode de prononciation et
d'élocution qui pourrait être appliquée dans toutes
les écoles, non seulement avec les bègues, mais aussi
avec tous les élèves et pour tous les défauts de prononciation (1).

(1) *Rapport officiel à M. le Préfet de la Gironde* sur
l'Enseignement des Bègues, de M. Chervin, par M. Liès-
Bodart, inspecteur d'Académie, ancien professeur de
chimie à la Faculté des sciences de Strasbourg, officier
de la Légion d'honneur. — 1874.

NANTES

M. le Préfet de la Loire-Inférieure chargea, en 1874, deux Commissions spéciales d'expérimenter, chacune de leur côté, la Méthode Chervin.

I

La Commission pédagogique (1) qui se préoccupa surtout de ce qui a trait à la méthode même, répondit à M. le Préfet que :

L'enseignement des Bègues professé par M. Chervin, se compose d'*exercices de langage* oral. Ces exercices gradués, variés et nombreux, embrassant toutes les difficultés communes aux bègues, sont proposés à l'imitation des bègues dans le but de ramener à l'état normal l'instrument vocal, l'instrument intellectuel et l'instrument moral : parce que, pour parler, il faut du calme dans l'esprit, des pensées bien coordonnées, et un instrument obéissant pour les traduire.

La Méthode suivie dans cet enseignement est donc *imitative* et *éducative ;* elle est aussi *naturelle* et *intel-*

(1) *Rapport officiel à M. le Préfet de la Loire-Infé, ieure,* sur la Méthode Chervin, par une *Commission pédagogique,* composée de M. Pineaux, inspecteur de l'instruction primaire, officier d'Académie ; M. Livet, chef d'institution, officier de l'Instruction publique ; et du Frère Dominatoris, directeur des Ecoles chrétiennes de Nantes, officier d'Académie. — 1874.

ligente, en ce que ses procédés sont empruntés à la nature et qu'ils s'adressent à l'intelligence.

Ces procédés sont : la lecture, la récitation et la conversation, tantôt à haute voix, à demi-voix, ou à voix basse ; tantôt ensemble ou séparément, mais toujours avec *entrain, attention* et *précision.* Nous ferons remarquer que ces trois derniers mots caractérisent tout l'enseignement. En effet, l'entrain est au moral ce que l'attention est à l'esprit, et la précision, à l'appareil vocal.

L'enseignement des bègues a donc sa théorie et sa pratique, comme tous les autres enseignements ; mais sa théorie n'est utile qu'au professeur et seulement pour éclairer sa route qui doit être parcourue lentement, prudemment, intelligemment. Pour les élèves, l'enseignement est entièrement pratique.

Nous ne pouvons pas, dans un simple rapport, entrer dans beaucoup de détails ; cette marche nous conduirait trop loin, et d'ailleurs elle ne nous est pas demandée. De plus, pour tout ce qui est de la diction, les préceptes ne sont rien sans l'exemple : or l'exemple ici c'est le maître. On ne peut donner par écrit qu'une exposition bien vague de la Méthode Chervin, et il faut avoir vu et entendu pour se faire une idée de son application.

Mais ce qui précède indique suffisamment que, là encore, plus que dans tout autre enseignement, l'influence morale du maître a une large part dans le succès.

II

La Commission médicale s'exprime ainsi dans son rapport :

Les résultats constatés par la Commission sont vraiment remarquables :

Nous ne pouvons donner dans ce rapport des détails particuliers sur chacun d'eux; nous ne saurions toutefois omettre de parler d'une petite fille de dix ans qui n'assistait pas à la première séance. Cette enfant ne pouvait articuler quelques syllabes sans les plus grands efforts et on avait été forcé de la renvoyer du catéchisme, qu'elle troublait par les grimaces que ses efforts lui faisaient faire. A la fin du cours elle pouvait parler et lire sans hésitation, et votre Commission l'a entendue réciter un morceau de poésie assez long en lui donnant à propos les intonations les plus délicates, tant elle était devenue maîtresse de ses moyens.

En entendant parler les bègues et les observant attentivement, on constate qu'il existe chez eux un trouble fonctionnel de l'appareil coordinateur qui, à l'état normal, établit le rapport et l'harmonie entre la pensée et le moyen d'expression qu'on appelle la parole ou voix articulée.

Par une gymnastique rythmique s'adressant aux différents appareils qui concourent à la production de la parole, on fait rentrer les divers actes qu'ils exécutent sous l'empire de la volonté, et ces actes accomplis d'abord lentement, puis avec une vitesse progressivement croissante, finissent, sous l'influence dc l'habitude, par s'exécuter régulièrement sans que le sujet ait besoin de s'en préoccuper.

M. Chervin laisse d'ailleurs à ses élèves, en les quittant, une série de préceptes faciles à suivre, par l'observation desquels ils peuvent rendre permanents et définitifs les excellents résultats obtenus dans l'espace de vingt jours.

Trois anciens élèves, traités dans le courant de l'année dernière, sont venus le démontrer à la Commission, en lisant et conversant devant elle sans le moindre défaut de prononciation.

De ce qui précède on est autorisé à conclure que la Méthode Chervin n'a rien de conventionnel, rien d'imposé ; c'est une méthode naturelle qui amène l'élève à redresser son instrument vocal pour le développer, le perfectionner, en d'autres termes à mettre en jeu ce qu'il a de ressources physiologiques et psychologiques pour lui faire produire tout ce dont il est capable. On comprend dès lors qu'on n'arrive pas à ce résultat sans guide et sans efforts ; on comprend aussi que le guide, le modèle, l'exemple, c'est la parole vivante du maître et que des leçons écrites seraient sans aucune efficacité.

(1) *Rapport officiel à M. le Préfet de la Loire-Inférieure,* par une *Commission médicale* composée de M. Pihan-Dufeillay, directeur de l'Ecole préparatoire de Médecine et de Pharmacie de Nantes, chevalier de la Légion d'honneur, officier de l'Instruction publique; M. Patoureau, chirurgien en chef de l'Hôtel-Dieu, et M. Malherbe, médecin en chef de l'Hôtel-Dieu, professeur de clinique médicale, officier d'Académie, rapporteur. —1874.

LILLE

Lille compte trois rapports officiels sur la Méthode Chervin : en 1875, un rapport médical et un rapport pédagogique ; en 1876, un rapport médical.

Les deux rapports médicaux ont été demandés par M. le Préfet au nom du Conseil général ; le rapport pédagogique a été demandé par M. le Recteur de l'académie de Douai.

Les deux rapports médicaux étant de la même commission et du même rapporteur, ils se complètent l'un l'autre, et il convient de les examiner successivement l'un après l'autre, sans interruption, et de prendre ensuite le rapport pédagogique.

I

Le Dr Wannebroucq, rapporteur, fait connaître les visites qui ont été faites le jour de l'ouverture et le jour de la clôture du cours de M. Chervin ; il ajoute ensuite que les mêmes élèves ont été revus trois mois après leur traitement (1).

En définitive, l'expérience a paru à la Commission entièrement concluante. La méthode de M. Chervin

(1) *Rapport de la Commission instituée par M. le Préfet du Nord sur la demande du Conseil général.* Membres de la

est rapide et répond à toutes les indications d'un
traitement rationnel. Il a compris que les désordres
de motilité qui se produisent dans l'acte de la parole
chez le bègue ne sont pas circonscrits dans tel ou tel
organe en particulier, mais qu'ils s'étendent ou peuvent s'étendre à tous les agents musculaires qui
entrent en jeu dans l'émission correcte des sons articulés. Il a reconnu, comme l'admettent aujourd'hui
tous les hommes qui ont quelque compétence en cette
matière, que le bégaiement est caractérisé par une
incoordination des mouvements si multiples qui concourent à la phonation articulée. Ayant pour point
de départ ces sérieuses notions scientifiques, il a
écarté ces traitements sans nombre, les uns presques
légendaires, d'autres bizarres, certains déraisonnables
et presque sauvages, pour s'attacher à une thérapeutique rationnelle dont la base est essentiellement
une gymnastique, une sorte d'entraînement, appliquée à chacun des appareils dont les fonctions faus-
sées et désordonnées jettent le trouble dans l'équilibre des phénomènes phonétiques. Il attache, selon
nous, une juste importance aux exercices respiratoires destinés à régulariser le moment et la durée

Commission : M. Van der Straeten, président, délégué du
Conseil général du Nord, membre du Conseil départemental pour l'instruction primaire, officier de l'Instruction publique; M. le Dr Billon, médecin de la
maison centrale de Loos, chevalier de la Légion
d'honneur ; M. le Dr Parise, professeur de clinique chirurgicale à l'École de Médecine, et de Pharmacie de Lille,
chirurgien de l'hôpital Saint-Sauveur, chevalier de la
Légion d'honneur ; M. le Dr Wannebroucq, professeur
de clinique médicale à l'Ecole de Médecine et de Pharmacie de Lille, médecin de l'hôpital Saint-Sauveur. —
1875.

des deux temps de la respiration. Il indique à ses élèves des intonations rythmiques très simples auxquelles aucune oreille ne saurait être réfractaire. Il possède d'ailleurs une aptitude toute particulière qu'on ne saurait méconnaître à mettre en œuvre ses procédés pédagogiques, et les élèves ont leur attention à ce point captivée, qu'ils se laissent guider par la parole ou par le geste avec le plus complet abandon et la plus entière confiance.

L'essai que désirait le Conseil général du Nord a donc pleinement réussi.

II.

L'année suivante, M. le Dr Wannebroucq débutait par un coup d'œil rétrospectif dans son deuxième rapport (1).

Outre les élèves qui viennent pour la première fois se soumettre à la méthode, M. Chervin s'est efforcé de réunir, pour les présenter à la Commission, le plus grand nombre possible d'élèves du cours de 1875. Malheureusement, cinq seulement ont répondu à son appel et se présentent aujourd'hui. Mais leur examen n'en est pas moins décisif, car parmi eux se rencontrent justement quelques-uns de ceux dont l'infirmité était la plus prononcée. Leur parole est restée nette, elle est plus assurée même qu'elle ne l'était à la fin du cours. Grâce à leur entière guérison, leur position sociale en a été améliorée, et ils en expriment toute leur gratitude à M. Chervin.

Devant des succès aussi brillants et aussi soutenus,

(1) *Rapport de la même Commission.*— 1876.

la Commission se fait un devoir de témoigner toute sa satisfaction au maître intelligent et dévoué qui a su les obtenir.

L'auteur présente ensuite la liste des nouveaux élèves avec des notes spéciales pour chaque élève et clôt ainsi son travail :

En résumé le cours de cette année n'a point été moins fécond en bons résultats que celui de 1875. Tous les bègues qui s'y sont présentés ont été guéris.

III

Après l'autorité médicale, écoutons l'autorité pédagogique. M. l'inspecteur Grimon fait connaître l'utilité du cours de M. Chervin et son organisation, et arrive à la constatation de ses résultats (1).

J'ai visité le cours le 26 avril, le 8 et le 15 mai. Mes visites ont été pleines d'agréables surprises, j'ai fini par ne plus reconnaître mes infirmes de il y avait 20 jours : tous les élèves parlaient, lisaient et récitaient facilement et sans grimacer.

Je n'aurais jamais pu me faire l'idée d'un succès aussi complet et aussi général. Mais ce succès sera-t-il durable ?

Je crois que les succès de la Méthode Chervin sont

____

(1) *Rapport officiel à M. le Recteur de l'académie de Douai*, par M. Grimon, inspecteur primaire de l'arrondissement de Lille, faisant fonction d'inspecteur d'académie, chevalier de la Légion d'honneur. — 1875.

durables, parce que cette méthode, au point de vue scientifique, est simple et naturelle ; simple, puisqu'elle est accessible à toutes les intelligences et à tous les âges ; naturelle, parce que tous ses procédés sont empruntés à la nature de l'instrument vocal.

Plus loin, c'est la Méthode Chervin qu'il expose en quelques mots.

La Méthode-Chervin, dit-il, se divise en deux périodes : dans la première, le professeur coordonne les fonctions des différents appareils qui concourent à l'acte de la parole ; dans la seconde, il met toute la machine en mouvement et la fait jouer le plus longtemps possible, d'abord lentement et avec les précautions d'un bon mécanicien, puis modérément et naturellement, mais jamais à grande volée, — là est le danger de la rechute.

Je vais entrer dans quelques détails en reproduisant, aussi fidèlement qu'il sera possible, les paroles du professeur.

Trois grands appareils concourent à l'acte de la parole : les appareils de la respiration, de la phonation et de l'articulation. Quand les muscles du premier se contractent pour expulser l'air, les muscles du second et du troisième se relâchent pour faciliter l'expulsion qui produit les voyelles et les consonnes ; si pour une cause ou pour une autre cette double manœuvre, en sens inverse, n'est pas exécutée avec une grande simultanéité, il y a bégaiement. Ainsi le bégaiement serait un manque d'ensemble entre la contraction des muscles expirateurs et le relâchement des muscles de la glotte, de la langue et des lèvres.

ESPAGNE

Nous avons professé des cours à Barcelone et Madrid et, dans chacune de ces villes, notre enseignement a été l'objet de rapports officiels dont nous allons traduire quelques courts extraits.

BARCELONE

I

En 1870, M. le Dr Faraudo, rapporteur d'une commission (1) nommée par l'Académie de médecine et de chirurgie de Barcelone, termine ainsi son rapport :

Les résultats obtenus par M. Chervin parlent en sa faveur et viennent, avec des preuves irrécusables et convaincantes, prouver la valeur de sa méthode. Aussi la Commission, d'après ce qu'elle a vu, se croit-elle autorisée à se résumer en ces termes : M. Chervin a obtenu dans la guérison du bégaiement des résultats jusqu'alors inconnus.

(1) *Rapport officiel à l'Académie de Médecine et de Chirurgie de Barcelone* par M. le Dr Jéronimo Faraudo, professeur d'anatomie à l'Ecole polytechnique, au nom de la Commission chargée d'examiner la Méthode curative du Bégaiement, professée à l'hôtel de ville de Barcelone par M. Chervin, officier d'académie, directeur-fondateur de l'Institution des Bègues de Paris. — 1870.

II

L'année suivante le Dr Valenti y Vivo s'exprime en ces termes (1).

Il y a chez le bègue perturbation dans les fonctions productrices de la parole, non seulement sous le rapport de la formation du son, mais encore comme expression psychologique. Aussi voyons-nous dans la Méthode Chervin une double action, non-seulement la domination de la volonté de l'élève pour la diriger convenablement, mais encore des exercices physiologico-phonateurs et d'habiles combinaisons grammaticales et linguistiques qui constituent la série des leçons.

Régulariser le rythme respiratoire de l'élève avant de faire entrer en action l'appareil laryngien et buccal, assujettir la production des sons à des règles fixes et sous la dépendance d'un rythme commode et naturel, né de l'étude et de la propre expérience, voilà le secret que, pour moi, possède cette admirable méthode.

De l'examen de tous les élèves durant ma dernière visite, il résulte d'une manière évidente que, non-seulement la guérison s'opère brièvement, mais encore qu'elle persiste avec vigueur pour peu que les élèves suivent les indications des MM. Chervin.

(1) *Rapport officiel,* rédigé sur la demande de M. le Maire de Barcelone sur la Méthode Chervin, par le Dr J. Valenti y Vivo, médecin de la Municipalité, membre de l'Académie de Médecine et de Chirurgie de Barcelone, suppléant de la chaire de physiologie à la Faculté de Médecine de cette ville, etc., etc. — 1871.

MADRID

I

Chargé en 1871 par le Médecin-Inspecteur de l'Assistance publique, de lui faire un rapport sur la Méthode Chervin (1), M. le Dr Delgado s'exprime ainsi :

Nous ferons remarquer tout d'abord que M. Chervin *ne guérit* pas les bègues, mais qu'il *les enseigne* ; c'est pour cela qu'on peut très bien appeler ses malades, des élèves.

La Commission examina avec la plus grande attention, à sa première visite, six personnes dont le bégaiement était très marqué, et nous devons déclarer que nous n'eussions jamais pu nous imaginer que peu de jours après cette visite, il nous serait donné de les entendre parler posément, sans bégayer, et répondre sans la moindre hésitation à nos questions. Aujourd'hui, après trois semaines de leçons, celui qui ne les aurait pas connus ne pourrait pas croire que ces six jeunes gens furent bègues à un degré démesuré. Ils parlent correctement, sans fatigue, sans

(1) *Rapport officiel de la Commission nommée par le Médecin-Inspecteur de l'Assistance publique de Madrid* sur la Méthode Chervin pour la guérison du bégaiement. — Membre de la Commission : Dr Francisco Delgado Jugo, médecin honoraire de l'Assistance publique, directeur de l'Institut ophtalmologique de Madrid; Dr Jose Mondéjar y Mendoza, chef de service de l'Assistance publique de Madrid. — 1871.

grimaces, tous mouvements convulsifs ont disparu. En un mot, il est impossible de supposer qu'ils éprouvèrent jamais des difficultés à parler.

Nous croyons que la Méthode Chervin est la plus simple qu'on connaisse. Son auteur a vaincu toutes les difficultés pour arriver à corriger graduellement ce vice de parole et arriver à ce que la prononciation soit claire et sans défaut.

Il n'a recours à aucun artifice, à aucune mesure violente, et encore moins aux médicaments et aux opérations. La méthode est sûre, facile et expéditive.

La véritable synthèse de cette méthode consiste dans le rythme, la précision, l'ordre qu'on fait naître par la régularité, l'exemple, la douceur et la patience en formulant une prononciation et une manière de parler particulières, adaptées et calculées avec les difficultés qu'il s'agit de combattre.

II

M. le Dr Montero Rios, doyen de la Faculté de médecine, rapporteur de la commission nommée par le ministre de *Fomento* (1), fait son rapport dans ces termes :

Lorsque, le cours terminé, la Commission se réunit de nouveau pour juger des résultats obtenus, elle fut

(1) *Rapport officiel de la Commission nommée par arrêté ministériel* pour l'examen de la Méthode Chervin. Membres de la Commission : Dr Venturo Ruiz Aguilero, directeur de l'enseignement au ministère de *Fomento*, Dr Jose Garcia de la Foz, député aux Cortès ; Dr Jose Monteros Rios, doyen de la Faculté de médecine de Madrid, rapporteur. — 1872.

agréablement surprise de retrouver, parlant sans la
moindre grimace, les mêmes sujets qui, vingt jours
auparavant, ne pouvaient s'exprimer qu'au prix des
efforts les plus pénibles. Le succès était surtout le
plus sensible chez le plus jeune des élèves, petit
enfant de huit ans, qui à la première visite de la
Commission n'avait pas pu lui dire même son nom
et dont les paroles étaient entrecoupées, sacca-
dées, la respiration haletante et pénible. La méthode
de M. Chervin est simple, facile, n'a recours à aucun
moyen mécanique ou chirurgical. C'est un enseignement complet de la parole, dans lequel toutes les
difficultés linguistiques propres aux bègues sont
étudiées graduellement et avec ordre. Les mouvements choréiques des organes respiratoires et phonateurs sont vaincus par une gymnastique raisonnée
et intelligente.

III

Enfin une nouvelle commission (1), nommée
par l'Inspecteur de l'Assistance publique, sur
l'invitation de M. le Maire de Madrid, conclut
en ces termes :

La Commission a revu les élèves après qu'ils eurent
suivi pendant vingt jours les cours de M. Chervin et
elle a constaté que tous étaient parfaitement guéris.

(1) *Rapport officiel de la Commission nommée par M. le
médecin inspecteur de l'Assistance publique sur l'invitation
de M. le Maire de Madrid.* Membres de la Commission :
Dr Juan Perez Doblado, médecin de l'hôpital Saint-
François, médecin en chef du district de la Latine, et
Dr Jose Mondéjar y Mendoza, chef de service de l'Assistance publique. — 1872.

BELGIQUE

Cinq rapports ont été faits en Belgique : un à Liège et quatre à Bruxelles.

LIÈGE

Dans son rapport à M. le gouverneur de la province de Liège, la Commission Médicale (1) s'exprime ainsi :

La base de la méthode de M. Chervin est l'*imitation* ; l'élève n'a point à étudier des théories abstraites, point d'instruments à placer dans la bouche, mais simplement la parole du maître à imiter. C'est par cette méthode naturelle que nous avons tous appris à parler; c'est par cette même méthode que s'acquièrent tous les accents bons ou mauvais.

Selon M. le docteur Gubian, président de la Société de médecine de Lyon, voici tout à la fois et la cause du bégaiement et la méthode employée par M. Chervin pour combattre cette infirmité : « C'est sur la partie de l'encéphale qui préside à l'intelligence inspiratrice de la parole, qu'est dirigée l'action

(1) *Rapport officiel à la Commission de la province de Liège*, sur la Méthode Chervin, par ses délégués : M. le Dr Ansiaux, professeur de clinique chirurgicale de l'Université de Liège, membre de la Commission médicale provinciale, chevalier de l'ordre de Léopold, etc. ; M. le Dr Putzeys, secrétaire de la Commission médicale provinciale, échevin de la ville de Liège, décoré de la croix civique de 1re classe. — 1871.

de la cause du bégaiement ; sans cesse excitée par la pensée troublée et hésitante, elle entretient continuellement le désordre de la prononciation, désordre qui ne s'arrêtera qu'au moment où un maître sage et expérimenté, ramènera philosophiquement cette intelligence à la règle, au rythme, à la précision du bon langage. »

Nos délégués ont pu s'assurer qu'il en est ainsi, et que le professeur s'occupe de faire l'éducation des organes qui concourent à l'acte de la parole, c'est-à-dire à reconquérir l'instinct primitif de la voix articulée en enseignant au bègue à se servir de son instrument vocal.

Ce professeur est d'ailleurs doué de qualités qui facilitent singulièrement sa tâche, et que nous croyons indispensables à l'application de sa méthode : son organe flexible et harmonieux, son excellente prononciation, son langage correct, sont autant de modèles que ses élèves ne peuvent manquer d'imiter avec fruit.

Le traitement dure vingt jours. Trois semaines est un temps relativement court, si l'on considère que le bégaiement remonte souvent à un bien grand nombre d'années ; mais il faut remarquer que rentré dans sa famille, l'élève doit continuer les leçons du professeur pendant plusieurs mois, aussi longtemps qu'il rencontre encore la moindre hésitation. On comprend, en effet, qu'il ne suffit pas de connaître une méthode pour en conserver les résultats, il faut aussi l'appliquer.

BRUXELLES

I

A la demande de M. le bourgmestre de Bruxelles (1), M. le Dr Janssens assista à nos cours, et nous empruntons les quelques lignes suivantes à son savant rapport.

A ma troisième et dernière visite, vingt jours après la première, j'ai retrouvé tous les élèves lisant et parlant comme s'ils n'avaient jamais bégayé. La langue et les lèvres, — si convulsivement agitées il y a quelques jours, — avaient recouvré leur calme et leur fonctionnement naturels ; le rythme respiratoire était établi ; la succession des syllabes n'était plus interrompue par des efforts pénibles et souvent inutiles. Dans cette séance, j'ai aussi eu l'occasion de voir un ancien élève de M. Chervin, âgé de 28 ans, qui a parfaitement conservé les bons résultats du traitement qu'il a suivi l'année dernière, Enfin, anciens et nouveaux élèves, sans exception, parlaient comme tout le monde, et témoignaient par leur attitude et leur langage le contentement et la reconnaissance dont ils étaient pénétrés.

La Méthode Chervin est basée tout à la fois sur une *gymnastique physique*, qui ramène lentement les organes vocaux à leur état primitif et normal ; sur

(1) *Rapport officiel sur la Méthode Chervin fait sur la demande de M. le Bourgmestre de Bruxelles,* par le Dr Janssens, membre du Conseil supérieur d'hygiène publique. — 1872.

une *gymnastique intellectuelle* qui, par la réflexion, la connaissance pratique du mécanisme de la parole, de la structure de la phrase et de l'art de parler, fortifie l'acte du cerveau ; enfin, sur une *gymnastique morale* qui donne à l'esprit la confiance, la tranquillité et une complète liberté. Cette méthode comprend deux traitements : un traitement général, qui embrasse tout l'homme physique et moral, et un traitement spécial de tel ou tel agent de la parole, dont l'état anormal est accusé par le genre de bégaiement. Mais le professeur rejette bien loin, comme inutiles et barbares, les gros et petits cailloux, les boules de caoutchouc, les refoule-langue, les plaques interdentaires, les bride-lèvres, etc., dont on a rempli de nos jours la bouche des pauvres patients, comme aussi il exclut tous remèdes et opérations condamnés par l'expérience des plus savants praticiens.

II

Nous trouvons dans un rapport présenté à la Société royale des sciences médicales et naturelles de Bruxelles, par M. le Dʳ Ledeganck (1 l'appréciation suivante sur la Méthode-Chervin.

L'objectif de la Méthode Chervin est surtout la respiration.

Le siège du bégaiement est bien difficile à préciser. Cependant des symptômes accusateurs, consistant

(1) *Rapport présenté à la Société Royale des Sciences médicales et naturelles de Bruxelles,* par le Dʳ Ledeganck, secrétaire adjoint de la Société. — 1876.

généralement en des troubles respiratoires, mettent presque toujours l'observateur sur la voie du siège de la lésion. Un examen attentif et soutenu ne tarde pas à déceler des troubles ataxiques dans l'innervation de l'appareil respiratoire.

C'est par des exercices de langage nombreux, gradués et variés, que la Méthode Chervin cherche à rétablir le fonctionnement régulier du soufflet thoracique et à coordonner son action tantôt avec l'ouverture de la glotte, dans la production des voyelles, tantôt avec les mouvements de la langue et des lèvres dans la production des consonnes.

Les premiers exercices sont basés sur l'imitation. Les mouvements d'élévation et d'abaissement du thorax, l'émission des sons, les mouvements des lèvres et de la langue sont exécutés d'abord par le professeur seul. Il recommande aux élèves de tenir leurs yeux fixés sur lui, lorsque, à leur tour, ils répètent ces mêmes mouvements.

C'est le *travail physiologique* destiné à rétablir le rythme normal de la respiration. Exécuté dans de bonnes conditions, il donne rapidement les résultats les plus satisfaisants.

Alors on amène graduellement l'élève à lier les syllabes, les mots, les phrases; à couper la période avec intelligence et à ponctuer la phrase orale par des intonations et des inflexions de voix naturelles. Tel est l'objet du *travail intellectuel.*

Quant au moral, on comprend qu'il se relève au fur et à mesure que le langage devient plus facile; de là, nécessité de graduer les exercices avec beaucoup de soin; bientôt une assurance complète préside au commandement comme à l'exécution dans le jeu de l'instrument vocal.

Il va de soi que la persévérance de l'élève doit

venir en aide aux efforts du professeur. Pour celui-ci, abstraction faite de la gravité du cas, l'essentiel c'est de trouver chez son élève une énergique et persistante volonté.

Il est très intéressant de suivre les élèves dans leurs progrès quotidiens. Après deux ou trois jours, leurs premières paroles sont lentes et timides comme les premiers pas d'un enfant qui commence à marcher, puis, peu à peu, l'allure augmente avec la sécurité. Alors, vers le dixième jour, ils sont tout heureux de s'entendre parler ; ils abuseraient même volontiers du plaisir de parler si le professeur n'était pas toujours là à leur recommander une prudente modération. Enfin vers le vingtième jour, l'expérience a fortifié et confirmé le succès. Les élèves parlent un langage correct, agréable et sympathique.)

En résumé, cette méthode est éducative, naturelle et rationnelle dans son essence ; simple, facile dans ses procédés ; sûre et très expéditive dans ses résultats.

III

A la demande du Conseil communal, une commission médicale (1) fut nommée. Dans son rapport, elle déclare qu'elle a pu reconnaître les faits suivants :

1º La méthode employée consiste en exercices de phonation, de prononciation et d'élocution, qui cons-

(1) *Rapport présenté à M. l'Inspecteur en chef du service de santé.* Membres de la Commission : MM. les docteurs Joris, Rousseau et Destrée, rapporteur, médecins de l'Administration communale. — 1885.

tituent dans leur ensemble une gymnastique rationnelle et raisonnée, appliquée aux organes de la parole.

La Commission a eu l'occasion d'examiner, en outre,
une personne qu'un de ses membres avait bien connu
comme bègue, et qui, guérie depuis cinq ans, occupe
actuellement de hautes fonctions communales; prend
la parole souvent en public, et s'acquitte sans difficulté aucune de tous les devoirs de sa position.

IV

Une autre commission médicale (1), nommée
dans les mêmes conditions, s'exprime ainsi :

M. Chervin s'applique à obtenir méthodiquement
la régularité du rythme respiratoire des mouvements
de la langue et des lèvres. Les bègues reçoivent incontestablement des conseils éclairés quand ils sortent du cours de M. Chervin, ils connaissent la méthode qu'ils auront à suivre pour se corriger. A eux
d'avoir la volonté énergique et persévérante, nécessaire
pour arriver progressivement à débarrasser leur parole
de toute hésitation.

(1) *Rapport présenté à M. l'Inspecteur en chef du service
de santé.* Membres de la Commission : MM. les Drs Joris,
Rousseau et de Saint-Moulin, rapporteur, médecins de
l'Administration communale. — 1886.

ITALIE

En 1874, M. Amédée Chervin fut chargé par M. le ministre de l'Instruction publique d'une mission scientifique en Italie, pour y continuer ses études sur le bégaiement. A cette occasion, il professa à Rome, à Turin et dans plusieurs autres villes..

ROME

M. le Ministre de l'Instruction publique, désirant se renseigner sur la méthode Chervin, pria la Faculté de médecine de l'Université de Rome de désigner une commission pour assister aux leçons de M. Chervin et de lui adresser un rapport (1).

Nous détachons les lignes suivantes de ce rapport.

Autant il est difficile d'expliquer par écrit en quoi consiste la Méthode Chervin, autant il est aisé et facile de s'en rendre compte dans la pratique, et nous devons dire que l'influence personnelle du professeur entre pour une bonne part dans ses résultats.

Rapport officiel demandé à la Faculté de Médecine de Rome par M. le Ministre de l'instruction publique. Membres de la Commission : MM. les professeurs Carlo Maggiorani, sénateur, Francesco Todaro et Aliprando Moriggia, rapporteur, — 1875.

Aussi, considérant combien la Méthode Chervin pour le traitement des bègues est simple, rationnelle, d'une efficacité rapide, la Commission à l'unanimité donne sa pleine approbation tant à la méthode qu'à la manière dont elle est mise en pratique.

TURIN

Sur l'invitation de M. le Maire, une commission médicale fut nommée pour juger pratiquement les résultats de la Méthode Chervin.

Voici ce que nous lisons dans le rapport adressé par la Commission (1).

Les observations que nous avons recueillies, les faits que nous avons constatés, véritables miracles de la science, témoignent de la guérison prompte, complète et durable de cette gênante infirmité, et prouvent que, chez les sujets soumis à ce traitement, la respiration et la phonation ont retrouvé leurs conditions physiologiques et normales.

(1) *Rapport officiel de la Commission chargée, par M. le Maire de Turin*, d'examiner les résultats de la Méthode curative du bégaiement employée par M. Chervin. Membres de la Commission : M. le Dr Domenico Carbone ; M. le Dr Giuseppe Rizzetti ; M. le Dr Ramello, rapporteur. — 1875.

RUSSIE

Chargé, en 1878, d'une mission scientifique en Russie par M. le Ministre de l'Instruction publique, M. le Dr Chervin, sur l'invitation de M. le Ministre de la guerre russe général Milioutine, donna ses soins aux enfants bègues des gymnases militaires de Saint-Pétersbourg. Pour constater les résultats obtenus par la Méthode Chervin, une commission (1) chargée de faire un rapport fut nommée.

Voici ce que nous lisons dans ce rapport.

Les premières leçons sont consacrées à l'étude des éléments de la parole, aux voyelles, aux consonnes, dont le mécanisme de prononciation est étudié d'une façon particulière. Puis viennent alors des mots, des petites phrases détachées, de quelques syllabes, qui sont dites avec une extrême lenteur, des histoires où les phrases sont partagées en petites propositions; enfin arrivent les lectures un peu plus rapides, d'abord sur des exercices préparés, puis sur un livre quelconque. A cela viennent s'ajouter des exercices

(1) *Rapport de la Commission nommée par S. Ex. le général Issakoff, directeur des établissements militaires d'enseignement, sur l'ordre de S. Ex. le ministre de la guerre.* Membres de la Commission : S. Ex. le général major Nossovitch, directeur du 1er gymnase militaire de Saint-Pétersbourg; le colonel Makoroff, directeur du 2e gymnase militaire, et le Dr Gorodkoff, médecin en chef du 2e gymnase militaire. — 1879.

d'improvisation et de récitation, des causeries qui rompent le malade à toutes les difficultés et lui donnent de l'aplomb.

Tous les élèves confiés à M. le Dr Chervin ont fait des progrès vraiment extraordinaires. Ils parlent aujourd'hui sans la moindre hésitation et sans faire la plus petite grimace.

En résumé, la Méthode Chervin consiste dans des exercices très rationnels des organes phonateurs ; elle a tous les caractères d'un enseignement pédagogique rigoureux dans lequel l'action personnelle de l'élève joue un très grand rôle, et nous faisons des vœux pour qu'elle reçoive en Russie les encouragements qu'elle mérite.

ADDENDUM

A LA PAGE 89

LANGUES DIVERSES DE L'OCÉANIE

Possessions Hollandaises de l'archipel Malais

BÉGAYER	BÉGAIEMENT	BÈGUE adj.
Malais		
Gagap	Gagap	Orang gagap
Sonda		
Galat	—	—
Ararap	—	—
Eureureup	—	—
Madourais		
Ghougghoug	—	—
Javanais		
Groyoc	—	—
Macassar		
Gaga	—	—
Boughi		
Gaga	—	—

TABLE DES MATIÈRES

—

1ʳᵉ PARTIE : GÉNÉRALITÉS

3e PARTIE :

TROUBLES DIVERS NON ORGANIQUES.

4ᵉ PARTIE : TROUBLES ORGANIQUES

qu'on peut obtenir, p. 372. — Impossibilité d'une éducation pré-opératoire, p. 374. — Méthode Chervin, p. 376. — Examen de l'oreille (Lannois), p. 381.

ANNEXES

A

B

Italie.

Russie.

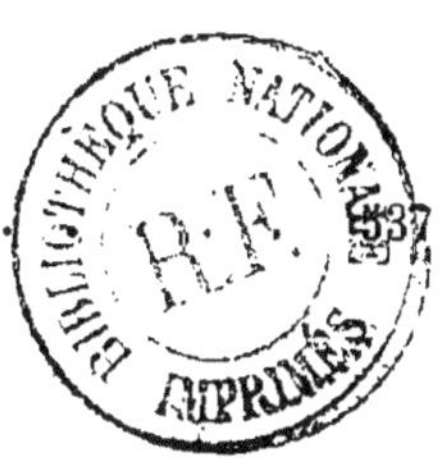

FIN

TOURS, IMPRIMERIE PAUL BOUSREZ.